高职高专课程思政示范教材

医学心理学

（供临床医学、口腔医学及相关专业使用）

主　编　张黎逸
副主编　翁　粲　杜慧凤　李明芳
编　者　（以姓氏笔画为序）
刘　锐（重庆医药高等专科学校）
刘梦月（重庆医药高等专科学校）
杜慧凤（安庆医药高等专科学校）
李明芳（重庆三峡医药高等专科学校）
李洪华（重庆医药高等专科学校）
何　芳（临汾职业技术学院）
张小霞（重庆医药高等专科学校）
张黎逸（重庆医药高等专科学校）

中国健康传媒集团
中国医药科技出版社

内容提要

《医学心理学》是“高职高专课程思政示范教材”之一，紧密围绕高职高专临床医学、口腔医学等专业人才培养方案，以促进医学生心理学基本理论知识、基本技能、职业素养能力的全面发展为目标，以培养掌握一定心理学理论知识和实践技能，服务临床一线的专业人才为宗旨编写而成。本教材包含绪论、心理学基础、心理健康、心理应激、心理障碍、临床心理评估、心理咨询、心理治疗、患者心理与医患关系等九章，并设置了“学习目标”“知识链接”“案例情景剧”“思维导图”“思考题”等模块。本教材可供高职高专临床医学、口腔医学及相关专业师生教学使用。

图书在版编目（CIP）数据

医学心理学/张黎逸主编．—北京：中国医药科技出版社，2021.8

高职高专课程思政示范教材

ISBN 978-7-5214-2639-7

Ⅰ．①医…　Ⅱ．①张…　Ⅲ．①医学心理学—高等职业教育—教材　Ⅳ．①R395.1

中国版本图书馆CIP数据核字（2021）第150638号

美术编辑　陈君杞

版式设计　友全图文

出版　**中国健康传媒集团**｜中国医药科技出版社

地址　北京市海淀区文慧园北路甲22号

邮编　100082

电话　发行：010-62227427　邮购：010-62236938

网址　www.cmstp.com

规格　889×1194mm 1/16

印张　11 1/2

字数　309千字

版次　2021年8月第1版

印次　2023年7月第2次印刷

印刷　廊坊市海玉印刷有限公司

经销　全国各地新华书店

书号　ISBN 978-7-5214-2639-7

定价　32.00元

获取新书信息、投稿、为图书纠错，请扫码联系我们。

前言

QIANYAN

本教材以现代医学观和健康观为指导，以思想性、科学性、先进性、启发性、适用性为原则，以高职高专临床医学、口腔医学及相关专业为对象，围绕技术应用型人才的培养目标，构建教材的框架体系和内容体系。全书力求体现以下几个特点。一是在框架体系上将“三基”内容，即医学心理学的基本理论、基本知识和基本技术作为重点编入其中，做到“必需”“够用”；二是根据学科发展的需要及以往教材中存在的不足，将本学科的实用方法和技术及学科发展的最新成果编入其中；三是在评估和治疗章节的编写上突出心理学的有关理论和实用技术，采取有针对性和实效性的心理治疗措施，使心理学理论和技术在临床医学、口腔医学及相关专业实践中得以具体应用；四是在内容编排上力求科学、系统，既注重内容之间的内在逻辑联系，又尽量避免重复，强化学科特色；五是将心理评估技术、心理咨询技术、心理治疗技术、心理健康教育等心理评估和心理干预方法及技术有机地融为一体，在内容取舍与详略表述上力求达到专业和层次特点突出，凸显实用性与可操作性。

《医学心理学》是以落实立德树人为根本任务，结合高职高专医学生的职业素养要求，集知识传授、心理体验和行为训练为一体的专业基础课程。旨在帮助学生明确心理咨询与心理治疗的范围和意义，增强临床心理诊断和评估的实践能力，切实提升心理素养。本教材紧密结合学生情感素养需求，自然有机融入思政元素，让学生了解自身的心理特点和性格特征，能够对自己的身体条件、心理状况、行为能力等进行客观评价，正确认识自己，接纳自己，实现自我价值。

专业课程中有机融入思政元素在教材建设领域是一种新尝试，也是一种新探索，因而在教材的结构框架、体系的编排及具体内容表述上可能还不够成熟。同时，受编者的知识水平及编写经验的限制，其中难免存在缺点和不足。在此，热忱地希望各位同行和使用教材的师生提出宝贵意见与建议。

编　者

2021年4月

目录

MULU

第一章　绪　论

学习目标

1. 知识目标

掌握： 医学心理学的概念，医学心理学的基本观点。

熟悉： 医学模式、现代医学模式与医学心理学的关系。

2. **能力目标**　具备在临床中运用生物－心理－社会医学模式的能力。

3. **情感素养目标**　能够自觉运用生物－心理－社会医学模式指导临床实践。

心理现象人皆有之，它是自然界中最复杂的现象之一，心理因素与个体的健康和疾病密切相关，它可以致病也可以治病，在一定程度上影响着疾病的发生、发展和转归。医学生学习和掌握了医学心理学知识，将能扩大自己的知识面，能从心理、社会、生物等多个角度全面认识人的健康和疾病，从而自觉遵循心理行为科学规律，更好地为患者服务或取得更好的工作成果；医学生学习和掌握了医学心理学的各种技能，如心理评估、心理咨询、心理治疗等，不论将来从事任何医学专业工作，都将会在医疗实践中得到应用，成为生物医学防治手段的必要而又有效的补充。

第一节　概　述

一、心理学概念

心理学是研究人的心理现象及其规律的一门学科。人的心理现象并不是神秘莫测的，我们每个人只要处于清醒状态就会无时无刻地进行着各种各样的心理活动。

心理学既是一门古老的学问，又是一门年轻的学问。说它古老，是因为几千年来，中外历代的许多哲学家和思想家都曾探索心理现象。由于科学水平低下，在漫长的岁月里，心理学并未成为真正的科学，从公元前4世纪古希腊亚里士多德的《论灵魂》开始，心理学一直隶属于哲学；说它年轻，是因为在1879年德国莱比锡大学冯特创立第一个心理实验室之后，心理学才成为一门独立的学科，从那时候算起至今只有140多年的历史。

知识链接

人物介绍

威廉·冯特（William Wundt，1832—1920），德国心理学家、哲学家，构造主义心理学的代表人物。1856年冯特在海登堡大学获得医学博士学位，并在该校任教，曾开设生理心理学课程，并出版了重要的心理学著作《生理心理学原理》。1875年任莱比锡大学哲学教授，开始了其漫长但也是最重要的学术研究。他在那里工作了45年，1879年在莱比锡建立了世界上第一所心理学实验室，被认为是心理学史上的一个里程碑，使心理学转变成一门以实验为基础的独立学科。

冯特一生著作颇丰，代表作有《生理心理学原理》《民族心理学》《对感官知觉学说的贡献》《心理学大纲》等。这些著作在整整两代人的时期内，具有无可比拟的权威性。他培养了许多学生，心理学独立发展以后最初50年间的重要的专家学者大多出自冯特门下。冯特在写成自传《经历与认识》一书后不久，于1920年8月31日在莱比锡去世，享年88岁。

二、医学心理学概念

（一）定义

医学心理学（medical psychology）是心理学和医学相结合的学科，这门学科是将心理学的理论和技术应用于医学领域，研究心理因素在人类健康和疾病及其相互转化过程中的作用及规律的一门科学。也是根据我国医学教育发展的需要而建立起来的新兴交叉学科，它既关注心理社会因素在健康和疾病中的作用，也重视解决医学领域中的有关健康和疾病的心理或行为问题。

人是一个有意识的、复杂的心理活动的个体。人的心理活动包括心理过程、人格特性及自我意识等。世界卫生组织（WHO）把健康定义为人们身体、心理、社会适应和道德品质的良好状态。可见，心理健康是健康的重要组成部分，是人在成长和发展过程中，认知合理、情绪稳定、行为适当、人际和谐、适应变化的一种完好状态。

健康的另一面就是疾病。健康和疾病（精神和躯体的）是一个连续谱的两极，可以在生物、心理和社会因素作用下发生相互转化。大量研究结果表明，心理社会因素与个体和群体的健康和疾病有密切的关系。个体的负性情绪、消极的认知或思维方式，不良的人格和生活方式是心身疾病、慢性病的重要致病因素。在社会因素方面，过度的经济与工作压力、人际关系冲突、家庭关系不和谐、不良的饮食习惯及剧烈的社会动荡等都可能是致病的重要原因。

数千年来，人们在对健康和疾病研究过程中形成了不同的医学模式，用以指导医学理论研究和临床实践。在医学史中，生物医学模式曾长期占据统治地位，但自20世纪70年代以来，开始向生物-心理-社会医学模式转化。在此过程中，我国医学工作者为使中国医学教育适应这种医学模式的转变，综合了国内外多种与健康和疾病有关的心理和行为科学理论、方法和技术，开创性地提出并形成了我国医学教育中的一门新兴交叉课程，即医学心理学。这是一门在特定历史条件下形成的具有中国医学教育特色的课程。

当然，其他一些学科也在研究心理或行为因素在健康和疾病中的作用问题，但侧重点有所不同。例如，医学心理学侧重于研究心理因素在躯体疾病中的作用，以及采用心理学技术来诊断和防治疾病，从而达到促进健康的目的；而精神病学侧重于生物、心理和社会因素在精神疾病中的作用，二者的研究对象明显不同。

随着我国社会经济的现代化发展，生活、工作节奏加快，人们的应激与压力加剧，由此导致的心身疾病，与不良生活方式有关的疾病也在增加，而各种突发事件和灾害时有爆发，危机干预和心理援助的需求也成为重要的临床问题。另一方面，近年来我国也多次提出要加强对心理健康问题的研究，做好心理健康知识和心理疾病科普工作，规范发展心理治疗、心理咨询等心理健康服务，提高国民的精神心理卫生水平。这就需要我国医学教育体系中的医学心理学在教学、学科建设、临床实践与职业化方面有一个极大的发展，才能满足我国社会日益增长的在心理健康领域中的需求。

（二）研究范围

医学心理学研究范围介于医学与心理学之间它既是心理学的分支学科，也是医学的分支学科。从医学的分支学科来看，医学心理学研究医学中的心理或行为问题，包括各种患者的心理或行为特点、各种疾病或不同疾病阶段的心理或行为变化等；从心理学分支学科来看，医学心理学研究如何把心理学的系统知识和技术应用于医学各个方面，包括在疾病过程中如何应用有关心理科学知识和技术来解决医学问题。归纳起来，医学心理学的研究范围主要包括：研究心理或行为的生物学和社会学基础及其在健康和疾病中的意义；研究心身相互作用关系及其机制；研究心理社会因素在疾病过程中的作用规律；研究各种疾病过程中的心理和行为特征及变化规律；研究医疗过程中医患关系的特征及增进医患关系的途径和方法；研究如何将心理学原理及技术应用于人类的健康促进及疾病防治。

（三）学科性质

医学心理学一方面是涉及多学科知识的一门交叉学科；另一方面，从基础和应用的角度来看，它既是医学的一门基础学科，也是一门临床应用学科。

1. 交叉学科 首先，医学心理学不仅要有自然科学还要有社会科学知识基础，所以它是自然科学和社会科学相结合的交叉科学。其次，医学心理学是医学与心理或行为科学的交叉学科。就医学来说，医学心理学涉及基础医学（如神经生物学、病理学等）、临床医学（含内、外、妇、儿、传、神经精神等各科）、预防医学和康复医学等学科知识。就心理或行为科学来说，医学心理学涉及了几乎所有心理学科各分支学科及人类学、社会学等众多学科领域的相关知识。以心理社会因素与心脑血管疾病关系研究为例，心理社会因素本身涉及人格特征、生活方式及工作、家庭、婚姻、语言、交际、习俗、社区、居住、工业化等多方面的生活事件，这又与人类学、社会学、生态学等知识；而心理社会因素影响心脑血管疾病发生和转归的机制，又涉及生物学、神经科学、基础与临床医学等学科知识。

由于医学心理学这种交叉学科的性质，所以在学习过程中应该加强与有关课程知识之间的整合。医学心理学也只有与各交叉学科加强协同研究，才会发展壮大。可喜的是，近十几年来医学心理学科与各相关学科的合作越来越多，显示了医学心理学科的勃勃生机。

2. 基础学科 医学心理学从其工作内容上看，也是医学和心理学的基础学科。它揭示人类心理或行为的生物学和社会学基础，心理活动和生物活动的相互作用，以及其对健康促进和疾病防治的作用，从而为寻求战胜疾病、维护健康的手段提供基础研究的依据，也为整个医学事业的发展提供心身相关的辩证的科学思维方法。

3. 应用学科 医学心理学具有解决医学和心理学问题的知识与技术，因而具有应用学科的属性。首先，医学心理学的理论与技术可以应用于临床医学各个领域的实践工作。例如，心身相关的知识和技术可为临床各科提供更符合现代医疗模式的诊疗思路和有效的辅助治疗方法如缓解手术焦虑、减轻疼痛等方法与技术。实际上，医学心理学知识与技术已经在包括医院、疗养院、康复中心、防疫机构、健康服务中心、各种保健部门等领域中得到了广泛应用。其次，医学心理学的知识与技术，可以独立应用于社会人群，以帮助人们解决与健康有关的心理问题与痛苦，以及增进人们心身健康，防止有关疾病的发生。目前在我国大型或中型医院已逐步开展的心理咨询服务工作，各类大专院校及部分中小学校也已普遍开展了心理健康教育实践，这些工作都是医学心理学知识和技术广泛应用的体现。

（四）医学心理学基本观点

我国医学心理学工作者根据多年的工作实践和科学研究及最新自然科学的思想和概念，对人在健康和疾病的若干关系问题上建立了自己的理论体系，可以归纳为以下五个方面。

1. **心身统一的观点** 完整的个体应包括心、身两部分，不应只看到人的生物性的一面。人的心、身相互影响，是作为一个整体对外界环境刺激进行反应。对待健康和疾病问题，应同时考虑心、身两方面因素的影响。

2. **人与环境统一的观点** 人不仅是心身统一体，还与环境密切联系。人是各种社会关系的总和。人是社会的人，所生活的特定社会环境，实际上是一个多层次、多等级的社会关系网。文化背景、职业、家庭、人际关系等都是具体的社会要素，都能影响人的心、身健康。其他如气候、地域、污染、瘟疫等自然环境因素，对人的心、身也都产生影响。

3. **心理能动的观点** 人不仅受到社会环境、自然环境的影响与制约，对环境也有能动的反作用。社会环境因素能否影响心身健康或导致疾病，不完全取决于社会、生活事件的意义或作用，还取决于个体对环境事件的认知、评价和由此产生的选择。人在与周围的人和事交往中维持心身与环境的动态平衡，当这种动态平衡暂时失衡，人可以通过心理的能动作用随时进行适应性调整，这种适应性调整是通过人的认识和行为主动努力实现的。医学心理学中的心理干预正是着眼于心理能动作用这一基础而发展起来的一门治疗技术。心理的主动适应和自我调节是个体与环境保持相对和谐一致的主要因素，也是个体抵御疾病和保护健康的重要力量。

4. **情绪因素作用的观点** 外界刺激作用于人体时，可引起中枢神经系统本身的生理反应，也可引起躯体各系统、各器官广泛的生理反应，还可引起神经递质和神经分泌等生化反应。到达大脑皮层的一部分神经冲动被个体意识到后，便引起复杂的心理反应。这些心理反应常以某些特殊色彩的体验形式表现出来，如喜悦、愤怒、悲伤、恐惧等，这些就是人类的情绪。情绪是人的精神活动的重要组成部分，对人类心理活动和社会实践有着极其重要的影响，其作用主要通过情绪对行为的调节和对外界环境的适应来实现。

5. **个性特征作用的观点** 在临床各科的心身疾病中，心理因素的致病和治病也体现在个体的个性特征方面。如过强持久的应激是疾病的相关因素，但有的人患冠心病，有的人患胃溃疡，有的人患支气管炎，这就与不同个性的个体对不同应激源产生各异的相对固定的生理、心理反应方式有关。也就是说本体相对稳定的个性特点是某些疾病的易患因素。

上述五个观点贯穿于医学心理学和临床医疗医学实践的各个领域，不断丰富和完善医学心理学的理论并指导临床实践工作。

（五）医学心理学的相关学科

医学心理学是应我国医学教育的需要而逐渐形成的具有我国特色的新型交叉学科，与国际上多门学科虽存在一定的联系，但又不尽相同。因此，无法用国际上某个单一学科来替代。这些学科的出发点、理论依据、应用侧重点等均与我国的医学心理学存在一定的联系但又不完全一致。有的与医学心理学属于交叉学科；有的是医学心理学的分支学科；有的是相似学科；还有的则与医学心理学在学科性质上差异甚大，基本上属于独立学科。

1. **临床心理学（clinical psychology）** 是指根据心理学原理、知识和技术，解决人们心理问题的应用心理学科。该学科主要借助心理测验对患者的心理和行为进行评估，并通过心理咨询和心理治疗等途径调整和解决个体的心理问题。“临床心理学”这一术语由美国心理学家Witmer L.于1896年首次提出。到目前为止，临床心理学已经成为美国最大的心理学分支，从事这项工作的人很多，他们被称为临床心理学家或心理治疗师。临床心理学服务的人群很广，范围遍布学校、医院、机关、政府，军队、商业和法律等领域。一般而言，临床心理学是医学心理学中的最大临床学科分支，属于应用心理学范畴，但在某些专著中，医学心理学与临床心理学的内容很接近，可将两者视为相似学科。

2. 咨询心理学（counseling psychology） 是研究心理咨询的理论观点、咨询过程及技术方的学科，它与医学心理学有很大的重叠和交叉，可将其看作是医学心理学的应用分支学科或交叉学科。

咨询心理学作为一门独立科学的历史并不长，该学科起源并发展于美国，现已成为仅次于临床心理学的心理学第二大分支学科。心理咨询在我国虽然起步较晚，但发展迅速。心理咨询的从业人员主要是心理学专业工作者和社会工作者，通常被称为咨询者或咨询心理学家。咨询心理学与临床心理学有很多相似的培训要求，但咨询心理学家倾向于解决个人的烦恼，对基本正常的人提供职业咨询及专业选择评估，而临床心理学家则更多地从事心理治疗及个人情绪或行为异常的诊治工作。

3. 异常心理学（abnormal psychology） 又称变态心理学，研究的是患者的异常心理活动与病态行为，即用心理学原理和方法研究病态心理与行为发生、发展、变化的原因与规律，并探讨其机制，其研究成果是医学心理学某些理论和证据的重要来源，因此一般认为异常心理学是医学心理学中的一个重要的基础分支学科。但在某些异常心理学论著中，其内容范围可能囊括甚至超过医学心理学的很多领域，此时的异常心理学与医学心理学则为交叉的两门学科。

4. 健康心理学（health psychology） 是美国新建立的一门心理学分支学科，它侧重应用心理学知识与技术来增进心身健康和预防各种疾病。从事健康心理学工作的人员为健康心理学家，他们主要从事：①探讨心理因素在人们维持健康、生病及生病后反应中的影响，强调健康的促进和维持，例如：如何让儿童养成良好的健康习惯、如何推广常规性体育活动、如何让人们健康地调整饮食；②研究疾病防治中的心理学问题，尤其重视高应激职业人群如何有效地处理应激，从而使应激不会对健康产生负面的影响；③关注健康、疾病及功能不良的病因学和行为或社会相关因素，如饮酒、吸烟、体育锻炼及应对应激的方式等；④分析并尝试改进健康保健系统和卫生政策。

5. 行为医学（behavioral medicine） 是将行为科学技术与生物医学技术相结合的一门新兴的边缘学科。1977年，耶鲁大学和美国国立健康研究院（NIH）的心、肺、血液研究所举办研讨会，对行为医学做了如下定义："行为医学是关于发展行为科学知识和技术的一门科学，它将有助于对身体健康和疾病的进一步理解，并运用这些知识和技术进行疾病的预防、诊断、治疗和康复。精神、神经疾病和身体缺陷，只是当它成为引起生理性障碍的主要原因时，才包括在内"。根据这一定义，行为医学研究内容近似或甚至超过了医学心理学的范围，故可将两者视为相似学科。然而，目前，很多研究者主要是将行为治疗方法应用到医学临床及常见的不良行为（烟瘾、酒精滥用、贪食、A型行为、自杀等）的研究上，即将行为医学的内容重点置于相对狭义的范围内，从这一角度而言，行为医学则是医学心理学的一个分支学科。

6. 心身医学（psychosomatic medicine） 从狭义上讲，是研究心身疾病的病因、病理、诊断、治疗和预防的学科，因而可被认为是医学心理学的一个重要分支。而从广义上讲，心身医学主要是研究人类在健康和疾病中的生物学、心理学和社会学等因素的相互关系，其内容几乎涉及目前整个医学心理学所包括的各个领域，在这种情况下，心身医学与医学心理学成为相似的学科。

7. 心理生理学（psychological physiology）与生理心理学（physiological psychology） 研究心理活动与各种行为引起某些生理变化的机制的一门学科。严格而言，心理生理学研究的自变量是心理和行为活动，因变量是生理或生物学变化过程，因而不同于神经生理学和生理心理学。生理心理学则着重探讨生理活动尤其是脑神经活动所导致的心理功能的变化。心理生理学和生理心理学研究成果为医学心理学的心身中介机制提供了许多基本理论依据，是医学心理学重要的基础分支学科。

8. **神经心理学**（neuropsychology） 脑的神经过程与心理活动的关系是神经心理学研究的基本问题。传统的神经心理学侧重探讨脑损伤的定位、定性与行为的关系，主要采用行为学研究方法；而当前的神经心理学吸收了神经科学与认知心理学的最新研究成果，采用无创性脑结构和功能的检测手段，探讨人类脑结构及功能与外在行为的关系，为研究各种正常或异常行为的脑机制提供直接的试验证据。神经心理学的研究成果为医学心理学提供了神经科学的理论基础。

9. **护理心理学**（nursing psychology） 将心理学原理和方法运用于现代护理领域，形成了一个新的应用学科——护理心理学。它侧重研究护理工作中的心理学问题，是医学心理学在护理工作中的分支，但在某些护理心理学专著中，包括了大部分医学心理学的基本知识、理论和方法。

知识链接

心理肿瘤学

随着科学技术的发展，医学模式已经由原有的单一的生物医学模式转变为生物-心理-社会医学模式，对于肿瘤的研究也越来越重视社会心理因素在肿瘤的发生、发展、治疗和康复中的作用，从而逐步形成了一个新兴的肿瘤学分支——心理社会肿瘤学，简称心理肿瘤学。从心理学的角度阐述肿瘤的病因，对正常人群给予心理指导，以预防肿瘤的发生，给予肿瘤患者心理支持，以及进行康复指导，甚至是临终关怀。心理治疗是指利用人的心理活动对体内的生理、生化过程产生积极的效果，帮助患者向痊愈的方面发展。癌症是一种心身疾病，在对癌症患者的治疗中提高对心理治疗意义的认识，提高患者的信心，使其产生开朗、乐观的情绪和积极向上的精神，增强机体的免疫功能和抗病能力，通过调整，使体内各种组织细胞的功能恢复正常，各种器官间重新趋于协调。

三、开设医学心理学课程的主要目的

（一）培养医学生的整体医学观

在医学院校为医学生开设医学心理学课程，首要目的是为了树立医学生的整体医学观。让学生了解基本心理学原理与知识，知道生理和心理的相互作用，心理社会因素在健康和疾病时起怎样的作用及如何起作用。因此，医学生除了具有良好的生物医学知识和技能外，还补充了必要的心理学和社会科学知识，其医学知识体系更为全面，以此作导向，将对其未来的医学理论思维和医疗实践产生有益影响。

（二）掌握医学心理学研究和实践方法

在医学心理学体系中，心理评估、心理治疗与心理咨询属于其自身较为特殊的用来做研究或实践的方法，这些方法大多也可用于临床各科的研究或实践，这对医学的发展有重要意义。反过来，临床各科运用医学心理学方法所取得的成果，也将极大地丰富医学心理学的知识体系。

（三）掌握问题解决的方法及应对方式

人的一生中，难免会遇到一些问题，包括各种心理冲突、挫折，以及各种困境如增龄、婚姻家庭问题、急重疾病及慢性疾病等。医学生不仅应该知道如何应对和处理这些问题，而且还应该帮助患者和身边的人了解应对这些困境的方法，以帮助人们提高生活质量，促进心身健康，预防疾病的发生。

第二节 医学心理学与医学模式转变

医学心理学的发展与医学模式转变问题有着实质性的联系。所谓医学模式，是指人类在一定历史时期，观察和处理医学领域中各种问题的一般思想和方法。了解医学模式的重要意义在于：它是某一时代的各种医学思想的集中反映，包括疾病观、健康观等。医学模式影响着医学工作者的思维及行为方式，使他们的临床医学思维和行为方式带有一定倾向性的、习惯化的风格和特征，从而也影响医学工作的效果和结果。

医学模式在历史上经历过神灵模式、自然哲学–医学模式、机械论–医学模式、生物医学模式及生物–心理–社会医学模式几次重要演变（图1–1，表1–1）。医学生学习医学心理学这门新兴学科，与适应当今医学模式从传统的生物医学模式向现代生物–心理–社会医学模式转变的需要有密不可分的关系。

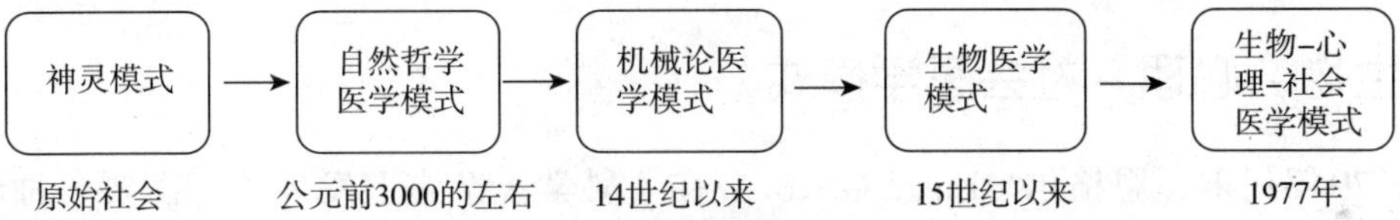

图1–1 医学模式的演变

表1–1 五种医学模式的比较

模式	健康观	疾病观	治疗
神灵模式	健康与生命是上帝神灵所赐	疾病与灾祸是天谴神罚	求神、占卜、祈祷神灵
自然哲学医学模式	把健康与自然环境与社会环境联系起来	把疾病与自然环境与社会环境联系起来	天人合一、天人相应、治病先治人
机械论医学模式	保持健康就是保养机器	人体机器故障	维修人体
生物医学模式	健康是没有疾病或虚弱状态	疾病都可确定生物的或物理的特定原因	预防接种、杀菌灭虫、抗菌药物，每一种疾病都有特异治疗方法
生物–心理–社会医学模式	身体、心理和社会上的完满状况	同时考虑了生物的、心理的、生理的、社会的各种因素的致病作用	同时考虑了生物的、心理的、生理的、社会的各种因素的诊治作用

一、西方医学与生物医学模式

人们对疾病病因的认识是随历史和科学研究的发展而变化的。现代西方医学是自然科学冲破中世纪宗教黑暗统治以后发展起来的，随着西方近代自然科学的飞速发展，医学家们不断采用物理的和化学的研究手段，探索人体的奥秘，从整体到系统、器官，直至现今的分子水平，并将研究成果应用于医学临床和疾病的预防。在这一时期，医学界主要采用自然科学的“实证加推理”

的认识论和方法论来认识疾病和健康，因此，医疗活动也往往反映出明显的生物科学属性，故将其称为生物医学模式。

由于人类疾病在较早的历史时期主要是生物因素所导致的，而且给人类留下了深刻地影响，如历史上的鼠疫、黄热病等，20世纪初世界上大多数国家的主要死亡原因还是传染病，死亡率高达580/10万；而此后的几十年里，生物医学得到快速发展，逐渐认识到传染病是由生物病原体导致的，同时抗菌药物的发明和广泛使用，大多数国家传染病死亡率逐渐下降，直至30/10万以下，使长期危害人类健康的传染病得到控制。因此，生物医学模式为人类健康水平的提高做出了历史性贡献。

生物医学模式的主要观点是：每一种疾病都有确定的生物学或理化方面的特定原因；都可以在器官、细胞或生物大分子上找到某些形态学或病理性的变化；都能找到相应的治疗手段。这种立足于生物科学对健康和疾病的看法，即生物医学模式。目前，生物医学技术还在不断地发展，比如器官移植、基因工程等，并将进一步为提高人类健康水平做出贡献。

但是生物医学模式也存在某些缺陷，主要是其坚持的心身二元论和自然科学的分析还原论所带来的负面影响。生物医学在认识论上往往倾向于将人看成是生物的人，忽视人的社会属性。在实际工作中，只重视局部器官，忽略人的整体系统；重视躯体因素而不重视心理和社会因素；在医学科学研究中较多地着眼于躯体生物活动过程，较少注意行为和心理过程，忽视心理社会因素对健康的重要作用。正如美国的精神病学家和内科专家恩格尔（Engel G.L.）形象地指出，经典的西方医学将人体看成一架机器，疾病被看成机器的故障，医师的工作则是对机器的维修。

二、生物－心理－社会医学模式

20世纪70年代末，恩格尔（Engel G. L.）在《科学》杂志上发表了《需要一种新的医学模式——对生物医学的挑战》一文，直接推动了传统的生物医学模式向新的生物－心理－社会医学模式的转变。他提出应该将目前取得的巨大的生物学成就和心理学、社会学的成果结合起来，创建一种新的医学模式。即不从个体的局部，而是从人的整体及群体、生态系统综合起来研究健康与疾病。这是一种系统论和整体观的医学模式。

现代医学模式的转变，是有医学发展与社会经济发展的内在要求与现实原因，主要涉及以下几个方面。

（1）目前，生物因素相关的疾病如传染病、营养不良等得到有效控制，人类死亡谱的结构已发生根本变化，心身疾病、慢性病及不良生活方式，如心脏病、恶性肿瘤、脑血管病、意外死亡等取代传染病成为人类主要死亡原因。

（2）慢性病与人的心理应激、压力及各种不良生活方式密切相关，吸烟、酗酒、网络成瘾、过量饮食、久坐不动与缺乏锻炼已经成为普遍的生活方式与工作方式。总之，心理－社会因素已经成为各种疾病的直接或间接的原因。

（3）随着全球社会经济的快速发展，使人们的生活节奏加快，知识更新迅速，社会竞争加剧，应激与压力更大，这些都对人的应对与适应能力提出了挑战，如何保持健全的心理状态及如何调节不良情绪成为现代人面临的主要问题。

（4）通过几十年的深入研究，人们对心理－社会因素与健康和疾病的关系已有较深入地了解。许多试验和临床数据也证明，心理活动的自我调节对维持健康具有不可忽视的作用。近年来心理治疗领域产生了一系列新的认知行为疗法、正念疗法、积极心理疗法等，通过对患者进行各种心理行为训练，能够缓解自我压力，消除不良情绪，从而达到治疗疾病的目的。

（5）随着人类物质文明的发展，人们对心身舒适的要求不断提高，迫切需要医务工作者转变观念，在解决患者躯体痛苦的同时，也需要帮助患者减轻精神心理上的痛苦。

上述种种分析表明，原来的生物医学模式不足以阐明人类健康和疾病的全部本质；疾病的治疗也不能单凭药物或手术；人们对于健康的要求不再停留在身体上的无病，而是更追求心身的舒适和协调。因此，医学模式的转变是不可避免的。恩格尔认为生物–心理–社会医学模式是一种系统论和整体观的医学模式，它要求医学把人看成是一个多层次的、完整的连续体，也就是在健康和疾病的问题上，要同时考虑生物的、心理和行为的，以及社会的各种因素的综合作用。

三、医学心理学与我国医学模式的转变

自古以来，我国传统医学——中医对中国人的健康水平起到至关重要的作用，中医坚持的就是整体论，强调“阴阳平衡”“天人合一”“辨证施治”的系统论。但从19世纪末，西医作为一门现代科学传入我国以来，在相当长的一个时期内，对人们威胁最大的疾病谱序列决定了生物医学模式在我国医学界的统治地位，这种局面甚至持续至今。但近年来也出现可喜的局面，许多医学工作者意识到，心理–社会因素对疾病和健康有重要的影响。

在20世纪前期，我国排在疾病谱首位的基本上是传染病、营养不良性疾病、寄生虫病等。随着经济条件的改善和科技的发展，疾病谱发生了根本性变化，已逐渐由传染病向慢性非传染病转变，如心脑血管病、肿瘤、糖尿病等，传染病排到第四位。传统的传染病如结核、麻疹已得到有效控制，不再是威胁我国民众生命的主要因素，而人们生活方式的改变使慢性非传染病，如心脑血管疾病、肿瘤、慢性病等成为威胁现代人健康的主要因素。同时由于处于社会急剧变化的社会转型期，各种社会矛盾突显，从而导致人们生活和工作压力明显增大，各种应激和心理行为障碍快速增加。因此，为适应形势发展的需要，我国医学模式也必须尽快地向生物–心理–社会医学模式转变。

为了促进我国医学模式的转变，从20世纪80年代初开始，国内医学院校已陆续设置医学心理学课程。医学生和医学工作者通过各种途径系统地学习医学心理学有关知识，有力推动我国医学模式的转变。相信随着我国更多的医务工作者接受医学心理学知识教育，我国总体医疗服务水平将会发生质的变化。各种心理行为技术将会在临床上得到广泛应用；综合医院中长期缺乏心理行为科技人才的局面将会改变；临床医学的研究范围也将大大拓宽，我国的医学管理模式也将随新的医学模式的确立而发生转变。全国各地许多医学工作者在自身的工作领域正在积极促进医学模式的转变，并取得一定成效。在疾病控制与健康教育方面，国家卫生行政部门发出倡议：“面对不断增加的生活方式疾病，药物、手术、医院、医生的作为受到限制，唯一可行的是每个人都从自己做起，摒弃不良习惯，成为健康生活方式的实践者和受益者”，强调提高全民健康意识和健康生活方式行为的能力，将有效控制心血管疾病、糖尿病、慢性呼吸道疾病、肿瘤等主要慢性病的风险水平。

由于医学模式的转变涉及整个医学体系和全体医学工作者，而且还涉及整个社会群体的思维意识的转变，但就现状看来，我国的社会经济发展水平，特定的历史和文化背景，医疗体制等因素，决定了我国医学模式的转变需要经历较长时间。

四、医学模式转变的意义

医学模式转变是应医学发展所面临的新问题及患者对医学的新需求而出现的，对这些问题地解决必然扩大、丰富了以往医学的服务内容和方式，这就需要医学心理学参与。全面了解患者是诊断治疗的重要前提，疾病不是一种抽象的概念，也不是病理室中的一个标本，而是发生在活生生的人身上的一种过程。所以，离开患者的抽象的疾病是不存在的。从事创造性劳动并身处复杂社会生活之中的人，有着复杂的心理活动。因此，医学研究必须从生物、心理、社会等多方面去了解患者，才能对他们做出合乎实际的诊断和处理。

医学心理学的发展不仅得益于医学模式的转变，而且在医学模式转变中发挥着积极的促进作用。首先，将医学心理学的心理知识、理论等引入医学领域，使生物界了解了人的心理行为活动规律及心身间的相互联系，有助于改变心身分离的二元论生物医学观。其次，可以将医学心理学的研究方法、心理评估、心理干预技术等引入医学领域，使之与生物医学有机结合，提高医学研究水平及临床服务质量，满足医学发展需求与人们提高健康质量的需求。第三，医学心理学拓展了医学服务的范围和方式。个人、家庭、社区和不同群体的心理健康，是医学心理学研究和解决的问题，要解决这些问题就必然要拓展医学服务范围，并出现心理咨询门诊之类新的医学服务方式。

第三节　医学心理学研究方法

医学心理学的研究对象是具有心理活动并受社会因素制约的人，除了可观察到的外显行为，还涉及内隐行为。因此，作为医学生要想科学客观地认识心理-社会因素对健康和疾病的影响，必须重视和了解医学心理学的研究方法，并有意识地应用，这样才能加深对生物-心理-社会医学模式的理解，自觉应用医学心理学的研究方法解决临床工作中遇到的问题。

一、方法学的特殊性

一方面，由于医学心理学是多学科的交叉学科，既有自然科学属性，又有社会科学属性，其研究方法也涉及多种不同性质的学科。另一方面，与某些方法学已被熟知的成熟学科不同，医学心理学作为一门较年轻的交叉学科，如果在研究或临床工作中不重视方法学的学习，可能会在部分医务人员意识中出现由“常识心理学”代替科学心理学的情形，从而轻视和否认医学心理学重要性的倾向。

（一）医学心理学方法学的主要特点

1. 基础理论的多样性　医学心理学有关的理论很多，理论的多样性反映了对心理实质认识的不一致，同时也使研究和工作方法不统一。

2. 心理因素的主观性　与某些自然现象不同，许多心理现象的定量难度大，常带有主观成分。这就需要在实际工作过程中注意方法学问题。

3. 研究对象的多学科属性　在医学心理学工作中常同时涉及社会、心理、生物等多学科的有关因素和变量。为了保证结果的科学性，需要我们同时掌握这些学科的一些基本研究方法和手段。

以上特点导致医学心理学方法学具有自身的特殊性，可出现宏观和微观并重，实证与思辨同行，形态与功能结合，单因素与多因素分析并存的特殊现象。

（二）医学心理学的量化方法

现代科学的成就在于对研究对象作量化的分析，物理、化学等学科量化非常精确。但心理现象非常复杂，因此在医学心理学领域，对研究对象心理特征的量化工作，有时还显得粗糙，医学生在学习时应予以客观的分析。为便于理解，可将医学心理学的量化方法分为四类。

1. 描述 对研究对象之间的差别和特征进行语言的记载，以便于理解。例如咨询门诊个案的症状报告，有关鉴定语或评语等。临床病程记录主要采用描述的形式。描述的科学性不在于方法的本身，而取决于描述的水平。描述实际上不是真正的量化，描述的结果也不便于进行统计分析。

2. 序量化 是指在现象学观察基础上，由被试者或研究者对某些心理行为现象作等级评估。目前许多心理变量可以采用这种序量化的方式。例如让被试者对自己的疼痛程度分10级作出评估，从无疼痛0分到极度疼痛10分。这种方法只能给予粗略的估计，其信度和效度较难把握，可能会影响研究的准确性。

3. 间接定量 是指采用各类心理调查问卷和评定量表对某些心理现象作定量的分析。这是一类间接的定量方法，例如“抑郁”无法直接定量，需要采用“抑郁量表”进行量化，但并不能随便使用一个“抑郁量表”。合格的抑郁量表的编制需要经过一定的心理测量学的检验和分析，例如首先定义什么是抑郁，应包括哪些症状条目，有哪些“因素”，量化等级确定等，确保该量表的有效性和可靠性，即效度和信度符合心理测量学要求。故使用这类定量方法时必须特别重视其心理测量学分析结果。

4. 直接定量 是指对某些心理物理变量作直接测定。心理物理学中的声、光、电、机械等刺激或反应，如感觉阈限、反应时、皮肤电阻等的测定，以及动物实验时的行为活动次数和强度，某些心理治疗手段的实施时限和频率的记录等，都可以直接测量。

在医学心理学临床实践和科学研究中，往往综合使用上述各种量化手段。

二、研究过程、类型及方法

（一）研究过程

一般来讲，医学心理学研究过程包括提出问题和假设、收集资料、检验假设、建立理论四个步骤。具体到医学心理学临床研究，研究过程可细分为六个步骤：提出假设、选择关键变量及其检查方法、确定临床研究方式、选定研究样本、检验假设、结果的解释和发布。

（二）研究类型

研究分类方法有多种，如根据研究目的分为基础研究和应用研究，根据研究性质分为描述性和控制性研究。常见的分类方法是按照研究所涉及的时间特点，将研究分为横断研究和纵向研究，前瞻性研究和回顾性研究。

（1）横断研究 是选择在某些方面匹配的被试者，在同一时间内进行观察和评定。其优点是节省人力物力，可以设计为有代表性的大样本研究，短时间内获取大量资料。缺点是研究欠系统、较粗糙，不能完全反映心理行为的发展变化过程。而且选择的对照组具有可比性，但在实际中难以找到完全相似的两组被试者，降低了研究结论的效度。

（2）纵向研究　是对同一名或同一组被试者在指定的时间内进行追踪研究，观察、测量和评定被试者在一段时间内所发生的变化。其优点是能研究心理行为的发展规律及其影响因素，缺点是必须考虑被试的心理行为的成熟程度、样本丢失、研究工具信度和效度、自然发生波动等因素的影响。

（3）回顾性研究　是以现在为结果，回溯到过去的研究，是目前医学心理学最常见的研究方式之一。这一研究方式由于条件限制较少，有其优点，但其缺陷是被试者当时的心身状态会影响对过去资料报告的真实性和准确性。例如，一位患严重疾病者往往将目前的病况归因于自己的过去，结果可能会报告较多的既往负性生活事件，对负性事件严重程度的估计也可能偏高，从而造成了生活事件与现患疾病有关的假阳性结果。

（4）前瞻性研究　是以现在为起点追踪到将来的研究方法，可弥补回顾性研究的缺陷。例如在临床心理试验中，对一批A型行为类型者使用自我行为管理策略指导，并追踪此后整个行为干预策略实施过程中被A型行为的改变情况，从而证明这种治疗技术的实际效果。但由于前瞻性研究条件限制过多，实施比较困难，使用并不很普遍。

（三）研究方法

在医学心理学研究中，常用的研究方法有以下几类。

1. 观察法　观察法是在自然情景或预先设置的情景中，对个体行为进行观察记录并加以分析，以获取研究对象心理活动变化和发展规律的方法。观察法可分为自然观察和控制观察、日常观察和临床观察、参与观察和非参与观察。

（1）自然观察和控制观察　自然观察是在自然情景中对个体行为作直接观察分析，其优点是不改变个体的自然生活条件，故被观察者行为反应真实可靠。控制观察法则是在预先设定的某种情景中作观察，其优点是快速，所得资料容易作横向比较分析，但由于设计的情景容易对被试产生影响，故不易反映真实情况。

（2）日常观察和临床观察　日常观察是对处于正常社会生活中的人群所进行的观察，将获取的资料进行记录并进而分析研究。临床观察是通过医学临床的观察记录，获取资料进行研究，临床观察是医学心理学的重要研究手段。例如临床神经心理学可通过对脑局部损伤患者或脑手术患者的行为观察和分析进行研究；变态心理学主要通过临床患者的异常行为的观察和分析进行研究；心身疾病的许多资料也来自临床观察。

（3）参与观察和非参与观察　参与观察是研究者直接参与被观察者的活动，但不能有干预行为。非参与观察是指观察者作为一个局外人观察、记录被观察者的行为。不论采取哪种观察形式，都应做到不被观察者觉察自己的活动已为他人所观察，否则会影响其行为表现。

观察法的优点是比较客观，可保持被观察者心理活动的自然流露，获得的资料比较真实。它的不足之处是效率比较低，因为观察者处于被动地位；只能消极等待被观察者某些行为的自然出现或故其研究过程较为缓慢；其次是观察资料质量易受观察者能力和其他心理因素的影响；观察法只能了解事实现象，不能解释其原因。

观察法是临床心理评估的重要方法，心理治疗、心理咨询是建立在心理评估基础之上，而且在心理治疗与咨询过程中也需要不断应用观察法获取资料。

2. 调查法　调查法是通过会谈、访问、填写问卷等方式获得资料并加以分析研究的方法。

（1）会谈法　是指当面交谈的方法，可分为个别会谈与访问式座谈。个别会谈是研究者通过与被调查者当面交谈，获取其心理资料，并观察其在交谈中的行为反应。会谈法的效果取决于问题的性质和研究者本身的会谈技巧。会谈法应用于临床患者，也应用于健康人群，在心理评估、诊断、治疗、咨询、病因学等研究中均广泛被采用。

访问或座谈是从较大范围内获取有关资料的方法。访问是研究者主动探访调查对象或有关人员，例如冠心病康复期的心理行为问题可以通过定期访问，与患者本人或其家属交谈进行调查分析。座谈是研究者通过与多个被调查者当面会谈，以小型会议的形式进行调查分析。

（2）问卷法　是调查者事先拟好调查问卷，由被调查者在问卷上回答问题，然后收集问卷，对其内容逐条进行分析研究。问卷发放方式可集体发放或个人发放，也可邮寄，故可同时调查很多人。问卷调查的质量取决于研究者事先对问题的性质、内容、调查目的和要求的明确程度，也取决于问卷内容设计的技巧性及被试者的合作程度。例如，问卷问题是否针对所要研究问题的实质，设问策略是否恰当，被调查者如何回答，是否便于统计处理，问题内容或提问方式是否会引起被调查者的顾虑等。

调查问卷由被调查者的属性变量与反应变量两部分组成。被调查者的属性变量指性别、年龄、教育程度、职业等；反应变量指所要填写的问题，即所要调查的内容。问卷调查的主要目的就是研究分析被调查者这两种变量的关系，即在问卷中各种问题上，不同性别、年龄、教育程度、职业等各类人员，在被调查问题上的态度、意见是否存在显著差异。

调查法简便易行，信息容量大，但特别要注意调查结果的真实程度。另外，对调查资料的分析和总结，要坚持科学态度。调查法只能了解事实现象是什么，不能解释其原因。

3. 试验法　是在控制的条件下观察、测量和记录个体行为的一种研究方法，可分为实验室试验法、现场试验法和临床试验法。

试验研究的优点是能够最大限度地证实因果关系，弥补了个案研究和相关研究的不足。其缺点是控制的条件要求高，实施复杂、困难，实验研究过程必须严格控制无关变量，即便不能排除，也要求在试验中保持恒定。

临床试验研究方法在医学心理学具有重要意义，例如在医学临床，通过神经科脑部试验（在脑手术允许下）可取得许多宝贵的神经心理学资料，通过对有关心身疾病的临床研究可认识心身的相关性和心理治疗的疗效等，在医学心理学临床研究中，某些试验研究设计可在生活情景中进行，例如对一组幼儿实施连续三年期的行为干预，同时记录其有关心身变量并与未干预组做比较，证明该干预方法对幼儿的心身发展各项指标有重要意义等。临床试验研究也可采用观察、交谈、测量和试验等方法。

4. 心理测验法　是指用标准化量表对个体心理特征、行为表现进行量化的研究方法。这种方法通常被用来确定研究对象某些心理品质的实际水平。所使用的测验量表必须标准化，是经过信度、效度检验且有比较标准（常模）的测量工具。测验内容必须具备适用性和科学性。只有确立了测验量表，才能在量表规定的问题范围和所规定的人群范围内使用。心理测验种类繁多，如智力量表。人格量表、症状量表等。智力量表可了解不同年龄阶段研究对象的智力发展水平；人格量表可以对研究对象的各种心理特征和行为特点的综合表现进行测量；症状量表可对研究对象临床心理症状或心身症状进行测量。由于测验法是个体心理特征和行为表现量化研究的主要工具，故作为一种有效研究手段普遍应用于医学心理学。

5. 个案研究　是对单一案例的研究。包括收集被试的历史背景、测验材料、调查访问结果，以及有关人员做出的评定和情况介绍。这种研究方法在医学心理学中经常出现，主要用于了解和帮助有心理问题或障碍的患者，在此基础上进行调查，做出诊断，设计治疗方案，并对治疗效果进行评估。例如，行为主义心理学家华生对一个名叫小艾伯特的男孩进行研究，观察到恐惧症的习得过程。传统的个案法以个案史的回顾性调查为主，但也可用于前瞻性研究。个案法还特别适用于少见案例，例如狼孩、猪孩、无痛儿童等心身问题的研究。个案研究通常需要追溯个案的历史和各方面的背景资料，所以具体可采用观察、交谈、测量和试验等方法。

个案法的优点在于研究对象少，便于进行全面、系统及深入的研究，个案研究重视从一个个案结果推出有关现象的普遍意义，因此在临床研究中对典型病例的个案研究意义重大，有时则作为大规模抽样研究的准备阶段。

其缺点主要有四点：①个案研究缺乏代表性，总体推论时要特别慎重；②个案研究是非控制性观察，结果属于描述性的，比较粗糙；③主观偏见降低了个案研究的效度；④个案研究结论容易被错误应用于仅仅是有联系但不是因果关系的事件。

案例情景剧

请比较下面两位患者：

凯瑟林为了减轻乳腺癌化疗的痛苦，接受了住院治疗。当时癌细胞已经扩散到脊椎。护士按时给她服用吗啡后，她要了一个轮椅。轮椅推来后，在几乎无人帮助的情况下，她自己移动到了轮椅上。然后就开始每天习惯性地拜访和她同层的其他重病患者。她鼓励他们和她谈心，倾听他们的事情、他们的感受和他们想念的人。她和他们一起笑、一起哭，患者们都盼望她来看他们，凯瑟林也有效地减轻了药物治疗给她带来的疼痛。

约翰是同层的另一个患者，和凯瑟林不同时间入院。他因为淋巴瘤正在接受化疗。接受治疗后的几天他感到恶心，头发也掉了一些（他已经是半秃头了），看起来沮丧、烦躁并且很生气。他充满了敌意以致护士们不愿进入他的病房。他的家人只探望很短的时间，并由于同样的原因越来越不愿意来看他。医院里所有人对他的放任都叹息不已。

——案例来自《顶好医生》，托马斯·戈登，斯特令·爱德华著

问题：

1. 最后两位患者都死于恶性肿瘤，如果你是两位患者的医生，试分析两位患者在最后的日子里心理上各有哪些特点？

2. 作为医生，你认为应该怎样从患者的心理特点出发，帮助其提高生存质量？

案例分析：

1. 凯瑟林：乐观开朗，适应良好，生存质量较高；约翰：悲观自闭，获得的社会支持较少，生存质量较差。

2. 医生首先应该坚持生物－心理－社会医学模式，注重患者的心理因素和有实际意义的社会支持，运用心理学的理论和技术，充分调动患者心理的积极因素，增强患者面对疾病的自信心。其次，针对患者消极负面的心理，特别是悲观失望等消极情绪，医生应该适时教给患者调节情绪的方法，并给予鼓励和支持，切记忽视患者的负面情绪。

思维导图

- 绪论
  - 概述
    - 心理学概念
    - 医学心理学概念
    - 开设医学心理学课程的主要目的
  - 医学心理学与医学模式转变
    - 医学模式的几次重要演变
    - 医学心理学与我国医学模式的转变
    - 医学模式转变的意义
  - 医学心理学研究方法
    - 方法学的特性
    - 研究过程、类型及方法

思考题

1. 举例说明医学心理学的基本观点。
2. 解释生物–心理–社会医学模式。

（何 芳）

第二章　心理学基础

学习目标

1. **知识目标**

掌握：感觉、知觉、记忆、思维、想象、注意、情绪、人格、气质、性格、需要的概念。

熟悉：感受性的特性、记忆的基本过程、情绪状态、情绪的生理机制、需要层次理论。

2. **能力目标**　熟练运用记忆的基本过程解析记忆的规律、运用需要层次理论理解他人需求。

3. **情感素养目标**　积极探索心理现象和实质；实现人格的全面发展。

心理学基础知识是研究医学心理学的基础。普通心理学以心理现象为主要研究对象。人的心理现象是心理活动的表现形式，是在心理活动发生、发展、变化过程中所表现出来的形态、特征与联系的综合体现，它兼有自然属性和社会属性。一个正常人可以看电视、听音乐、记忆知识、思考问题，有自己的喜怒哀乐和性格等，这些都是属于心理现象。

第一节　概　述

一、心理现象的实质

（一）心理是大脑的功能

1. 心理和大脑在成熟和发育上的相关性　以研究人的认知发展著称的心理学家皮亚杰为代表，通过对儿童进行的大量观察试验发现了两者的高相关性。这些观察试验也帮助证明了心理是大脑的功能。

2. 心理和大脑在异常上的相关性　从19世纪法国布罗卡发现语言中枢以来，神经科学关于二者高相关性的探索与发现从未间断过，这些探索与发现也帮助证明了心理是大脑的功能。

3. 心理和大脑在复杂性的相关性　无论对宏观世界，还是对微观世界，心理的反映都无远弗届。所以，文学家会说："比陆地辽阔的是大海，比大海宽阔的是天空，比天空辽阔的是人的心灵。"心灵的反映能力远比现代科学所能创造的任何计算机系统都强大。而神经科学则告诉我们这是因为产生心理的人脑具有无比复杂、精巧、神奇的结构。

大脑通过神经反射产生心理，并借心理进行反映活动，通过反映活动达到认识世界和改造世界的目的。完整的神经反射弧包括五个环节，即感受器、传入神经、中枢神经、传出神经、外周器官。心理是中枢神经在加工处理输入和输出信息的过程中产生的。

（二）心理是大脑对客观现实主观、能动的反映

大脑的功能是心理，心理现象是反映现象，心理活动是反映活动。但反映现象并非心理独有的现象。事实上反映是物质的普遍特性。生命体的反映主动、灵活、富应变性，而且随着生命进化形式的提升，这种特性更加显著。

心理是在神经反射的过程中产生的，故心理反映只发生在具有神经反射的动物身上。换言之，只有当动物的神经组织能够产生典型意义的神经反射时，才能产生心理水平的反映活动。试验证明具有心理反映的最低等动物是环节动物门，如蚯蚓。试验发现蚯蚓能建立条件反应，即对具有生物学意义的刺激的信号作反应。而这种反应就属于简单的心理反映。

然而，动物心理还需经历一个漫长的进化过程，才能由低级发展到高级，并最终飞跃到人的意识反映水平。动物心理的进化可分三个阶段，即感觉阶段、知觉阶段、思维萌芽阶段。它们分别是无脊椎动物、低等脊椎动物、高等脊椎动物的哺乳类灵长目（类人猿即黑猩猩）的主要心理反映形式。而动物心理飞跃到人的心理，即意识水平的反映，则与语言的介入有着密切的关系。因为意识是借助语言作载体的反映。语言则以其词汇的概括性帮助意识实现了反映的概括性和间接性。

作为反映现象的心理具有三个特性，即客观性、主观性和能动性。客观性是说任何反映皆非空穴来风，都与客观世界有着这样、那样的联系，即便神话这样的心理产物，其想象的素材仍源于客观世界；主观性是说反映与反映物既相同又不全同。这里既有属性的不同，如杯子与其在人脑中的反映，前者是物质性的，后者是精神性的；又有折射现象的存在，如情人眼里出西施。能动性是说反映往往离不开活动。一方面，有时反映离开活动就无法进行，如不下水游泳便很难学会游泳。另一方面，反映往往会反作用于活动，如有时认识反映的正确性能决定活动的成败，而情绪反映的性质则能影响活动的效率。

二、心理现象的内容

普通心理学根据心理现象的活动性，把心理现象分为两大范畴，即心理过程和个性。

1. 心理过程 包含的心理现象虽各具特色，但都具瞬息万变的流动性，故又被称之为心理活动。而根据心理过程在反映活动中的各种特点，它们又被分为三种反映类型，即认知过程、情绪过程、意志过程。认知活动着重反映对象本身的特征，其反映更理性和冷静。情绪则着重反映对象与反映主体的需要之间的关系，是一种与需要相连的内心感受，因需要涉及利害，故其反映带有明显的个人好恶，是有色有温的反映。意志是借反映活动中产生的有关对象的愿望和目的，形成行动计划，并进而发动和组织行动，去实现其愿望和目的的反映过程。意志最集中地体现了人的心理反映的能动性，它使人的心理反映不仅能认识世界，亦能影响现实世界或创造未来世界。

2. 个性 包含的心理现象也各具特色，但都呈相对静态。由于人一旦形成个性，其心理活动便具有了独特的风格。故个性又被称为人格。而根据个性所发挥的功能的不同，又将其分为三个结构部分，即个性倾向性、个性心理特征及自我意识。个性倾向性因其所包含的心理现象充满能量而成为人格的动力系统；个性心理特征是由心理活动经常且稳定地表现出来的特征所组成，因此成为人格的特征系统；自我意识则因其对自身的能动反映成为人格的调控系统。

第二节　认知过程

认知过程是人们获得知识和应用知识的过程。人通过认知过程主观地、能动地反映着客观事物及事物之间的内在联系，认知过程包括感觉、知觉、记忆、想象和思维。

一、感觉和知觉

（一）感觉

1. **感觉的概念**　感觉是人脑对直接作用于感觉器官的客观事物的个别属性的反映。虽然感觉只能反映事物的个别属性，如颜色、声音、气味、软硬等，是最简单的心理现象。但是一切较高级、较复杂的心理现象，都是在感觉的基础上产生的。感觉是人认识世界的开始。如果一个人丧失了感觉，就不能产生认知、也不会有情绪情感和意志。如果感觉被剥夺，人的心理就会出现异常。

2. **感觉的种类**　根据刺激的来源，感觉可以分为内部感觉和外部感觉。接受机体内部刺激并反映它们属性的感觉称为内部感觉，包括运动觉、平衡觉、机体觉等。接受外部刺激并反映它们属性的感觉称为外部感觉，包括视觉、听觉、嗅觉、味觉、皮肤觉等。

3. **感受器与适宜刺激**　直接接受刺激产生兴奋的装置叫感受器。感受器将各种刺激的能量转换为神经冲动，经传入神经到达大脑皮层的特定区域形成感觉。大多数感受器只对一种刺激特别敏感，并且感受器与刺激种类的关系都是固定的。例如视觉感受器感受光波的刺激，听觉感受器感受声波的刺激，嗅觉感受器感受有气味气体的刺激等。感觉器官最敏感的刺激就是该感受器的适宜刺激。视觉的适宜刺激是波长为380~780nm的电磁波，听觉的适宜刺激是16~20000Hz的空气振动，嗅觉的适宜刺激是能挥发的、有气味的物质。

4. **感受性和感觉阈限**　每个人的感觉器官的感受能力是不同的。同样的声波刺激，有人能听到，有的人却听不到，这就是感觉能力的差别。感觉器官对适宜刺激的感受能力叫感受性。感受性的高低可以用感觉阈限来衡量。能引起感觉的最小刺激量叫感觉阈限。感受性与感觉阈限之间呈反比，感觉阈限低、感受性高。

感受性可分为绝对感受性和差别感受性，感觉阈限可分为绝对感觉阈限和差别感觉阈限。刚刚能引起感觉的最小刺激强度叫绝对感觉阈限，可以衡量绝对感受性的高低。绝对感觉阈限越小，绝对感受性越高。刚刚能引起差别感觉的最小变化量叫差别感觉阈限，可以衡量差别感受性的高低。觉察到的差别越小，也就是差别感觉阈限越小，说明他的差别感受性越强。1840年，德国的生理学家韦伯发现，差别感觉阈限可随着刺激强度的变化而变化，但是差别感觉阈限和原来刺激强度的比例却是一个常数，用公式表示就是 $\Delta I/I=K$，ΔI 是差别阈限，I 是原来的刺激强度，K 是常数，叫韦伯常数。这就是韦伯定律。韦伯定律适用于中等的刺激强度。

5. **感觉适应与感觉后像**　感觉适应是指在外界刺激的持续作用下，感受性发生变化的现象。“入芝兰之室，久而不闻其香；如鲍鱼之肆，久而不闻其臭”，说的就是感觉适应现象。各种感觉都有适应现象，但适应性的高低有很大差别。嗅觉很快产生适应，痛觉则很难适应。有些感觉适应表现为感受性的降低，有些感觉适应则表现为感受性提高。人从亮的环境到暗的环境，开始看不到东西，后来逐渐看到了东西，这是暗适应；从暗的环境到亮的环境，开始觉得光线刺眼，很快就不觉得刺眼，这是明适应。暗适应是感受性增强的现象。在实际生活中，感觉适应是利弊兼具的一种心理现象。

音乐停止后，声音还在耳朵里萦绕；电灯熄灭后，灯泡的样子还能在眼睛里保留一会儿。这种外界刺激停止作用后，感觉形象还能暂时保留一段时间的现象，称为感觉后象。感觉后象有正后像、负后像两类之分。正后象在性质上和原感觉的性质相同，负后象的性质则同原感觉的性质相反。比如，注视电灯一段时间后，关上灯，仍有一种灯好像在那亮着的感觉印象，这是正后象。

6. **感觉对比与联觉**　不同刺激作用于同一感受器时，感受性在强度和性质上发生变化的现象叫感觉对比。如灰色在黑色背景上要比在白色背景上显得更亮一些。人们常说“红花还得绿叶扶”，就是因为有了绿色的对比，红色看起来更加鲜艳。除了视觉有对比，嗅觉、味觉和皮肤觉都有对比现象。如人喝过苦的药水，再吃甜的东西，会觉得更甜；触摸过冷的东西再摸热的东西，会觉得更热。

当我们听到节奏感很强的音乐时，会觉得灯光也和音乐节奏一起闪动。这种一个刺激不仅引起一种感觉，同时还引起另一种感觉的现象叫联觉。联觉现象在日常生活中非常普遍。教室和病房需要安静，其装饰常采用冷色调，冷色使人感到清凉、平静。电冰箱大多数是白色为主的冷色调，因为红色等暖色调会让人产生其制冷效果不好的错觉。

7. **感觉的补偿**　在不同的生活实践中，人的感受性发展也不相同。尤其是通过专门的训练可使人的某种感觉比常人敏感。如调音师的听觉比常人灵敏。如果一个人丧失某种感觉，由于生活的需要，会使其他感觉更加发达来作为补偿，如盲人的听觉和触觉更加灵敏。

（二）知觉

1. **知觉的概念**　知觉是人脑对直接作用于感觉器官的客观事物的整体属性的反映。知觉与感觉都是人脑对直接作用于感觉器官事物的反映，但是感觉只反映事物的个别属性，知觉则反映事物的整体属性；知觉对事物的反映依赖于个人的知识经验，并受人的主观态度影响，而感觉则不依赖于个人的知识和经验。

2. **知觉的特性**

（1）整体性　知觉的对象由不同的部分组成，有不同的属性，但我们并不把它感知为个别孤立的部分，而总是把它作为具有一定结构的整体来反映，甚至当某些部分被遮盖或抹去时，我们也能够将零散的部分组织成完整的对象，知觉的这种特性称为知觉的整体性或知觉的组织性。心理学家曾对知觉的整体性进行过许多研究，并提出知觉是把组成事物的各个部分，按照一定的规律，以稳定并且连贯的形式组织起来。

（2）选择性　每时每刻作用于感觉器官的事物有很多，人不能把所有作用于感觉器官的事物都纳入自己的意识范围，而总是把某一事物作为知觉的对象，周围的事物作为知觉背景。知觉对象清楚突出，而知觉背景模糊不清。这种对外界事物进行选择的知觉特性，称为知觉的选择性。由于知觉的选择性，人能集中注意少数重要的刺激或刺激的重要方面，而排除次要刺激的干扰。知觉的对象并不是固定不变的。知觉对象与知觉背景可以发生变化。

（3）恒常性　是指由于知识和经验的参与，使知觉并不随着知觉条件的变化而变化。例如，就视觉而言，随着观察的距离、角度和明暗条件不同，视网膜上的物像各不相同，但人们能够校正信息的输入，不至于面对复杂多变的外部环境时不知所措。由于知觉这种相对稳定的特性，使人能够在不同的情况下，始终按事物的真实面貌来反映事物，从而有效地适应环境。因此，知识经验越丰富，就越有助于知觉对象的恒常性。知觉恒常性现象在视知觉中表现得尤为明显、普遍，主要表现为大小恒常性、形状恒常性、明度恒常性及颜色恒常性。

（4）理解性　知觉的目标之一是以自己过去的经验来解释知觉的对象，并用词汇或概念对其进行命名或归类，即给知觉对象赋予一定意义。这种人们以已有的知识经验为基础，去理解和解释事物，使它具有一定意义的特性，称为知觉的理解性。即便在非常困难的条件下，人也能够依据特别微小而零散的线索试图对知觉对象命名，并把它归入到熟悉的一类事物之中。知觉的理解性是以知识经验为基础，有关的知识经验越丰富，对知觉对象的理解就越深刻、越全面，知觉也就越迅速、完整、正确。如一个经验丰富的护士对疾病和患者的知觉要比新护士更加快速、深刻、完整。另外，言语对人的知觉具有指导作用。言语提示能在环境相当复杂的知觉、外部标志不明显的情况下，唤起人的回忆，运用过去的经验来进行知觉理解。言语提示越准确、越具体，对知觉对象的理解也越深刻、越广泛。

3. 知觉的分类 依据知觉对象存在的形式分为空间知觉、时间知觉、运动知觉、错觉等。

（1）空间知觉　是对事物空间特性的反映，它不是天生就有的，是通过后天学习获得的。它包括对物体大小的知觉、形状知觉、方位知觉及距离知觉。

（2）时间知觉　是对事物的延续性和顺序性的反映。人可以根据计时器、昼夜交替、四季变换及人体的生物钟等对时间进行知觉理解。生物钟不仅可以估计时间还可以调节人的行为活动。人们所从事活动内容的丰富性、对事件所持有的态度和情绪可以影响时间知觉的准确性。

（3）运动知觉　是对物体在空间位移速度的反映。物体位移的速度太快或太慢都不产生运动知觉。如光的运动速度非常快，时钟上的时针走得太慢，人们都看不到。

（4）错觉　对刺激的主观歪曲的知觉称为错觉。错觉是客观存在的，通过主观无法克服，有固定的倾向。只要具备条件，错觉就必然产生，这是有规律的。错觉有线条长短的错觉、线条方向的错觉等（图2–1）。电影、电视中的特技镜头、霓虹灯的变换效果等，都是错觉在现实生活中的应用。

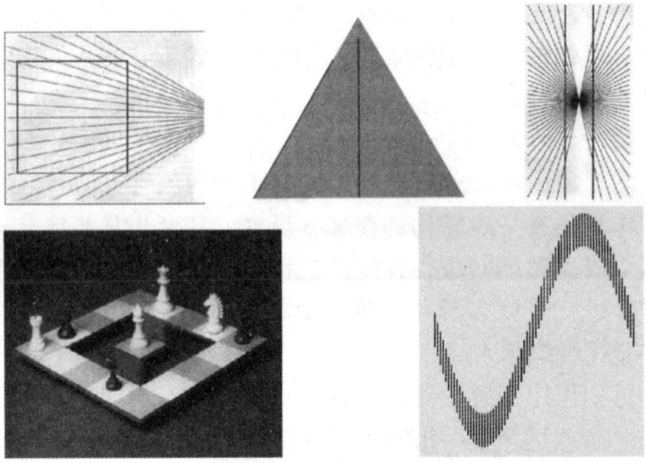

图2–1　错觉

二、记忆

（一）记忆的概念

记忆是过去的经验在头脑中的反映。感、知觉是反映当前作用于感觉器官的事物，而记忆是对过去经验的反映。凡是过去的经验都可以储存在大脑中，在需要的时候又可以把它们从大脑中提取出来，只有这样人们才能不断地积累知识和经验，并通过分类、比较等思维活动，认识事物的本质和事物之间的内在联系。所以，记忆是人脑对输入的信息进行储存、编码和提取的过程。因为记忆把过去的心理活动和现在的心理活动联系起来，所以记忆是心理发展的奠基石。通过记忆，人们不断地积累知识与经验，记忆是人类智慧的源泉。

（二）记忆的种类

根据记忆的内容，记忆可分为五种。

1. **形象记忆** 形象记忆对感知过的事物形象的记忆。通常以表象形式存在，因此也叫表象记忆。这种记忆是对客观事物的形状、大小、体积、颜色、声音、气味、滋味、软硬、温冷等具体形象和外貌的记忆。直观形象性是形象记忆的显著特点。

2. **情景记忆** 情景记忆是指对亲身经历过的事件的记忆。如人对包含时间、地点、人物和情节的事件的记忆。

3. **语义记忆** 语义记忆是用词的形式对事物的性质、意义等方面的记忆，也叫逻辑记忆（logic memory）。这种记忆不是保持事物的具体形象，而是以概念、判断、推理等为内容，是人类特有的记忆形式。

4. **情绪记忆** 情绪记忆是对自己体验过的情绪和情感的记忆，也叫情感记忆。如对某些事件愉快的记忆，对某些事件痛苦的记忆。情绪记忆常成为人们当前活动的动力，推动人去从事有愉快记忆的活动，回避那些有痛苦记忆的活动。

5. **动作记忆** 动作记忆是对身体的运动状态和动作技能的记忆，也叫运动记忆。如某些生活习惯和一些工作生活的技能等，都是动作记忆。这一类记忆比较牢固。

上述记忆的分类是相互联系的。在很多时候，常有两种或者多种记忆形式参与记忆。

（三）记忆的过程

记忆由识记、保持和再现三个基本环节组成。

1. **识记** 是记忆的开始，是外界信息输入大脑并进行编码的过程，也是人们学习和取得知识经验的过程。识记可分为无意识记和有意识记两种。

（1）无意识记 是没有预定目的、也不需要付出努力的识记。一般说来，人们对感兴趣的事物、有重大意义的事物、许多知识经验都可以通过无意识记进行记忆。但是无意识记具有片面性、偶然性等特点，不利于系统的学习知识。

（2）有意识记 是事先有明确目的、并需要付出努力的识记，如外语单词的记忆。有意识记是系统学习和掌握知识的主要手段，在学习和工作中具有重要意义。根据记忆材料的识记，有意识记还可分为机械识记和意义识记。意义识记比机械识记持久，并且更易于回忆或再认。

2. **保持** 知识经验在大脑中储存和巩固的过程叫保持。保持是信息储存的动态过程，随着时间的推移，保持的内容在量和质两方面发生变化。由于每个人的知识和经验不同，信息保持的变化也不尽相同。识记获得知识经验，保持把识记的内容储存在大脑中，识记的次数越多，知识和经验保持的越牢固。

3. **再现** 包括回忆和再认，回忆和再认是储存的信息提取的过程。从大脑中提取知识经验的过程称为回忆；如果识记过的材料重现在眼前，再从大脑中提取的过程称为再认。再认和回忆都是从大脑中提取已经储存的信息，只是形式不一样。

记忆的过程是一个完整的过程，这个过程的三个环节是密不可分的，缺少任何一个环节，记忆都不能完成。识记是保持和再现的前提，没有识记就没有保持，更不会有回忆和再认；识记了没有保持，就不会有回忆和再认，保持是识记和再现的中间环节；再现是识记和保持的结果，有助于所学知识的巩固或经验的获得。

（四）记忆的三个系统

根据信息的编码、储存时间的长短和信息提取方式的不同，记忆可分为瞬时记忆、短时记忆和长时记忆三种记忆系统。

1. 瞬时记忆 瞬时记忆又叫感觉记忆或感觉登记，是指外界刺激以极短的时间呈现一次后，信息在感觉通道内迅速被登记并保留一瞬间的记忆。瞬时记忆的信息以感觉的形式保存，以刺激的物理特性进行编码。前面所说的感觉后像就是一种感觉记忆。瞬时记忆的容量很大，但保留的时间很短，图像记忆保存0.25~1秒，声像记忆可超过1秒。瞬时记忆可转入短时记忆。

2. 短时记忆 短时记忆是指外界刺激以极短的时间一次呈现后，保持时间在1分钟内的记忆。在短时记忆对信息的编码方式中，语言材料多为听觉形式编码，非语言材料以视觉表象为主。短时记忆既有从瞬时记忆中转来的信息，也有从长时记忆中提取出来的信息，都是当前正在加工的信息，因此是可以被意识到的。短时记忆的容量在7±2个项目（项目是记忆单位，可以是字、词或短语等）。短时记忆中的信息经过复述可以进入长时记忆，如果不复述则随时间延长而自动消失。

3. 长时记忆 长时记忆是指信息保持时间大于1分钟的记忆。长时记忆的信息保持时间可以是几分钟、几天、几个月、几年甚至终生难忘。长时记忆的容量无论是信息的种类还是数量都很大。长时记忆的信息编码有语义编码和形象编码。研究表明，长时记忆的材料组织程度越高，越容易提取。当长时记忆储存的信息因为自然衰退或者受到干扰时，会产生遗忘。

（五）遗忘及其规律

1. 遗忘的概念 如果储存在大脑中的信息既不能回忆也不能再认，或者发生了错误的回忆或再认，就是发生了遗忘 。遗忘可能是永久性遗忘，如果不重新学习，就永远不能回忆或者再认；也可能是暂时性不能回忆或者再认，在适当条件下还可以再恢复。

2. 遗忘的原因 遗忘可能是由于储存的信息没有得到强化而逐渐减弱直至消退，也可能是前后获得的信息相互干扰。如果先前学习获得的信息对新近的学习产生干扰，叫前摄抑制。如果是后来学习获得的信息对新近的学习产生干扰，叫倒摄抑制。

3. 遗忘的规律 德国的心理学家艾宾浩斯是对记忆和遗忘进行研究的创始人。他在识记后不同的时间间隔里检查被试者的记忆保存量，结果发现，在识记的最初阶段遗忘的速度很快，但是，随着时间的推移，遗忘的速度越来越慢。他的研究成果证明了遗忘的规律。后人用他的试验数据，以间隔的时间为横坐标，以保存量为纵坐标，绘制了遗忘进程曲线，如图2-2所示。从遗忘曲线上看，遗忘的速度是越来越慢。

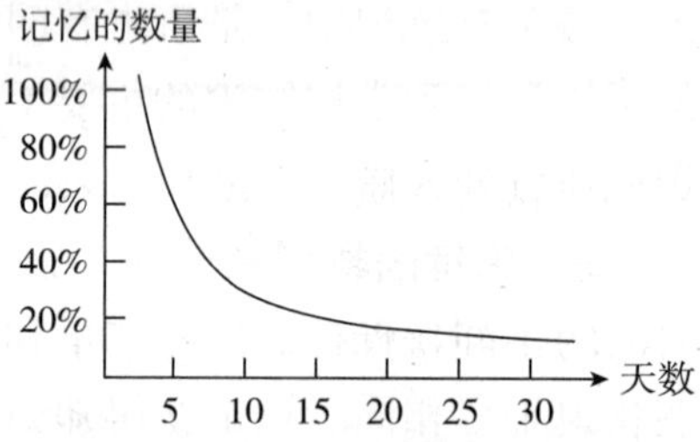

图2-2 遗忘进程曲线

在学习知识时，为了取得良好的记忆效果，根据先快后慢这一遗忘的规律，我们应该及时复习。如果不及时复习，遗忘的内容多，学习记忆的效果差。如果在还没遗忘多少的时候进行复习，就能取得事半功倍的效果。

遗忘还受个人的兴趣、爱好，以及信息是否有意义、是否能够理解等因素的影响。个体感兴趣、喜欢的信息，或者自认为对自己很重要的信息，或者能够真正理解其含义的信息不容易遗忘。要增强记忆力，就应该根据这些记忆的规律，在实践中培养良好的记忆品质。如培养兴趣爱好、明确目的、加强理解、减少干扰等。

知识链接

逆行性遗忘

逆行性遗忘多见于脑部受到创伤引起，表现为外伤前一段时间的事情不能回忆，不知道自己是怎样受伤的，也可见于受到严重的打击引起，应激时间不能回忆。

一般外伤引起的逆行性遗忘恢复比较难，很可能完全不能回忆，甚至失忆，终身不能回忆，一般由外伤的程度和个体因素决定，轻微的外伤引起一过性遗忘，严重的外伤引起严重的遗忘。应激事件引起的遗忘在应激事件消除后，一般能完全恢复，不留有后遗症。

人脑在遭受外伤或有器质性病变时，有可能造成失忆。脑损伤会导致人脑失去记忆，包括脑外伤、癫痫、脑肿瘤、脑血管中风及老年痴呆症等。脑外伤对记忆的影响是人们所熟知的，患者神志恢复后，常常不能回忆起受伤前后的情形。逆行性遗忘是与药物镇静催眠作用相关的一种副作用，在服药后不能进行信息记忆。所有的镇静催眠药物都有逆行性遗忘的副作用，其遗忘程度与药物种类及血药浓度有关，即药物剂量越高，其血药浓度越高，遗忘也越严重，其机制是第二级记忆发生扰乱。

三、思维与想象

（一）思维

1. 思维的概念　思维是人脑对客观事物的本质和事物之间内在联系的反映。在思维的形式上，思维是对客观事物间接的和概括的反映；在反映客观事物的时间上，思维可以反映当前的事物、也可以反映过去的事物，甚至未发生的事物。

无脊椎动物只具有某种感觉；脊椎动物发展出各种感觉，对事物外部的各种属性有了比较全面的认识，产生了知觉；灵长类动物虽然能够认识到事物之间的外部联系，但还不能认识到事物的本质和事物之间的内在联系，只是达到了思维萌芽阶段。只有人类能透过事物的外部现象，认识到事物的本质及事物之间的内在联系，产生了思维。所以，思维是心理发展的最高阶段。

2. 思维的特征　思维作为事物内在联系的反映形式，具有间接性和概括性的特征。

（1）间接性　思维对客观事物的反映不是直接的，而是根据以往的经验或者以其他事物为媒介，对没有直接作用于感觉器官的客观事物加以认识和反映，这就是思维的间接性。例如早上起来看到地面很湿，可以推断出昨天晚上下了雨。虽然没有亲眼看见下雨，但是从眼前的情景可以推断出来。再如，临床医生通过对患者心脏的听诊，以及通过心电图等手段来了解心脏的状况。另外，由于思维的间接性，人们可以对尚未发生的事物作出预见，例如天气预报等。

（2）概括性　思维可以把某一类事物的共同属性抽取出来，形成这一类事物共同的、本质的及规律性的认识，这就是思维的概括性。一个概念概括了一类事物的共同属性，以词的形式表现出来。例如，把各种蔬菜的共同特点抽取出来加以概括，形成蔬菜的概念；把各种水果的共同特点抽取出来加以概括，形成水果的概念。概念的形成，先是把事物的特性从事物本身中抽取出来，然后再把抽取出来的事物属性加以分类，用词语把这一类事物标记出来，这就是思维的概括。思维的概括水平随着知识的丰富、经验的增多、言语的发展，由低级向高级不断发展。思维的概括水平越高，越能认识事物的本质和规律。

3. 思维的操作过程 思维是通过把新输入的信息与原来储存的信息进行分析与综合、抽象与概括、分类与比较等一系列活动，来揭示事物本质的特征及事物之间内在的、规律性的联系。

（1）分析与综合 分析是将事物整体分解为各个部分或各个属性的思维过程；综合是将事物的各个部分或各个属性结合起来形成一个整体的过程。分析与综合是同一思维过程中相反而又紧密联系的两个方面。在分析与综合的过程中，达到认识事物本质的目的。

（2）抽象与概括 抽象是舍弃事物的非本质属性和特征，而抽取事物的共同属性和本质特征的思维过程；概括是把抽取出来的共同属性和特征结合在一起，并推广到同类的其他事物中去的思维过程。

（3）分类与比较 分类是根据不同事物之间的共同点、不同点及事物的主要特征和次要特征把事物归入相应的某一类。比较是把不同的事物或现象放在一起，确定它们的共同点、不同点及其相互关系。

4. 思维的种类

（1）动作思维、形象思维和抽象思维 根据思维的形态，思维可以分为动作思维、形象思维和抽象思维。动作思维是在思维过程中，以实际动作为支撑的思维。婴幼儿掌握的语言少，其思维方式主要靠动作思维来解决问题。动作思维具有直观和具体的特点。形象思维是用表象来解决问题的思维。如作家在文艺作品中塑造人物形象，建筑设计师设计房屋都是形象思维。抽象思维是以概念、判断、推理的形式来反映客观事物的运动规律、本质特征和内在联系的认识过程。如医生将患者的症状、体征及实验室检查等因素结合在一起，进行思考得出临床诊断的过程。抽象思维是发展较晚的一种高级形式。

一般情况下，成人在解决问题进行思维时，往往是三种思维相互联系、交叉运用的。由于任务不同，三种思维参与的程度也不同。

（2）辐合思维和发散思维 根据思维的方向，思维可以分为辐合思维和发散思维。辐合思维是把可以解决问题的各种信息集中起来得出最好的答案，也叫求同思维。如在标准化考试中的单项选择题，就是在几个答案中选择一个最佳答案。发散思维是沿着不同的方向或者从不同角度探索解决问题答案的思维，也叫求异思维。当解决问题不止一个方法或者没有现成的经验可以借鉴的时候，就需要发散思维。

（3）再造思维和创造思维 根据思维是否具有创造性，思维可分为再造思维和创造思维。再造思维是用已知的方法解决问题的思维。这种思维在解决问题时既规范又可以节约时间。创造思维是用独创的方法解决问题的思维，是智力水平高度发展的表现。创造性思维可以带来更高的社会价值。

5. 解决问题的思维过程 认知心理学研究思维的一个途径就是解决问题。解决问题是一个非常复杂的心理过程，其中最为关键的是思维活动。解决问题的思维过程，可分为发现问题、分析问题、提出假设和检验假设四个阶段。

（1）发现问题 是解决问题的开始阶段，是看清楚问题，并产生解决问题的需要和动机。这与个体的认知水平、知识经验、需要和动机等因素有关。认知水平高、知识经验丰富、求知欲旺盛的人，容易发现问题。

（2）分析问题 是找出问题的主要矛盾和矛盾的主要方面，通过这些分析，可以把握问题的实质，确定解决问题的方向。

（3）提出假设 是根据问题的性质、已有的知识经验、以前解决类似问题所用的策略等因素，找出解决问题的原则、途径和方法。提出假设不一定一次成功，往往要经过多次的尝试之后，才能找到正确的解决方案。

（4）检验假设 要查明假设是否正确，必须通过实践证明。如果假设在实践中多次验证获得成功，问题得到了解决，就证明了假设是正确的。反之，证明假设是错误的，就需要另外寻找解决问题的方案，重新提出假设。

在现实中不能机械地去应用以上所说的解决问题的步骤，因为实际的思维过程不会按照一个步骤接着一个步骤那样按部就班地进行，而是一个反复的、曲折的过程。

6. 解决问题的策略

（1）算法策略 是在问题空间中随机搜索所有可能的解决问题的方案，直至选择一种有效的方案解决问题的方法。采用算法策略可以保证问题的解决，但是需要花费大量的时间和精力进行反复的尝试。这个方法费时费力。

（2）启发法 是根据一定的经验，在问题空间内进行较少的搜索，以达到解决问题的一种方法。启发法不能保证问题的成功解决，但这种方法比较省时省力。启发法有手段－目的分析法、逆向搜索法及爬山法。手段－目的分析法是将需要达到问题的目标状态分成若干子目标，通过实现一系列的子目标最终达到总目标的方法；逆向搜索是从问题的目标状态开始搜索，直至找到通往初始状态的通路或方法；爬山法是采用一定的方法，逐步降低初始状态和目标状态的距离，以达到解决问题的一种方法。

7. 影响问题解决的心理因素 影响问题解决的因素有自然因素、社会因素和心理因素。这里只介绍几种影响问题解决的心理因素。

（1）迁移 是指已有的知识、经验和技能对学习新知识、获得新经验、掌握新技能产生影响。如果这种影响是有利的、积极的，就是正迁移。如果这种影响是阻碍的、消极的，就是负迁移。

（2）定势 是指从事某种活动前的心理准备对后边活动的影响。已有的知识经验，或者刚获得的经验都会使人产生定势。定势可以使我们在从事某些活动时，能够相当熟练，甚至达到自动化，节省很多时间和精力。但是，定势也会束缚人们的思维，使人们只用常规方法去解决问题，而不求用其他“捷径”突破，因而也会给解决问题带来一些消极影响。不仅在思考和解决问题时会出现定势，在认识他人、与人交往的过程中也会受心理定势的影响。

（3）原型启发 从实际生活中受到启发而找到解决问题的途径或方法叫原型启发。产生启发作用的事物叫原型。例如，瓦特看到水开时产生的蒸汽把壶盖顶起来，受到启发，发明了蒸汽机。但不是有了原型就一定会有原型启发。

（二）想象

1. 想象的概念 想象是大脑对已有的表象进行加工和改造，进而创造新形象的过程。这是一个形象思维的过程。

2. 想象与表象的区别 想象来源于表象却不等同于表象。表象是大脑中过去已知事物形象的再现，属于形象记忆；而想象则是通过对表象的加工和改造，创造新形象的思维过程，属于形象思维。例如，在文学作品中，作家把在日常生活中接触过的人物形象进行分析归类，将一些典型的特点集中在某一个人身上，从而创造出新的人物形象。想象出来的这个新人物形象既是现实生活中的某一个人，但又不全是，还有其他人的某些特点。所以想象是来源于现实生活，以表象为基本素材，借助表象的某些方面创造出来的新形象，它可以是世上尚不存在的或根本不可能存在的事物形象。

3. 想象的分类 按照是否有目的、有意识，想象分为无意想象和有意想象。

（1）无意想象 没有预定的目的，在某种刺激下，不由自主产生的想象叫无意想象。如在溶洞中看到形状各异的钟乳石，我们根据它的形状，把它想象成现实中的事物。梦是一种无意想象，没有目的，不受意识支配，而且内容往往脱离现实，不合逻辑。如果一个人总能听见现实中本不存在的声音，或者看见现实中不存在的物体，这就是出现了幻觉。幻觉是在精神异常状态下产生的无意想象。

（2）有意想象　有目的、有意识进行的想象是有意想象。有意想象又分为再造想象、创造想象和幻想。

当我们在看文学作品中的人物描述时，头脑中会产生一个活生生的人物形象，这种根据语言描述或图标模式的示意，在头脑中形成相应形象的想象叫再造想象。在再造想象过程中，我们会运用自己的感、知觉材料和记忆表象作部分的补充。

不依据现成的描述和图示，创造出新形象的过程叫创造想象。如科学家的创造发明，服装设计师设计的新款服装，画家构思绘制的图画等。创造想象具有首创性的特点，比再造想象要复杂、困难得多。

幻想也是一种创造想象，它是和一个人的愿望相联系并指向未来的想象。科学幻想推动人们探索世界，为人类造福。古人幻想的“嫦娥奔月”如今都变为了现实。个人对自己未来的幻想就是理想。理想是个人进步的动力。如果只停留在对未来的幻想，而没有实现这种愿望的努力，幻想就成了空想。空想使人沉溺于虚假的满足，是有害的。

四、注意

（一）注意的概念

注意是心理活动对一定对象的指向和集中。指向是指由于器官容量的限制，心理活动总是选择某一对象，同时舍弃其他对象。集中是指心理活动停留在某一对象并保持一定的紧张度和强度。如外科医生在做手术时，他的注意力集中在手术操作中。注意能使选择对象处于心理活动的中心并努力维持，是主动进行的。

注意不是一种心理过程，而是一种始终与心理活动相伴随的心理状态。也就是说，注意是心理活动总是指向和集中在某些对象上的这种状态。离开心理过程，注意就不存在；离开注意，心理过程也无法进行。注意不能反映事物的属性、特点，只能保证心理过程朝着目标进行，及时准确地反映客观事物及其变化。

（二）注意的种类

根据产生和保持注意有无目的性和意志努力程度的不同，可以把注意分为无意注意、有意注意和有意后注意三类。

1. **无意注意**　没有预定目的，不需要意志努力维持的注意称为无意注意。无意注意是由外界事物引起来不自主的注意，因此也叫不随意注意。如：上课时大家正在专心听讲，教室的门突然被人咣当一声打开，有人不由得看了一眼，这就是无意注意。引起无意注意的原因，一方面有刺激本身的特征，如新颖的、奇异的、变化的、对比鲜明的、突然出现的、强度大的刺激；另一方面还包括人的主观特征，如个人的兴趣、爱好、需要、情绪等。

2. **有意注意**　有预定目的，需要付出一定意志努力维持的注意，称为有意注意，也叫随意注意。有意注意是一种主动的、服从注意对象的状态，受人的意识支配。如：学生上课认真听老师授课，护士进行静脉注射等护理操作，这些都是需要意志努力维持的有意注意。有意注意是在无意注意的基础上发展起来的、人类所特有的一种心理现象。有意注意可以提高工作和学习的效率，因此要培养有意注意。可以通过加深对目的、任务的理解，培养和提高兴趣、增强抗干扰的能力等途径来保持有意注意。

3. 有意后注意 既有目的，又不需要意志努力维持的注意，这就是有意后注意，也叫随意后注意。当我们刚学骑自行车时，特别小心、精力集中，这是有意注意。当把自行车作为交通工具，骑自行车已经变成一种熟练的技能时，这时骑自行车就不需要特别关注，只在交通拥挤的复杂情况时，稍加注意就可以，这时骑自行车就成了有意后注意。有意后注意是在有意注意的基础上发展起来的，具有高度的稳定性。当一些活动和操作变成有意后注意，将会节省人的精力，对完成长期任务有积极的意义。

在每个人的心理活动中，都有这三种注意类型。无意注意可以转化为有意注意，有意注意可以转化为有意后注意，三种类型的注意相互转化，才能保证人们学习和工作的效率。

（三）注意的品质

1. 注意的广度 在同一时间内，意识所能清楚地把握注意对象的数量，叫注意广度，也叫注意范围。注意范围与任务的难易程度、注意的对象是否集中、有联系、有规律有关，还与个体的知识经验、情绪有关。只有具备一定的注意广度，才能“眼观六路，耳听八方”，将复杂的注意对象“尽收眼底”。

2. 注意的稳定性 注意集中于选择对象持续的时间，称为注意的稳定性。注意维持的时间越长，稳定性越高。注意的稳定性高低能够直接影响学习和工作的效率，并且有较大的个体差异。注意稳定性除与个体的个性特征有关，还与后天的专门训练有关。

人的注意不是长时间固定不变的，而是呈现周期性的增强和减弱的现象，这种现象称为注意起伏或者叫做注意动摇。这是由生理过程的周期性变化引起的，是普遍存在的现象。注意起伏通过主观无法克服。

当注意被无关对象吸引而离开了心理活动所要指向的对象时，称为注意分散，这也是我们平时所说的分心。分心使学习和工作的效率下降，是一种需要克服的不良的注意品质。

3. 注意的分配 在同一时间内，把注意指向于不同的对象，同时从事两种或两种以上不同活动的现象，叫做注意的分配。如有的人一边看电视一边织毛衣，有的人一边看小说一边听音乐，护士一边进行注射操作，一边观察患者的情况。这些现象都说明注意是可以分配的。但是，注意分配也是有条件的。当所从事的活动至少有一种活动是非常熟练的，才能进行注意分配。例如，让写字不熟练的小学生一边听讲一边记笔记，就会出现听讲忘记记笔记或者记笔记忘记听讲的情况。只有在写字非常熟练时，才能一边听讲一边记笔记。另外，所从事的活动之间要存在内在联系，如果没有内在联系，也很难做到注意分配。如在弹奏歌曲的同时演唱，必须是同一首歌，才能进行注意分配。人是无法弹奏一首曲子而演唱另外一首歌曲。通过训练可以使操作技能熟练，提高注意的分配能力，进而提高工作效率。

4. 注意的转移 由于任务的变化，注意由当前的对象转移到旁边的对象上去的现象，称为注意的转移。注意的转移不同于注意分散，前者是根据任务的要求，主动转移到另一种对象上；后者是被动离开，转移到无关的对象上。注意的转移速度，取决于个体对前后两种活动的态度，也受个性的影响。

注意力是有个体差异的。可以通过有意识的训练，改善注意的品质，提高注意能力。如培养对学习的兴趣，增强对工作的责任感，增强事业成功的动机，培养坚强的意志，养成良好的习惯等。

第三节　情绪与情感

人在认识和改造客观世界的实践活动中，会表现出喜、怒、哀、惧等态度体验，这就是人的情绪和情感过程。

一、情绪与情感概述

情绪与情感是人对客观事物是否满足自己的需要而产生的态度体验。客观事物是情绪与情感产生的来源，需要是情绪与情感产生的基础。如果外界事物符合主体需要，就会引起积极的情绪体验，否则会引起消极的情绪体验。另外，情绪与情感是一种主观感受或者内向体验，它能够扩大或缩小、加强或减弱内在需要，使人更易于适应变化多端的环境。

一个人的情绪与情感可以通过其外部表现看出来。人的表情就是情绪与情感变化的外部表现，人的表情包括面部表情、身体表情和语言表情。表情既有先天的，又有后天模仿的，它以复杂的方式传递着交际的信息，是人们相互了解，帮助人辨认当时所处的人际环境，从而产生相适应的反应。

（一）情绪与情感的区别与联系

1. 区别　情绪是人对客观事物是否符合自己需要的简单的体验。这是较低级的，人和动物共有。如在面对美好的事物，人会产生愉悦；对危及生命安全的事件，人会产生恐惧。情感是与人的社会需要相关联的体验。这是高级的、复杂的、人类特有的。情绪具有冲动性、情境性和不稳定性的特点；情感具有深刻性、稳定性和持久性的特点。

2. 联系　情绪依赖于情感，情感也依赖于情绪。人的情感总是在各种不断变化的情绪中体现出来。离开具体的情绪过程，情感就不存在。如一个人的爱国主义情感在不同情况下的表现不同，当看到祖国遭受列强蹂躏时无比愤怒，当看到祖国日新月异的发展时非常喜悦。

（二）情绪与情感的功能

1. 适应　情绪与情感是机体生存、发展和适应环境的重要手段，这有利于服务、改善人的生存和生活条件。如婴儿通过情绪反应与成人交流，以便得到更好的抚养。人们也可以通过察言观色了解他人的情绪状态，来决定自己的对策，维持正常的人际交往。这些都是为了更好地适应环境，以便更好地发展。

2. 动机　内驱力是激活机体行动的动力，而情绪与情感可以使内驱力提供的信号产生放大和增强的作用。

3. 组织　情绪与情感对其他心理活动具有组织作用。因为积极的情绪与情感对活动起着促进作用，消极的情绪与情感对活动起着阻碍作用。这种作用和情绪与情感的强度有关。中等强度愉快的情绪与情感有利于人的认识活动和操作的效果。

4. 信号　情绪与情感具有传递信息、沟通思想的功能，这项功能是通过情绪与情感的外部表现也就是表情实现的。表情还与身体的健康状况有关，是医生诊断病情的指标之一。

（三）情绪与情感变化的维度及其两极化

情绪与情感可以从强度、动力性、激动度和紧张度几方面来进行度量，即情绪与情感变化有不同的维度。每一维度都具有两种对立状态，如爱与恨、喜悦与悲伤等。这两种对立状态构成了情绪与情感的两极。情绪与情感的强度有强和弱两极，动力性有增加和减弱两极，激动度有激动和平静两极，紧张度有紧张和轻松两极。

二、情绪与人的行为和健康

（一）情绪的种类

1. 基本情绪和复合情绪　人的基本情绪有快乐、愤怒、悲哀、恐惧四种类型，简称为喜、怒、哀、惧。快乐是需要满足的体验和反映；愤怒是愿望和目的达不到、一再受挫的体验和反映；悲哀是失去喜爱的东西或无法得到所追求的东西的体验和反映；恐惧是预感或面临无法应对的危险的情绪体验。由不同的基本情绪组合派生出复合情绪。如由恐惧、痛苦、不安等情绪组合起来的可能是焦虑。

2. 心境、激情和应激　从情绪的状态看，情绪可分为：心境、激情和应激三种状态。

（1）心境　是微弱的、持久的而具有弥漫性的情绪体验状态。愉快的心境使人精神愉快，看周围的事物也带上愉快的色彩，动作也会变得敏捷。正所谓“人逢喜事精神爽”。而不愉快的心境使人感到心灰意冷，意志消沉。长期悲观的心境还会有损于人的健康。

（2）激情　是一种强烈的、持续时间较短的情绪状态。这种状态往往由重大的、突如其来的生活事件或者激烈的、对立的意向冲突引起的，具有明显的外部表现和生理反应。在激情状态下，人能发挥自己意想不到的潜能，做出平常不敢做的事情，但也能使人的认识偏激，分析力和自控能力下降。

（3）应激　是在出乎意料的紧急情况或遇到危险情境时出现的高度紧张的情绪状态。如人在遇到地震、火灾或者恐怖袭击时，会根据自己的知识经验，迅速地判断当前情况，挖掘自己的潜能，以应对危险的情境。

3. 社会情感　人的社会情感主要有道德感、理智感和美感，这些都属于人类的高级情感。

（1）道德感　是根据一定的道德标准，人们对自身及他人言行进行评价的一种情感体验。如对祖国的自豪感、对社会的责任感、对集体的荣誉感及职业道德都属于道德感。医护人员的职业道德就是医德，是医护人员的医疗行为准则。

（2）理智感　是指人在智力活动中所产生的情绪体验，是满足认识和追求真理的需要而产生的。如在科学研究中发现新线索、取得新成果，学习有了进步及多次试验失败后获得成功等，这些都是理智感。理智感对推动学习科学知识，探索科学奥秘有积极作用。

（3）美感　是按照个人的审美标准对客观事物、文学艺术作品及社会生活进行评价产生的情感体验。美感包括自然美感、社会美感和艺术美感。雄伟壮丽的山脉、波涛汹涌的大海、蜿蜒的溪流、广袤的草原蕴含自然美感；高尚的品格、优雅的举止、礼貌的行为属于社会美感；扣人心弦的小说、激动人心的乐曲、巧夺天工的雕塑属于艺术美感。美感体验与个人的审美能力和知识经验有关。

（二）情绪的生理机制

1. 情绪的内脏反应　试验证明，一切情绪变化都会导致机体的生理反应，引起内脏、血管、皮肤等变化。如在愤怒、紧张、恐惧时，交感神经兴奋，心跳加快、呼吸加深加快、血压升高。当心情愉快时，表现为副交感神经活动亢进的现象，消化液分泌增加，胃肠运动加强。

2. 情绪的中枢机制　20世纪30年代美国的心理学家坎农提出情绪丘脑理论。外界刺激作用于感觉器官，引起神经冲动，经感觉神经传至丘脑，丘脑所产生的神经冲动向上传至大脑，引起情绪的主观体验。这一理论忽视了外因变化的意义和大脑皮层对情绪发生的作用。

（三）情绪对身心健康的影响

医学研究发现，当人处于愉快、欣喜等正性情绪时，机体的免疫力提高，有益于人们的健康。而当人长期处于忧愁、焦虑、抑郁等负性情绪时，机体的免疫力下降。长期处于恶劣的情绪下，会妨碍个体的正常心理活动，导致个体的社会功能下降，影响其工作、学习和社会交往。高血压、消化性溃疡、某些恶性肿瘤等疾病与人的情绪有关，属于心身疾病。

不良的情绪不但影响个人的生活质量，还破坏周围人的心情，导致人际关系紧张或恶化。对于正在成长中的孩子，如果长期生活在这种环境中，就会影响其身心健康，甚至导致其行为障碍。

（四）情绪调节

1. **情绪调节** 情绪调节是个体管理、调整、整合、改变自己或他人情绪的过程。在这个过程中，通过一定行为策略和机制，情绪在主观感受、生理反应等方面发生一定的变化。

2. **情绪调节策略** 有关成人情绪调节策略的研究主要是通过开放式问卷、个体访谈、座谈等方式。研究者不仅研究了情绪调节策略的类型，还注重研究了情绪调节策略的个体差异及情绪调节策略，并归纳出以下四种情绪调节策略。

（1）合理宣泄不良情绪 通过写日记、听音乐、唱歌、旅游、找朋友聊天、体育锻炼等方式来加以宣泄，也可以在无人的地方大声呼喊或大哭一场来解除自己的压抑情绪。

（2）转移注意力 通过转移注意力的方法来切断不良情绪的发展，利用自己的优势和兴趣爱好，把不良情绪转移到现实行为中去，以弱化恶劣的情绪。切记不要把心中的烦恼和怨气发泄到周围人身上尤其是亲人身上，或采取一些不良的嗜好进行错误的应对。如抽烟、酗酒或者吸食毒品等。

（3）升华 将自己的行为和欲望导向有利于社会和个人的、比较崇高的方向，这就是升华作用。在别人升职加薪、取得成就时，与其妒忌痛苦而情绪不佳，不如冷静理智地面对，把着眼点放在自己的事业上，全心投入到学习工作之中，一方面可以淡化自己的坏情绪，另一方面对社会和个人都有利。

（4）提升幽默感 “笑一笑十年少，愁一愁白了头”，幽默感可以维持心理平衡，对不良情绪起到调节作用，并可控制不良情绪的发生、发展。如哲学家苏格拉底在跟学生谈论学术问题时，其夫人突然跑进来，先是大骂，接着又往苏格拉底身上浇了一桶水。苏格拉底笑着说“我早知道，打雷之后，一定会下雨。”本来很难为情的场面，经此幽默就被化解了。“快乐的情绪，健康的行为”是人类心身健康的基石，是事业成功的坚实基础。

第四节　意志过程

人在认识客观世界的同时，还会能动地改造世界，表现出人的意志。

一、意志的概念和特征

（一）意志的概念

人的认识活动都是有目的的。为了达到某一目的，往往会遇到一些困难，就需要克服困难去实现目的。意志是有意识地确定目的，调节和支配行为，并通过克服困难和挫折，实现预定目的的心理过程。受意志支配的行动叫意志行动。只有有目的，通过克服困难和挫折实现的，即受意志支配的行动，才是意志行动。

（二）意志活动的特征

意志总是表现在个体的行动之中，受意志支配和控制的行为称为意志行动。人的意志行动有以下三个主要特征。

1. 明确的目的性　明确目的性是指人在行动之前有一定的计划，能清楚地意识到自己要做什么、准备怎么做，这与动物本能的、无意识的活动有本质的不同。但有时人的行动也缺乏目的性，如"梦游"是无目的、无意识活动，不属于意志活动。

2. 与克服困难相联系　意志活动是有目的的活动，在目的和现实之间总是有各种各样的障碍和困难需要克服。没有任何困难和障碍的活动不能算意志活动。在活动中克服困难的性质和程度，可以用来衡量一个人的意志是否坚强及坚强的程度。

3. 以随意运动为基础　人的活动是由一系列动作或运动组合而成，这些运动可分为非随意运动和随意运动。非随意运动是指不以人的意志为转移的、自发的运动，如由自主神经支配的内脏活动和非条件反射活动。随意运动是以意识为中介的运动形式。人的意志活动是由一系列随意运动实现的。意志行动的目的性决定了意志行动必须是在人的主观意识控制下完成的，所以随意运动是意志行动的基础。工作中各种操作都是随意运动，它要求有一定的目的和熟练程度，是意志行动的必要条件。

意志行动的这三个基本特征是相互联系、不能分割的。

二、意志的基本阶段

意志行动包括对行动目的的确立和对行动计划的制定，以及采取行动达到目的，因此分为准备阶段和执行决定阶段。

（一）准备阶段

这一阶段包括在思想上权衡行动的动机、确定行动的目的、选择行动的方法并做出行动的决定。在确立行动目的的过程中，人往往会遇到动机冲突。动机冲突有以下四种形式。

1. 双趋式冲突　两种对个体都具有吸引力的目标同时出现，形成强度相同的二个动机。由于条件限制，只能选其中一个目标，此时个体往往会表现出难以取舍的矛盾心理，这就是双趋式冲突。如："鱼和熊掌不可兼得"就是双趋式冲突的真实写照。

2. 双避式冲突　指两种对个体都具有威胁性的目标同时出现，使个体对这两个目标均产生逃避的动机，但由于条件和环境的限制，也只能选择其中一个目标，这种选择时的心理冲突称为双避式冲突。"前遇大河，后有追兵"正是这种动机冲突处境的表现。

3. 趋避式冲突　某一事物对个体既有有利的一面又有弊端，这时所遇到的矛盾心情就是趋避式冲突。所谓"想吃鱼又怕鱼刺"就是这种冲突的表现。求美者想追求美而采取美容整形的方法，但是又怕手术的疼痛，这时的心理冲突就是趋避式冲突。

4. 多重趋避式冲突　当人们面对两个或两个以上的目标时，而每个目标又分别具有有利的和不利的方面，人们无法简单地选择一个目标，而回避或拒绝另一个目标，由此引起的冲突称为多重趋避式冲突。在实际生活中，人们的趋避式冲突常常表现出这种复杂的形式。

动机冲突可以造成个体不平衡、不协调的心理状态，严重的心理冲突或持续时间较长可以引起个体的心理障碍。

（二）执行决定阶段

执行决定阶段是执行所采取的决定。在执行决定阶段，既要坚定地执行既定的计划，又要克制那些妨碍达到既定目标的动机和行动。意志的强弱主要表现在两个方面，一方面坚持预定的目的和计划好的行为程序，另一方面制止那些不利于达到目的的行为。在这一阶段还要不断地审视自己的计划，以便及时修正计划，保证目标的实现。

三、意志的品质和培养

（一）意志的品质

人们在生活实践中所表现的意志特点是不同的，如目的的明确程度、克服困难的坚韧性等都有很大差异。良好的意志品质包括意志的果断性、坚韧性、自觉性和自制性等。

1. 意志的果断性 是指根据客观事实，经过深入的思考，做出准确判断，当机立断地采取决定的品质。这就要求个体善于观察，对机会特别的敏感。有的人遇到机会却认识不到；或者在机会面前犹犹豫豫而错过机会；或者在机会面前没有深入思考轻易决定，鲁莽行事。这些都是与意志果断性品质相反的。意志的果断性体现出个体的学识、经验、勇气和应对能力。与意志的果断性相反的特征是优柔寡断或不计后果的草率行动。

2. 意志的坚韧性 是指以顽强的毅力、百折不挠的精神克服困难，坚持不懈的努力实现目标的品质。有时目标远大，需要花费的时间长，付出的努力多，就需要坚韧的意志品质，抵制各种干扰，排除困难，执着的追求目标的实现。有时实现目标的条件不成熟，也需要坚持。坚韧性是成功者必备的意志品质。有些人遇到困难就退缩，做事虎头蛇尾，这些都是缺乏坚韧性的表现。与意志的坚韧性相反的特征是畏缩和软弱。

3. 意志的自觉性 是指对行动目的有深刻的认识，有明确的目的，能认识行动的意义，使自己的行动自觉服从活动的品质。有了自觉性的品质，就不会屈从于外界压力而随波逐流。缺乏自觉性就会做事容易受外界的人和事物影响，如“随大流”。与意志的自觉性相反的特征是被动性和盲目性。

4. 意志的自制性 是指善于管理和控制自己的情绪和行为的品质。要想达到一定的目标，在精力有限的情况下，善于控制自己的情绪冲动并使自己按照预定的目的去行动，否则目标难以达到。有些人缺乏意志的自制性，上课时困了就睡觉；临近考试，遇到看电影等邀请也不愿拒绝，这些都是缺乏自制性的表现。与自制性相反的特征是随意性和冲动性。

（二）意志品质的培养

一个人越具有良好的意志品质，其成功的可能性就越大。我国明代的李时珍用了二十七年的时间读万卷书、行万里路，著成举世闻名的《本草纲目》。如何培养良好的意志品质呢？意志的各种品质是密切联系、相互影响的，其中以自觉性为基础。

1. 树立远大的理想和切实可行的目标 远大的理想和切实可行的目标是培养坚强意志的前提。顽强的意志来自远大的理想，具有远大理想的人必定是不畏艰险、不辞艰辛、勇于奋发前进的人。另外，要以科学的态度来分析客观现实，确立正确的、有意义的、符合社会发展要求的目标，还要与现实的学习和工作结合起来，把理想转化到现实的生活中，使自己的行动建立在自觉性的基础上，意志才有发展的可能。

2. 讲究科学的方法，遵循渐进的规律 培养意志还要讲究方法、遵循规律。俗话说“罗马不是一天建成的”。如果违背人身心发展规律，过分强制自己去做超过自己能力现实的事情，反而会使人身心疲惫，于意志的培养并无益处。所以，在培养意志时，应注意选择科学的方法，将目标按渐进式进行分解，分阶段有步骤地实施。一个目标完成了，对于个体是一种积极的反馈，可以增强其自信，从而更积极地完成下一个目标。这样，意志行为逐渐成为意志习惯，再慢慢强化为良好的意志品质。

3. 参加社会实践，坚持从小事做起 意志品质是人们长期的社会实践与生活中形成的较为稳定的心理品质，它在人们调动自身力量克服困难和挫折的实践中体现出来。但是，意志品质的培养并不局限于挫折、困难和逆境中。有时取得成功后的坚持更难得、更重要。“富贵不淫，贫贱不移”是意志品质的完整体现。因此，要从小事做起，在日常生活小事中培养自己的意志品质。

4. 培养兴趣，从事喜欢的活动 浓厚的兴趣能激发巨大的能量。如果所从事的活动不能使人感到充实和提起兴趣，就很难坚持。在条件许可的范围内，尽量从事尝试自己感兴趣的又符合社会要求的事业或活动。

5. 塑造健全的个性 人的高级神经活动类型（气质）及其特点如反应性、兴奋性、平衡性等是意志品质的基础，可以针对个性中的弱点进行训练。如黏液质的人重视果断性训练，胆汁质的人加强自制力的训练。这样有的放矢，必将使意志品质更加完善。

现代社会里，意志品质在竞争激烈的社会尤为重要。如果一个人自觉地确定合适的目标，果断地选择抓住机会，在困难面前百折不挠，最终会取得成功。从这个意义上，一切竞争都是意志力的较量。一个人在客观现实中不断培养自己的意志品质，就能获得更大的成功。

第五节 人 格

人格是伴随着人的一生不断成长的心理品质。人格的成熟意味着个体心理的成熟，人格的魅力展示着个体心灵的完善。人格是一个丰富而复杂的心理成分，它凝聚着文化、社会、家庭、教育与先天遗传的个体风貌。“人有千面，各有不同”。人格有着鲜明的个性特征，人格的差异铸就了个体千差万别、千姿百态的心理面貌。

一、人格的概述

（一）人格的定义

“人格”是我们日常生活中的高频词汇，如我们经常说“他具有高尚的人格”“他具有健全的人格”等，它涵盖了法律、社会、哲学、心理学等领域。人格一词来源于拉丁文中的“persona”，即面具的意思，用于表现剧中人的角色和身份。心理学沿用面具的含义，转意为人格，指一个人总的精神面貌，是相对稳定、具有独特倾向性的心理特征的总和。叔本华曾说过：“人格实质上的含义是演员的面具，实际上没有一个人会真正地完全显露自身。”用面具指代人格包含着两层意思：一方面是个体在人生舞台上所表现出的言行及所遵从的社会准则，这是我们可以观察到的外显行为和人格品质；另一方面是内隐的人格成分，即面具后面的真实自我，是人格的内在特征。

心理学上，每个流派的侧重点不同，都仅识别并验证了人格的某一个重要方面，从而产生了不尽相同的有关人格的定义，暂时还没有有关人格的全面的、准确的定义。我国心理学界有关人格的定义也是众说纷纭，心理学家郑雪将人格定义为：人格是个体在先天生物遗传素质的基础上，通过与后天社会环境的相互作用而形成的相对稳定而独特的心理行为模式。本书则采用黄希庭等人有关人格的定义：个体在行为上的内部倾向，它表现为个体适应环境时在能力、情绪、需要、动机、兴趣、态度、价值观、气质、性格和体质等方面的整合，是具有动力一致性和连续性的自我，是个体在社会化过程中形成的给人以特色的心身组织。

（二）人格的特征

人格是人类独有的、由先天获得的遗传素质与后天环境相互作用而形成的、能代表人类灵魂本质及个性特点的性格、气质、品德、品质、信仰、良心，以及由此形成的尊严、魅力等。人格的特征主要有四个，它们分别是人格的独特性、整体性、稳定性和社会性。

1. 独特性 “人心不同，各有其面”，不同的遗传、生存及教育环境，形成了不同的个体独特的人格。但是，人格的独特性并不意味着人与人之间的个性毫无相同之处。在人格形成与发展中，既有生物因素的制约作用，也有社会因素的作用。人格作为一个人的整体特质，既包括每个人与其他人不同的心理特点，也包括人与人之间在心理、面貌上相同的方面，如每个民族、阶级和集团的人都有其共同的心理特点。人格是共同性与差别性的统一，是生物性与社会性的统一。

2. 整体性 人格是由多种成分构成的一个有机整体，具有内在统一的一致性，受自我意识的调控。人格的整体性是心理健康的重要指标。当一个人的人格结构在各方面彼此和谐统一时，他的人格就是健康的。否则，可能会出现适应困难，甚至出现人格分裂。

3. 稳定性 人格的稳定性包括两个方面：一是跨时间的持续性；二是跨情境的稳定性。俗话说，“江山易改，禀性难移”，这里的“秉性”就是指人格，体现了人格跨时间的持续性。一个外向的人在学校里善于交际，喜欢交朋友，在其踏入社会后，也会朋友遍天下，表现出人格跨情境的稳定性。当然，强调人格的稳定性并不意味着它在人的一生中是一成不变的，随着生理的成熟和环境的变化，人格也有可能产生或多或少的变化，这是人格可塑性的一面，正因为人格具有可塑性，才能培养和发展人格。人格是稳定性与可塑性的统一。

4. 社会性 人格的社会性是指社会化把人这样的动物变成社会的成员，人格是社会的人所特有的。社会化是个人在与他人的交往中掌握社会经验和行为规范，获得自我的过程。人格既是社会化的内容，也是社会化的结果。人格是个体的自然性与社会性基础上的综合。

（三）人格的结构

人格是一个复杂的结构系统，它包含着各种成分。主要的是人格的倾向性和人格的心理特征两个方面。前者是指人格的动力，后者是指个体之间的差异。

需要和动机是人格的动力，它表现了人格的倾向，是人格中最活跃的因素，是人格积极性的源泉。人格的倾向决定着人对现实的态度，决定着人对认识对象的趋向和选择。

人格心理特征是人的多种心理特点的独特结合，构成了一个人心理面貌的独特性，说明了心理面貌的个体差异。人格的心理特征包括人的自我意识、气质、性格和能力。其中，自我意识是人格结构的核心部分。

（四）人格的影响因素

塑造和培养良好的人格是个体成长与发展的关键。在一个人的人生发展历程中有许多因素会影响到人格的发展，人格的塑造是先天、后天因素共同作用的结果。研究表明：人格是环境与遗传交互作用的产物。在人格培养过程中，既要看到个体的生物遗传的影响，更要看到社会文化的决定作用。

1. 生物遗传　人格的发展必然要受先天遗传的影响。已有研究表明，遗传是人格不可缺少的影响因素，但遗传因素对人格的作用程度因人格特征的不同而不同。通常在智力、气质这些与生物因素相关较大的特征上，遗传因素较为重要；而在价值观、信念、性格等与社会因素关系紧密的特征上，后天环境因素起作用更大。人格发展过程是遗传与环境交互作用的结果，遗传因素影响人格发展的方向及形成的难易程度。

2. 家庭环境　家庭环境对子女人格的影响主要表现在家庭心理氛围、父母的个性和家庭教育方式等。俗话说："有其父必有其子。"父母按照自己的意愿和方式教育孩子，使他们逐渐形成了某些人格特征。"三岁看大，七岁看老。"早期的亲子关系决定了个体的行为模式。当然，家庭因素跟人格发展并不存在一一对应的关系，它与其他因素共同决定人格。

3. 学校教育　教师的人格特征、行为模式与思维方式都会对学生产生巨大的影响。教师的公平、公正性对学生也有着至关重要的影响。教师的不公正表现会导致中学生的学业成绩和道德品质的降低。如果教师把自己的热情与期望投放在学生身上，学生会体察出老师的希望，并努力奋斗。很多学生都有受老师鼓励发奋图强、受老师批评而导致学习兴趣变化的人生体验。学校是同龄群体聚集的场所，同伴群体的兴趣、追求对学生的人格具有巨大的影响。

4. 社会文化　人一出生，便置身于社会文化之中并受社会文化的熏陶与影响，文化对人格的影响伴随着人的终身。社会文化塑造了社会成员的人格社会特征，使其成员的人格结构朝着相似性的方向发展，而这种相似又具维系一个社会稳定的功能。社会文化具有塑造人格的功能，这反映在不同文化的民族有其固有的民族性格、不同的地域有着不同的文化传统、不同的文化发展时期、不同的文化认同。

在人格的培育过程中，各种因素对人格的形成与发展起着不同的作用。遗传决定了人格发展的可能性，环境决定了人格发展的现实性。

二、人格心理特征

（一）能力

1. 概念　能力指直接影响人的活动效率并使活动能顺利完成所必需的心理特征。比如医生需要敏锐的观察力和熟练的技术操作能力。

2. 分类

（1）根据能力的适应范围，通常可以把能力分为一般能力和特殊能力。一般能力是指大多数活动都需要的能力，即平常所说的智力，包括观察力、注意力、记忆力、想象力、思维力等，其中核心是抽象思维能力；特殊能力是指从事某项专业活动所必需的能力。比如，曲调感、节奏感，是从事音乐活动所不可缺少的能力，就是特殊能力。人们顺利地完成一种活动，既需要一般能力，又需要与某种活动有关的特殊能力。

（2）根据能力的功能，可以把能力分为认知能力、操作能力和社交能力。认知能力是指人脑加工、储存和提取信息的能力，比如智力。操作能力是指操作、制作和运动的能力。社交能力是在人们的社会交往活动中表现出来的能力。

3. 能力的个体差异

（1）能力发展类型差异　能力发展类型差异主要表现在感知、记忆、言语思维等方面。比如，有的人分析能力强，有的人记忆力强，有的人想象力丰富等。

（2）能力的水平差异　能力的水平差异主要指智力差异。人的智力水平有高有低。心理学家通过大量测验发现，智力水平（IQ）的个体差异在一般人群中都呈正态分布，普通人的智商（IQ）在100左右，称为中等智力，只有少数人的智商属于极高或极低范围。

（3）能力表现早晚的差异　各种能力不仅在质和量的方面表现出明显的差异，而且能力表现的早晚也存在着明显的差异。有的人在儿童时期就表现出了非凡的能力，被称为“神童”。比如唐代诗人白居易，1岁开始识字，五六岁会作诗，9岁已精通声韵。但也有些人才能表现较晚，被称为“大器晚成”，我国著名画家齐白石，40岁才表现出他的绘画才能。神童和大器晚成者终归少数，大多数人的智力在中年时期处于能力发展的高峰期。

（4）能力发展的性别差异　许多研究发现，男女在一般能力因素上没有差异，但在特殊能力上各有优势，比如数理空间能力上，男性优于女性，而在言语方面，女性则优于男性。

4. 影响能力形成和发展的因素

（1）遗传因素　一个人的先天因素如机体的构造、大脑的结构、神经系统活动的特点等，这是能力发展的生物前提。一个先天的盲人难以成为画家；一个先天的聋哑人难以成为一名音乐家。

（2）环境因素　婴儿出生前在母体内的环境与出生后的家庭环境，对人的能力发展有重要影响。胎儿营养不良，会引起脑细胞数目低于正常数目，造成智力缺陷。大脑的发育，特别需要蛋白质、矿物质、维生素等营养物质的供应。

（3）教育因素　学校教育在人的智力开发中起主导作用。学校对儿童施加有目的、有计划、有组织的影响。通过学校教育不仅要使儿童掌握系统的科学知识，更要发展他们的能力及其他心理品质，良好的教育是能力形成和发展的决定条件。

（4）实践活动　实践活动是能力发展的重要途径。人的能力是在实践活动中形成和发展的。劳动实践对各种特殊能力的发展起着重要的作用。比如，染色工人能辨别40种浓淡不同的黑色。

（5）主观努力　环境和教育是智力发展的重要外部条件。但人的智力必须通过主体的积极活动才能得到发展。要获得能力较完备的增长，没有主观的勤奋努力是根本不可能的。常言道：“天才出自勤奋”。没有刻苦的努力，没有顽强的意志力，任何成就都不可能取得，也无从谈起能力的发展。

（二）气质

1. 概念　气质指表现在人们心理活动的强度、速度、灵活性与指向性等一种稳定的心理特征，即俗称“脾气、禀性”。在日常生活中，我们看到有的人性情暴躁，容易发火；有的人遇事沉着，不动声色；有的人活泼好动，能说会道；有的人则多愁善感，胆小怕事。这些心理特性等方面的差异，就是气质特征。

2. 特征

（1）天赋性　气质受到神经系统的活动过程的特性所制约。气质特征在出生不久的婴儿身上就有所表现，有的大声啼哭，四肢动作很多；有的则安静，哭声较小。这是气质最早、最真实的流露。

（2）稳定性和可塑性　由于气质更多的受先天神经系统特性的影响，相比能力、性格及兴趣等，它更具有稳定性。一般情况下，人一生中很难改变自己的气质类型。但气质也不是不能改变的，由于神经系统本身具有一定的可塑性，因而气质表现也会因后天生活环境与教育的影响发生改变。

3. 气质类型学说　关于气质的生理基础，主要有以下两种学说。

（1）体液说　公元前5世纪，古希腊著名的医生希波克拉底认为人体内有四种体液：血液、黏液、黄胆汁和黑胆汁。根据四种体液在人体内所占的比例，哪一种体液占据优势，就将其划分为哪一种气质类型。血液占优势的为多血质，黏液占优势的为黏液质，黄胆汁占优势的为胆汁质，黑胆汁占优势的为抑郁质。这四种气质类型分别对应不同的特征（表2-1）。

（2）高级神经活动类型说　前苏联著名的生理学家和心理学家巴甫洛夫认为，决定气质特点的三个最主要的神经系统特性是：兴奋和抑制过程的强度、平衡性和灵活性。

神经过程三个基本特性的独特结合就形成了高级神经活动的四种基本类型。这四种类型与气质类型有对应的关系（表2-1）。

表2-1　气质类型与高级神经活动类型的关系

气质类型	高级神经活动类型	行为特点
胆汁质	兴奋型（强、不平衡型）	兴奋性很高，脾气暴躁，性情直率，精力旺盛，能以很高的热情埋头事业，兴奋时，决心克服一切困难，精力耗尽时，情绪又一落千丈
多血质	活泼型（强、平衡、灵活型）	热情、有能力，适应性强，喜欢交际，精神愉快，机智灵活，注意力易转移，情绪易改变，办事重兴趣，富于幻想，不愿做耐心细致的工作
黏液质	安静型（强、平衡、不灵活型）	平静，善于克制忍让，生活有规律，不为无关事情分心，埋头苦干，有耐久力，态度持重，不卑不亢，不爱空谈，严肃认真；但不够灵活，注意力不易转移，因循守旧，对事业缺乏热情
抑郁质	抑制型（弱型）	沉静，深含，易相处，人缘好，办事稳妥可靠，做事坚定，能克服困难；但比较敏感，易受挫折，孤僻、寡断，疲劳不容易恢复，反应缓慢，不图进取

巴甫洛夫指出，纯粹属于这四种类型气质的人在人群中并不占多数，多数人属于两种或三种类型结合的中间型。高级神经活动类型说科学地解释了气质的主要生理基础，是目前得到广泛认同的气质类型学说。

4. 气质对身心健康的影响　人的气质会对身心健康有一定的影响，胆汁质的人易激怒，难以控制情绪则易“怒伤肝”；多血质的人容易因事喜不自禁，且强度高，易“喜伤心”；黏液质的人情绪比较平和，但一旦被激发，较难恢复，容易出现郁闷，延续时间长则会出现身心疾病；抑郁质的人情绪低沉多疑、易焦虑，持续时间长则会降低免疫功能。无论哪一种气质类型的人，都应该调节自己的情绪，使自己的情绪处于平衡状态。

（三）性格

1. 概念　性格是人对现实的稳定态度和习惯化的行为方式上的心理特征，是人格的核心。它足以区别一个人与众不同的、明显的和主要的差别。性格包含两个关键要素：一是稳定的态度，二是惯常的行为方式。比如一个人对待同事热情助人，对自己严格要求、开朗自信，对待工作勤勤恳恳、认真负责，在对待他人、自己及工作的稳定态度，以及与之相适应的习惯化的行为方式中表现出的独特心理特征就构成了该个体的性格特征。

2. 特征

（1）性格的态度特征　指人在对社会、集体、他人、自己及劳动的态度。比如有的人关心社会、热爱集体，有同情心、能体贴人、认真负责；而有的人虚伪、狡诈、冷酷无情、傲慢、懒惰等。

（2）性格的意志特征　指人在调节和控制自己行为方式方面的特征。在行为目标方面，有的人目标明确有主见，而有的人盲目轻率易受暗示；在行为自觉控制水平方面，有的人主动积极、自制力强，有的人消极被动、放任自流；在紧急情况下，有的人沉着冷静，有的人惊慌失措。

（3）性格的情绪特征　指情绪活动的强度、稳定性、持久性和主导心境等方面的特征。有的人情绪很强烈，难以自控，有的人情绪产生的慢；有的人情绪稳定，有的人情绪容易起伏波动；有的人开朗、乐观，有的人郁闷、消沉。

（4）性格的理智特征　指人们在认识过程中表现出来的心理特征。比如有的人注意细节，有的人注意整体。

3. 分类　性格的分类形式较多，按不同标准可将性格分成不同类型。

（1）根据心理活动的倾向性分为外倾型、内倾型和中间型　外倾型的人心理活动向外，表现为活泼开朗、热情大方、情绪外露、善于交际、反应迅速、易适应环境的变化，但有时会表现出轻率、感情用事、缺乏自我分析和自我批评的态度。内倾型的人心理活动向内，感情比较深沉、办事小心谨慎，有时表现出反应缓慢、不善交往、适应环境的能力较差。完全的外倾型或内倾型的人并不很多，大多数属于中间型则兼有内向和外向的特点。

（2）从个体对外部环境（场）存在的两种对立的依存方式分为场独立型和场依存型　场独立型的人倾向于以内在参照作为信息加工的依据，不易受外界的干扰，善于独立思考，能独立地发现、分析和解决问题；在遇到紧急情况和困难时，不会惊慌失措，表现沉着冷静。场依存型的人则倾向于以外在参照作为信息加工的依据，易受外界的干扰，社会敏感性较高，对其他人感兴趣，善于与人相处。但做事缺乏主见，常常不加分析地接受或屈从他人的观点，应激能力较差。

（3）根据心身疾病的易罹患性分为A型、B型和C型三种性格　A型性格急躁、求成心切、善于进取、争强好胜，这类人往往是一些智力较高、能力较强的人。B型性格的人与A型性格相反，他们个性随和，生活较为悠闲，对工作要求较为宽松，对成败得失看得较为淡薄。C型性格的人把愤怒藏于心里加以控制，行为上表现出与别人过分合作，原谅一些不该原谅的行为，生活与工作中没有主意和目标，尽量回避冲突，不表现负面情绪，屈从于权威等。此类性格的人则易患癌症或加速其病程。癌症与性格的关系在我国古代已有记述，中国医书《外科正宗》里就有：乳腺癌是由于“忧思郁结，精想在心，所愿不遂，肝脾逆气，以致经络阻塞，结聚成结”。

4. 性格与气质、能力的关系

（1）性格与气质　性格与气质既有联系又有区别：两者的联系体现在不同气质类型的人，可以形成相同的性格特征，并且可以使性格带上个人色彩。比如，同样乐于助人的性格，胆汁质的人满腔热情、行为爽直的特点，黏液质的人帮助人时动作沉稳、含而不露。气质可以影响性格的形成和发展。比如，在自制力的形成过程中，具有胆汁质气质的人需要经过极大的克制和努力，而对抑郁质的人则比较容易和自然。性格对气质也有明显的影响，在一定的条件下，性格可以掩盖和改造气质，使它服从生活实践的要求。比如，从事精细操作的外科医生一旦形成了沉着的性格，就有可能改造胆汁质行为冲动的气质特点。

性格与气质的区别主要体现在三个方面：①气质主要是先天的，更多地受人的高级神经活动类型影响。性格主要是后天形成的，更多地受社会生活条件所制约。②从可塑性上，气质的可塑性较小，变化既难且慢；性格的可塑性较大，变化既易又快。③从社会评价上，气质无好坏之分，而性格则有好坏之分。④从表现范围上，气质表现的范围狭窄，局限于心理活动强度、速度等方面，而性格表现的范围广泛，几乎涵盖了人的社会心理特点。

（2）性格与能力　性格与能力的形成、发展有着相辅相成的关系。人在实践活动中，不仅形成和发展相应的能力，而且也形成和发展了各种性格。比如，在观察过程中，一方面发展观察力，另一方面也形成性格的理智特征。此外，性格对能力的形成和发展起着制约的作用。

俗话说：“勤能补拙”，说明性格的勤勉可弥补能力的不足；反之性格上弱点也足以成为能力发展和表现的障碍，软弱而缺乏自信的性格常常成为人们一事无成的主观原因，从而使能力也得不到锻炼。人的能力、气质和性格相互制约、相互影响、彼此关联，它们在个体身上形成一个有机的个性心理特征整体。

三、人格心理倾向性

（一）需要

1. 概念　需要是人脑对生理需要和社会需要的反映，是心理活动与行动的基本动力。个体通过需要和满足需要的活动，使体内环境与外界环境（主要是社会环境）保持平衡，以维持自身的生存与发展。

2. 分类

（1）按需要的起源可分为生理性需要和社会性需要　生理性需要是人类最原始的和最基本的需要，主要是指维持有机体生命和延续种族所必需的要求。如食物、空气、运动、休息、睡眠、排泄及性的需要等。这是需要的自然属性，是人与动物所共有的。但人类的生理性需要受到社会环境及人类文明的制约。

社会性需要是指人类在社会活动中逐渐形成的高级需求，在社会政治、经济、文化、教育等因素广泛影响下形成的，如劳动、交往、求知、审美等。它是人类特有的，是在生理需要的基础上产生的，受社会生活条件所制约。

（2）按需要的对象可分为物质需要和精神需要　物质需要是对物质生活条件的需要，既包括生理性需要也有社会性需要。比如，对服饰的需要既有生理性需要，也包含社会性需要。

精神需要是指人对社会精神生活及其产品的需要，比如，求知的需要、审美的需要、友谊的需要等。精神需要是人类特有的需要。

3. 马斯洛的需要层次论　美国人本主义心理学家马斯洛认为，需要的满足是人类发展的一个最基本的原则。他提出的“需要层次理论”将人的需要分为五个层次，根据对人生存的意义及生活意义的大小由低级到高级排列。

（1）生理需要　维持生存的需要，如求食、求饮、睡眠、性欲等，生理需要是人类最原始、最基本的需要，它是推动人们行为最强大的动力。在生理需要基本满足之后，高一层的需要才会相继产生。

（2）安全需要　是对稳定、安全、秩序、受保护的需要，免受恐吓、焦虑和混乱折磨的需要。生理需要满足后，就会产生安全需要。

（3）归属和爱的需要　是指一个人与他人建立感情的联系或关系，确立在团体中的地位的需要，包括被别人接纳、爱护、关注、欣赏、鼓励、支持等需要。

（4）尊重需要　马斯洛认为对尊重的需要可以分为两类：自尊和来自他人的尊重。自尊包括对获得信心、能力、本领、成就、独立和自由等的愿望。来自他人的尊重包括威望、承认、接受、关心、地位、名誉和赏识。一个具有足够自尊的人总是更有信心、更有能力、也更有效率。然而，当其缺乏自尊时，就感到自卑、无望，从而可能导致绝望和神经症行为。

（5）自我实现需要　是指人的成长、发展、利用潜能的需要。换言之，个体之所以存在，之所以有生命意义，就是为了自我实现。这是人类最高层次的需要，只有少数人能达到真正的自我实现境界，成为自我实现者。

对于上述五种基本需要，虽然层次有所不同，但这种层次顺序并非固定不变。马斯洛的“需要层次理论”是一种一般模式，在实际生活中，这绝非刻板不变的，而是存在很多例外。

（二）动机

1. 概念　指为满足某种需要而产生的激发和维持个体进行活动，并使活动朝向某一目标的内部动力。动机本身不属于行为活动，只是一种促使行为活动的内部动力（内驱力），行为才是这种内在过程的外在表现。比如，动物饥饿时的觅食活动是一种外部行为，饥饿则是动机。

动机的产生需具备两个条件：一是内部条件，即需要的存在；另一个则是外部的刺激或诱导，它进一步加强了满足需要的内部驱动力。

2. 功能

（1）激发功能　动机是引起行为的原动力，动机的性质和强度不同，对行为影响作用的大小也会不同。

（2）指向功能　动机能使一个人的行动指向一定的目标或对象，对行为起着导向作用。

（3）维持功能　行为从发动到达到目的需要有一个或长或短的过程，动机能使个体的行为坚持一段时间，使行为得以持续。动机是保持行为持续进行的动力。

（4）调节功能　动机对个体行为的强度、时间和方向的调节。正是由于动机对个体的活动不断地进行调节，才使得行为能够达到既定目标。

3. 分类

（1）根据动机的起源分为生理性动机和社会性动机　生理性动机是指起源于生理性需要的动机，如饥、渴、睡、性等动机。社会性动机是指来源于心理、社会因素，是人在后天生活中习得的，是人类高级心理活动的一种追求，如成就动机、亲和动机和权力动机等。

（2）根据引起动机的原因分为外部动机和内部动机　外部动机是指行动的推动力是外力诱发出来的；内部动机是指人的行动出自个体本身，比如为了自我成长等。

4. 动机冲突　在日常生活中，常会同时存在两种或两种以上的动机。如果这些动机同时并存，但不可能同时满足，特别是当这些动机在性质上又相互排斥时，个体难以取舍，表现为行动上犹豫不决，这样的心理冲突称为动机冲突。动机冲突主要有双趋式、双避式、趋避式、多重趋避式等四种类型。

（三）兴趣

1. 概念　兴趣是个体力求探索某些事物或从事某项活动的心理倾向。人的兴趣是在需要的基础上产生和发展的，是个体认识事物、从事活动的巨大动力。兴趣是动机的进一步发展，其对人的心理和行为的动力影响比动机更稳定和持久。对某一事物产生了动机，未必一定能发展成兴趣；而一旦产生了兴趣，必然有与之相应的动机伴随。

2. 分类

（1）直接兴趣　是对事物本身有直接需要而引起的兴趣。比如对诗歌、钓鱼、旅游等的偏爱。

（2）间接兴趣　是指对事物未来结果有间接需要而产生的兴趣。比如，有的人对学习英语本身并不感兴趣，而是对能与外国人进行文化交流感兴趣。间接兴趣往往与个人的目的相联系，有较强的目的性。

此外，兴趣根据内容，分物质兴趣和精神兴趣；根据兴趣的社会价值，分高尚兴趣和低级兴趣；根据兴趣维持的久暂，分稳定的兴趣与暂时的兴趣等。

3. 兴趣的品质　兴趣的品质是人在认识事物的过程中形成和发展出来的稳定的心理特征，概括为以下四个方面。

（1）兴趣的广泛性　指兴趣范围的大小。有的人兴趣广泛，对许多事物都乐于探求；而有的人兴趣索然，将自己禁锢在个人的小圈子里。

（2）兴趣的指向性　是指兴趣指向于一定的对象或现象。如果一个人有广泛的兴趣但无指向性，则会“样样都喜欢、样样都不专”，结果一无所长。只有将广泛性和指向性相结合，兴趣才能既博而专。

（3）兴趣的稳定性　是指对某一事物的兴趣所持续的时间。稳定而持久的兴趣能推动人深入钻研问题，获得系统而深刻的知识。如果兴趣缺乏稳定性，朝三暮四，见异思迁，必然一事无成。

（4）兴趣的效能性　指兴趣对行为产生的效果。比如一个人热爱运动，可以增强体质。兴趣作为一种积极的内在心理倾向，能促使人的行为更加积极主动，从而更高效地完成行为。

第六节　医学心理学的主要流派

20世纪初，医学心理学进入快速发展时期，由此也产生了许多学派。不同的学派按照各自的学派理论和观点对人类生理疾病、心理疾病的发生机制作出了解释，下面介绍几种有影响的学派理论。

一、精神分析理论

精神分析理论也称心理动力理论，产生于1900年，创始人是奥地利的精神病学家弗洛伊德，其主张把无意识作为精神分析心理学的主要对象，并提出人格结构理论、人的“性欲”理论等。

（一）精神分析理论提出的依据

弗洛伊德早期在用催眠术治疗患者时发现，在催眠状态下，患者如果能回忆与他的疾病有关的情感体验并叙说这些体验，并伴有相应的情感反应，醒后症状就会减轻，甚至消失。于是弗洛伊德认为，症状是由被患者压抑和排斥到其意识之外的曾经经历过的情感体验引起的。

（二）主要理论及观点

1. 无意识理论　弗洛伊德认为：“范畴广泛的精神过程本身都是无意识的，而那些有意识的精神过程，只不过是一些孤立的动作和整个精神生活的局部而已。”

（1）意识　是人能认识自己和认识环境的心理部分，在人的注意集中点上的心理，其过程都属于意识层次。如人对时间、地点、人物的定向力和对外界各种刺激的感知力等。意识实际上是心理能量活动浮于表面的部分。有学者把它比作海平面以上的冰山之巅部分。

（2）潜意识　又称为无意识，是人无法直接感知到的那一部分心理活动，包括原始冲动和本能，以及一些不被社会标准、道德理智所接受的被人压抑着的欲望，或明显导致精神痛苦的过去的事件。所以潜意识是人们经验的最大储存库，它虽然不被意识所知觉，但它是整个心理活动中最具动力性的部分，弗洛伊德认为它是各种精神活动的原动力。

（3）前意识　在意识和潜意识之间还有一种前意识，这就是指目前未被意识到，但在自己集中注意或经过他人的提醒下可以被带到的意识区域的心理活动和过程。

精神分析理论认为，被压抑到潜意识中的各种欲望，如果不能被允许进入到意识中，就会以各种变相的方式出现，如神经症、精神症状、梦和失误。潜意识是精神分析理论的主要概念之一。

2. 人格结构理论　弗洛伊德将人格划分为三个相互作用的部分，即本我（id）、自我（ego）和超我（superego）。

（1）本我　是人格中最为原始、最为隐秘和最不易把握的部分，它处于无意识的深层。本我代表人的本性中的自然性或动物性的一面，不遵循逻辑，不知道善恶与许多学派。不同的学派是非，不关心社会的要求、价值和道德，它只是寻求直接满足，服从于不可抗拒的“快乐原则”。

（2）自我　是在本我的基础上发展起来的，是人格组织中专司管理和执行的。它负责保持人的心理活动的完整性，协调人格结构中各部分之间的关系及自身同外界环境之间的关系，遵循“现实原则”行事。

（3）超我　是从自我中分离并发展而来的，是人格结构中最为道德的部分，也是人心理的高级和超越个体的部分，遵循“道德原则”。

弗洛伊德认为人格是由本我、自我和超我三个部分交互作用而构成的。人格是在企图满足无意识的本能欲望和努力争取符合社会道德标准两者长期冲突的相互作用中发展和形成的。自我在本我和超我间起着协调作用，使两者之间保持平衡，如果两者之间的矛盾冲突达到自我无法调节时，就会产生各种精神障碍和病态行为。

3. 性发展理论　性本能是精神分析理论中的一个重要课题。这里的“性”已经不限于生殖器而是含义更为广泛的概念。弗洛伊德认为它是驱使人活动甚至创造的一种潜在的力和排斥到其意识之外的量。他将这种内在的力量称作“力必多”（libido）。性心理发展的大致过程如下。

（1）口欲期（0~1岁）　在这一时期，口唇是本我努力争夺的主要中心。如果婴儿在该阶段的需要得不到适当的满足（如断乳过早）或者过度的满足，便可能形成“口欲性格”，在成年期发展为过度的依赖性、不现实、富于幻想、执拗，以及过度的“口欲习惯”（如贪食、嗜烟酒和挖苦人等）。

（2）肛欲期（1~3岁）　这一时期，幼儿主要从保留和排泄粪便中获得满足。如果在这一阶段发生问题，幼儿便会体验到强烈的焦虑。这种焦虑如果持续存在，就会使其心理或行为“固着”于肛欲期，到成年时便会表现出固执、吝啬、整洁、过于节俭和学究气等。这种性格被称为“肛欲性格”。

（3）性器官欲期（3~5岁）　此时儿童发现可以从抚弄生殖器中获得性欲满足。这个阶段对于儿童的心理发展极为重要，因为这一时期正是俄狄浦斯情结（Oedipus complex，又称恋母情结）活跃、儿童开始由自恋转向他恋的时期，易出现恋母或恋父情结。

（4）潜伏期（6~12岁）　潜伏期不意味着性心理发展的中断或消失，而是儿童在外界影响下性欲被暂时“冻结”。潜伏期可能隐藏着两种发展倾向。一种是被积累起来的性能量脱离性目标本身而转向其他方面，升华为更高的文明行为；另一种是性能被压抑，使得性活动倒退，恢复到性发展的初期，形成神经症和性心理障碍。

（5）生殖期　大致相当于青春期。此时，性器官的发育已经趋向成熟，性欲开始朝着生殖这一生物学目标飞速发展，性爱的对象不单指向自身和异性的父母，而指向家庭以外的异性。这种异性之恋是性成熟的标志之一。另一个重要的标志是健康的功能活动、即在性、社会和精神等诸方面都达到成熟和较完善的境界。具有这些特征的人、被称为“生殖型人格”者。

弗洛伊德认为，这五个阶段的发展顺序是由遗传决定的，但每个阶段是否能顺利度过却是由社会环境决定的。每一发展阶段都有其特殊需要解决的问题。如果一个阶段的问题没解决，并被逐渐内化或被压抑到潜意识，就会影响下一阶段的成长，并且可能在不同的发展阶段再度明显化，成为行为或躯体功能障碍的原因。例如口欲期个体的快感主要来自口腔的活动，如吮食，进食。如果婴儿口腔的欲求因某种外部因素而受挫折（如断乳过早等），可能会产生固着现象，以后虽然年龄已超过1岁，但仍可能留在以口腔活动（如过食行为）为主的方式来减轻焦虑的阶段，这被称为“口欲期人格”。

（三）精神分析理论对心理疾病发病机制的解释

弗洛伊德认为童年时代的创伤、经历，未得到满足的欲望其实都未被遗忘，而是被深深压抑在潜意识底层，通过转换作用造成了各种心理障碍，如有的转换成癔症，有的转换成躯体症状而成为心身疾病。如他认为神经症的发生过程是：童年压抑的欲望+现实心理冲突→焦虑→联用不恰当的心理防御→退化到童年的认识和行为中→各种症状出现。弗洛伊德认为只有通过各种方法（详见第八章心理治疗）挖掘压抑的潜意识冲突，使其发泄，予以解释，让患者在意识领域对其重新合理认知，从而使得患者的状得到缓解。

二、行为主义理论

行为主义理论产生于1913年，其创始人是美国心理学家华生，他研究的对象不是意识，而是人和动物的行为或对现实的顺应，他把S（刺激）–R（反应）作为解释行为的公式。

（一）基本理论及观点

行为主义理论认为，人类任何行为（包括适应行为、适应不良行为）都是通过学习获得，其学习的基本方式包括：经典条件反射、操作条件作用和观察学习。

1. 经典条件反射　经典条件反射又称巴甫洛夫条件反射，是指一个刺激和另一个带有奖赏或惩罚的无条件刺激多次联结，可使个体学会在单独呈现该刺激时，也能引发类似无条件反应的条件反应。经典条件反射最著名的例子是巴甫洛夫的狗的唾液条件反射。

巴甫洛夫在经典条件反射（以狗为对象）的研究中发现，当给一只饥饿的狗呈现食物时，狗便会分泌唾液。巴甫洛夫将这种在出生时便可发生的反应（见到食物分泌唾液）称作“非条件反应”，将这种能直接引发非条件反射的刺激物（食物）称作“非条件刺激物”。巴甫洛夫发现，如果在呈现食物之前先响起铃声（铃声在这里称作“中性刺激”），几次配对呈现后，狗单独听到铃声也会分泌唾液，此时，一个经典条件反射便形成了。在这里铃声已成了食物即将出现的信号，此时被称作“条件刺激物”，而听见铃声就分泌唾液，这种反应是在实验中获得的，称作“条件反应”。条件反应和非条件反应一起构成了“应答行为”，即在对特定刺激的反应中自发反射式发生的行为。

2. 操作条件作用　斯金纳提出操作（或工具式）条件作用的概念，即人和动物为了达到某种满意的结果而作用于环境的过程。在一个典型的实验中，斯金纳将一只饥饿的老鼠放入一个被称作“斯金纳箱”的装置中。老鼠在箱内到处探索。一次偶然的机会，它跳到一个杠杆上，将杠杆压了一下，一粒食物自动地落到盘子里。老鼠从杠杆上跳下，吃了这粒食物。随后，它又到处探索，只要它压一下杠杆，便会得到一粒食物。逐渐地，老鼠减少了无效探索，越来越多地按压杠杆。最后，老鼠终于学会通过按压杠杆来获取食物，一个操作条件作用便完成了。在这里，实验动物通过作用于环境（按压杠杆）以达到满意的结果（食物）。斯金纳将这种行为称作“操作行为”。与应答行为不同，所有的操作行为都是条件作用的结果。在操作条件作用中，反应的后果决定了该反应再次发生的可能性，动物学会将反应同某种后果联系起来，并指导未来的行为。

3. 观察学习　观察学习是指通过观看其他人的行为和行为的后果（得到奖赏还是受到惩罚）而获得新行为的过程。以班都拉为代表的社会学习理论家认为，人类大多是在社会交往中通过榜样的示范行为的观察与模仿而进行学习的。与操作条件作用不同，人在观察学习中，可以不必做出外部反应（如模仿动作），也无须亲自体验强化，只要直接观察他人的行为，或通过观看电影、电视中人物的行为，便可获得新的行为。这是在替代性强化基础上发生的学习，故又称为替代性学习。

（二）行为主义对疾病发病机制的理论解释

同适应行为和技能一样，适应不良或异常行为也可以通过学习而获得。不同的是，适应不良行为通常是在人无所觉察的情况下，通过经典条件反射、操作条件作用和观察学习的方式获得的，是“情境使然”。以恐惧症为例，从患者的病史中有时会发现“创伤性”的经历。一个本来无害的中性刺激物（如白兔），由于同创伤性刺激先后出现而建立联系，便逐渐变成恐惧反应的条件反应的条件刺激物。这是经典条件反射式的学习过程。行为心理学的开创者华生的著名的“小艾伯特”试验，便是这么做的。他通过将小白鼠同强噪声配对呈现，使一个本来喜欢玩小鼠的11个月大的婴儿患上小白鼠恐惧症。此外，在恐惧症的习得中也包含操作条件作用，因为患者恐惧时会做出逃避反应，而逃避会导致恐惧体验减轻。

三、人本主义理论

人本主义理论产生于20世纪50年代末60年代初，创始人是美国心理学家马斯洛，主要代表人物为罗杰斯。人本主义理论主张心理学必须说明人的本质，研究人的尊严、价值、创造力和自我实现。反对行为主义只研究外显行为，也反对精神分析学深研究虚无缥缈的“意识”。

（一）基本理论及观点

1. 马斯洛的需要层次论 马斯洛认为，人的行为来自于自我实现的动机，心理障碍是由于自我实现驱力受阻所致，并提出人的“需要层次理论”。马斯洛把人的需求分为五个层次：生理需要、安全需要、归属和爱的需要、尊重需要、自我实现需要。五个层次从下到上，按照由低到高的秩序排列，犹如一座金字塔。

生理需要和安全需要属于缺失性需要，为人和动物所共有，一旦得到满足，紧张消除，便失去动机。归属和爱的需要、尊重需要和自我实现需要属于成长性需要，为人类所特有，满足了这种需要个体才能进入心理的自由状态，获得“高峰体验”。自我实现是最高层次的需要，它的实现依赖于前面四种需要的满足。高级需要的满足能引起更深刻的幸福感及内心生活的丰富感。需要的满足情况将决定个体人格发展的境界或程度。

2. 罗杰斯的自我形成理论 罗杰斯认为，刚出生的婴儿是没有自我概念的，随着他（她）与父母、他人和周围环境的相互作用，婴儿逐渐把自己区别出来，自我的概念开始形成，并不断发展。这时候儿童在环境中进行各种尝试，寻求成人的肯定和认可，寻求他人的关怀和尊重。这时候儿童发现只有做父母满意的事情才能得到他们的积极关注，父母的关怀与尊重是有条件的，儿童这个时候获得的自我价值感就是一种有条件的价值感，罗杰斯称之为价值的条件化。价值的条件化是建立在他人评价基础上的，父母根据孩子的言行是否符合自己的价值标准来决定能否给孩子以关爱，儿童在不断的行为体验中，不自觉地将成人的价值观念内化，学会了摒弃自己的真实情感和愿望，当他（她）的实际经验与自我概念不一样时，就会产生焦虑。比如一个小孩喜欢玩泥巴，他真实的感受是这件事非常有意思，可是妈妈却批评他弄脏了衣服，孩子为了讨好母亲不再玩泥巴，并把母亲的价值观念内化为自我概念。当他这样做时，自我概念（玩泥巴会弄脏衣服，妈妈不喜欢）和经验（玩泥巴是一件非常有趣的事情，我很快乐）之间就产生了矛盾，于是孩子产生了焦虑。

如果儿童完全按照内化了的某一种价值观念行动，可能就会阻碍自己的成长。因此，罗杰斯认为，父母对儿童给予有条件的关注，儿童就不可能得到全部的自我实现，应给予儿童无条件的积极关注，把儿童个人的价值和尊重放在首位。孩子知道无论做什么都会得到父母的爱，就不会隐藏可能引起价值条件的自我，会更充分地体验到全部的关注，就会敞开心扉，尽情倾诉，哪怕是自己最糟糕的一面，因为他得到了尊重和爱。自我，形成更切实际的自我概念。一个来访者如果感受到了咨询师的无条件积极关注，就会敞开心扉，尽情倾诉，哪怕是自己最糟糕的一面，因为他得到了尊重和爱。

（二）人本主义对疾病发病机制的理论解释

人与其他动物的最主要区别是人有自我实现的需要或内驱力。当一个人自我实现的内驱力受阻、自我实现的需要得不到满足的时候，他便可能产生心理障碍。换句话说，心理障碍是在不良社会环境影响下使人偏离自我实现方向所致。再进一步分析，造成自我实现内驱力受阻碍的原因，一是由于个人的行为同其真实的自我之间不协调、不一致（罗杰斯的观点），二是由于个人的基本的需要得不到满足（马斯洛的观点）。

四、认知心理学理论

认知是一个人对事物的看法、态度及其思维模式。认知心理学理论的假设是一个人的认知过程会影响到他的情绪和行为，人们的行为反应不完全是对外在刺激作出的反应，更重要的是对这些刺激的心理加工过程。比如同样的音乐，有的人能体会到享受，有的人却昏昏欲睡；再如压力事件可导致疾病或加速某些疾病的发展，但是实际生活中压力无处不在，大多数人却并不会导致疾病。所以，无论什么样的心身疾病，都是认知加工过程的扭曲和误解导致。

（一）情绪障碍认知理论

贝克是美国精神病学家、临床心理学家，当代著名的抑郁症认知疗法的研究者，认知行为治疗的创始人。他认为，心理障碍常常同特殊的、歪曲的思考方式有关。在实践中他发现个体并不能感知自己的一些想法，这些想法是自动出现的，其内容大多为自责和自我批评，导致个体消极地去解释生活事件，把自我解释为没有价值。贝克假设这些信念是个体在早期生活中形成的，而且成为了明显的认知图式。贝克认为情绪和行为的发生不是通过环境刺激直接产生的，而是借助于认知的中介作用。正常的认知产生正常的情绪反应，异常的认知则产生异常的情绪反应。认知歪曲导致情绪障碍。

通过对大量患者的研究，贝克总结出一些常见的认知歪曲。

1. **主观推断** 在毫无根据或仅仅有似是而非的证据下得出结论，作为一个先入为主的观念来分析事物；或者没有事实根据，仅凭情绪或感觉下结论。

2. **选择性概括** 只看到对自己不利的一面，而忽视事物的正面和成功的经历。例如，“今天我很倒霉，所有人都在批评我”，但是却忽略了今天妈妈特意给自己做的早餐。

3. **错贴标签** 在错误的基础上给自己贴上标签，从而产生对自己的消极的、负性的评价。一个人离婚，并总结说：“我无法建立美好的婚姻，我是一个失败者”。

4. **极端思维** 出了一点问题就认为到了“世界末日”，自己哪怕有一点点不适，便认为患了不治之症。

5. **个人化** 把一切错误、责任归咎于自己，即使是与自己无关的事也是如此。例如，“我每次乘车都会遇上塞车”。

6. **专断的推论** 例如似乎知道别人的想法，“我想他已经不喜欢我了，他昨天都没有陪我上街”，或者是当事情还没有发生就作出了失败的推论：“我这次面试肯定会失败的，他们不喜欢我这样的人”。

情绪障碍认知理论强调了错误的认知过程和观念是导致不良情绪和行为的原因。贝克要求来访者找到自己的负性自动思维达到矫正行为和情绪的目的。

（二）埃利斯的ABC理论

埃利斯是一名临床心理学家，在20世纪50年代创立了埃利斯的ABC理论。

埃利斯的理论基础是ABC模型，所以他的理论又被称为ABC理论。这个模型被用来理解人格和促成人格改变。A 是引起情绪的事件；B是信念，即个体对该事件的看法、解释和评价；C是个体因为该事件而产生的情绪和行为的结果。埃利斯认为导致个体产生某种情绪和行为的，不是这个事件本身，而是个体对事件的信念，或者说是个体对这一事件的特定的解释和评价。比如说两个学生向迎面而来的老师问好，老师没有作答。其中一个学生很生气，因为他认为老师轻视自己，另一学生则表现出无所谓，因为他认为老师可能有事，不是故意的。同样的事件，不同的解释，导致了不同的情绪结果。因此埃利斯说：“人不是为事情所困扰着，而是被对这件事的看法困扰着。”

埃利斯认为人的信念有些是合理的，也有一些是不合理的，不合理的信念就会导致不合理的情绪和行为。如果激发事件A是愉悦的，结果C一般是无害的；如果激发事件A是不愉快的，不合理的信念系统B就会出现，它引起情绪困扰和行为后果C。埃利斯认为只有改变不合理的信念才能解决因此而带来的不良情绪和行为问题。

案例情景剧

我的天空

道具：两张椅子、一张桌子、灯、课本、电话、白色床单、香烟、酒瓶、篮球等。

演出目的：本剧以强子为主角，以他的生活为线索，揭示了作为贫困大学生的他在面对家庭贫困的窘境，面对学校大学生贫富差距带来的心理阴影，他苦苦地挣扎在内心的搏斗中；他坚守了自己心灵的净土；他成就了一个完善的自我，体现了当代大学生的良好精神风貌。

内容简介：第一幕：强子在打工的餐馆里，遭遇到老板的刻薄；客人的刁难；工作的繁忙。表现出他打工的艰辛。

第二幕：强子的内心，两个自己的思想进行了激烈的斗争。一个坚持自己的信仰，活得堂堂正正；另一个向往灯红酒绿，追求潮流时尚，最后正义的一方获胜。

第三幕：强子拨通了家里的电话。通过强子与妈妈和妹妹的对话，表现强子生活的贫困和艰难，以及他始终不变的信念：我能行，我一定能行的。

第一幕

场景：某餐馆。

道具：两张椅子、一张桌子。

人物：强子、餐馆老板、客人两位。

剧情：旁白（强子在下课以后匆忙赶向自己打工的餐馆。他是一个来自农村的大学生，家境贫寒。不久前，强子父亲打电话告诉强子说，母亲的胃病又犯了，很严重，在医院住了十几天，可是因为没有钱，只能回家静养。父亲说，他的生活费让他先向同学借。等手头宽裕，再寄钱来还人家。强子知道，自己去年来上大学时，家里已经借了一万多块钱。妹妹还在读书，需要花钱；母亲的胃病常年得靠吃药养着，家里怎么会有手头缓的时候呢？父亲那几个用力气换回来的钱怎么能够填这些无底洞呢？性格内向的强子决定自己去打工挣钱，希望能够维持自己的生活费用；可能的话，还可以往自己家里寄钱。于是，他找了两份工作，一份在餐馆打杂，一份给人家当家教。背景音乐响起）强子在舞台上来回焦急地小跑着。

强子：（气喘吁吁）老板，我来了！

老板：（面无表情）你姓“拖”啊，拖到现在才来。去（手指着侧面）先把地板拖干净，桌子擦干净。客人来了，就把菜单递过去，知道了吗？

（强子点点头，然后迅速拖地，擦桌子，洗碗筷等。作气喘吁吁状，用手擦汗。——用快节奏的音乐烘托忙碌）

（两位客人上场，大摇大摆，男女都戴墨镜）

老板：（笑容满面）欢迎光临，欢迎光临，二位一来，本店蓬荜生辉啊。请问，二位要吃点什么，本店菜品齐全，色香味美，有宫爆鸡丁，红烧鲤鱼，粉蒸排骨……女客：（打断老板的话，皱眉）桌子怎么这么脏啊，哎呀，我的裙子啊（从椅子上跳起来）！

老板：（低声细语）对不起，对不起，马上给你们擦干净。（转身过来，大声呼喊）强子，怎么擦的桌子，快过来，给客人擦干净。（强子迅速过来擦桌子，后走开）（几分钟以后）老板：强子，给客人上菜去，快点，怎么慢腾腾的。（老板退场）

（强子接连上菜，十分忙碌的样子。客人陶醉于吃菜和卿卿我我的言谈）

强子：汤来了！（女客人专心于吃菜与嬉笑，结果胳膊一不小心把汤给弄洒了）

女客：（迅速从椅子上跃起，拉起裙子，大叫）哎呀，烫到我了！我的裙子。

男客：（大嚷）老板！

老板：（迅速从某个角落窜出）二位，什么事啊？

女客：哎哟，哎哟……

男客：哼哼，怎么回事，你看看，烫到我女朋友了，你说该怎么办？要不我打110报警，要不咱上医院验伤。

老板：（转过身来，狠狠给了强子一个耳光，气急败坏）你，你，你……

强子：（捂着脸）明，明明……

老板：明明什么啊，得罪了客人就是你的错。这个月扣你五十块。

强子：（欲言又止）我，我……

男客：（不耐烦状）好了，老板，你说，究竟该怎么办？

女客：哎哟……

老板：算我倒霉，不收你们饭钱，再赔你们50块，行了吧！

男客：（手指着强子）哼，小子，算你老板识趣，老子今天就不跟你计较了！（收钱，后转身对着女朋友）小丽，收工，走人！（男的打一个响指，然后两人下台）

老板：你这个扫帚星，遇到你，我倒了八辈子霉了，还愣在这里干什么，快去给老子收拾碗筷！（均下场）

（背景音乐响起，强子低着头在路上缓缓地走，他被迎面来的一个人撞了，他一转身，

又被另一个人撞了……影射他在现实中的被冲撞）

旁白（强子拖着满是疲惫的身子，还有更疲惫的心灵，又去另外一个地方。那里，是他自己找的一份家教工作。他知道，他需要坚持下去，一定要坚持下去！他始终相信，他能行，他一定能行的。）

第二幕

场景：寝室走廊。

道具：灯、课本。

人物：强子甲，强子乙。

剧情：旁白（夜，已经很深了，室友们都进入了梦乡。冰冷的走廊里。强子拿着课本专注地看着。可是他的内心却无法平静，心里传来两个声音，两个矛盾的声音，它们展开了激烈的斗争。）

乙：你太累了，该歇歇了，让我来主宰你吧！

甲：（诚惶诚恐）你，我，难道我们不是一个人吗？

乙：（冷笑）是的，我们当然是一个人，但我们的思想不同，一个你愚蠢，一个我聪明。

甲：（迷惑而不知所措）不，你不是我，我也不是你，我才是我。我要做我应该做的事，应该承担的事。

乙：（不屑一顾）笑话，什么是应该承担的事，让自己快乐就是最应该承担的事，人生苦短，行乐要及时啊。

甲：不，不，人生要先吃苦，才能苦尽甘来。

乙：哼，那是骗傻子的鬼话，难道等你快入土为安的时候，你再去享受快乐吗？你看，现在你穷，你就独自守着你自己的世界，你的同学，你的朋友谁帮你了，谁给你一个好脸色了，谁愿意听你说内心话了……他们躲你还来不及呢！所以呢，你不要穷得那么直白，大家都看不起你的。

甲：我穷，难道还要隐瞒什么吗？

乙：傻啊，你其实也是我啊，可是你怎么这么笨？让我教教你吧！你穷，可是，你得充自己有钱。你可以找人借啊！只要你能说会道，一定会有人心甘情愿地借给你的。借到了钱，你便有了朋友，有了关系网，也便有了挣钱的渠道，钱便生钱。投资便也有了回报，你懂不？再说，你一个堂堂正正的大学生，不用下贱到去一个破餐馆打工吧！搞传销也比这强啊！

（另有人表演强子的孤独生活：别人踢足球从他身边经过，他很想和他们一块去的，可是别人不和他去踢……表演另一个强子给别人发烟，能说会道的样子，别人掏钱给他，然后一群人在一起喝酒、抽烟……很放纵的样子）

甲：（挣扎状）不，我凭的是力气挣钱，绝不是贱！

乙：你小子脑袋进水啦，你是大学生啊，竟然受那样的气！你是猪啊，大学生应该用脑子吃饭啊！

甲：（痛苦状，双手抱头）当家教，用的就是脑子！

乙：傻啊，你能不能有点创造性思维，那些低级的方法能挣多少钱啊，你看看你自己，谁像你那样窝囊，穿的鞋子是高中的，穿的裤子是初中的，穿的内衣是小学的。你能不能活得有点人样，让我也风光一点。买个手机打电话，买个MP3听音乐，买台电脑来个网恋之类的。你要跟上时代潮流啊。

甲：（痛苦地挣扎）（背景音乐缓缓地响起）不，我不是那样的人，我虽然穷，但我有自己的自尊，有自己的信仰。我要活得堂堂正正，活得干净利落。我用自己汗水挣来的钱，哪怕很少很少，但我用得踏实。人活着，不光是为了自己，还要为我爱的人和爱我的人！（慷慨激昂状）我能行，我一定能行的！（“飞得更高”背景音乐响起，先低后高）

乙：小子，你没救了！我要让你清醒！

（两人挣扎撕打）后两人重合，甲胜利。旁白（我的路还很长很长，我的天空还很广很广，我是一只虽然很辛苦，但却努力飞翔的小鸟，我要飞得更高，更高。）强子做小鸟飞行的动作。

第三幕

场景：电话亭旁。

人物：强子、母亲、妹妹。

道具：电话。

剧情：旁白（又是一个冰冷的夜晚，身心俱疲的强子来到宿舍楼前面的电话亭，给家里打电话）强子拨通了电话，（叮铃铃）（激动地）妈，我是强子啊，你最近身体还好吗？

母亲：好多了，过几天就可以干活了，妈真没用，拖累了你爸，拖累了你，连生活费都给你邮不上了。你在学校最近还好吗？

（背景音乐响起）强子：妈，我在学校一切都好，你别担心，我还找到了工作，很轻松，工资还可以，足够我花销了，我还可以往家里寄钱呢！

母亲：强子啊，懂事的孩子，苦了你了。咱家穷，你上学的钱还是借来的，妈实在没有能力给你好一点的生活，妈对不起你啊！（充满感情的）

强子：妈，别那么说，儿子能上大学已经很满足了（跪地而哭）（独白：妈，儿子多么想让你去好的医院治病，多么想让你过好一点的生活，等我以后能挣很多钱的时候，我要把你的病治好，让你过上好日子。妈，你要相信儿子，我能行，我一定能行的。）

强子：妈，我会争气的，我还要供妹妹上大学呢！对了，妹妹最近怎么样？

母亲：你妹妹正想和你说说话呢。

妹妹：（天真烂漫的）哥哥，我好想你。

强子：妹妹，哥哥也想你啊！你最近怎么样，学习好吗？

妹妹：告诉你个好消息，我期中考试考了班上第一名，老师说我能考上重点高中。

强子，真的，妹妹真能干，加油哦，哥哥相信你一定能行的。

妹妹：恩，哥！我一定用功读书，将来考上和你一样好的大学。

强子：要相信自己能行的，无论遇到什么困难，都一定不要放弃，还记得我们俩最喜欢的那首歌吗？（“阳光总在风雨后”音乐起）

妹妹当然记得。唱：人生路上快乐和喜忧……（兄妹俩一起哼这首歌）

强子：妹妹，无论发生了什么事，都不要忘了哥永远站在你的身后。

妹妹：哥，我知道，哥，今年过年你回家吗？我好想你。

强子：妹妹，只要有时间，哥一定会回来的。（独白：强子为了节省100多元的路费和赚取下学期的生活费、学费，回不了家，他多么想看看妈妈慈祥的面孔和妹妹天真的笑容啊，然而，他不能。他不仅节约每一分钱，还把自己省吃俭用和打工挣来的钱寄给妈妈和妹妹，强子知道：妈妈真的太难了。）

强子：妹妹，你要听妈妈的话，好好学习，哥等你的好消息，拜拜。

妹妹：哥哥拜拜。

（“阳光总在风雨后”高潮响起）（强子放下电话，沉思）（旁白：明天的路还好长好长，他每迈出一步都那么的艰难，他真的有些累了。可是他不能放弃，“我能行，我一定能行的”，强子暗暗给自己鼓劲，我一定不能倒下，为了妈妈，为了妹妹，也为了自己）。

思维导图

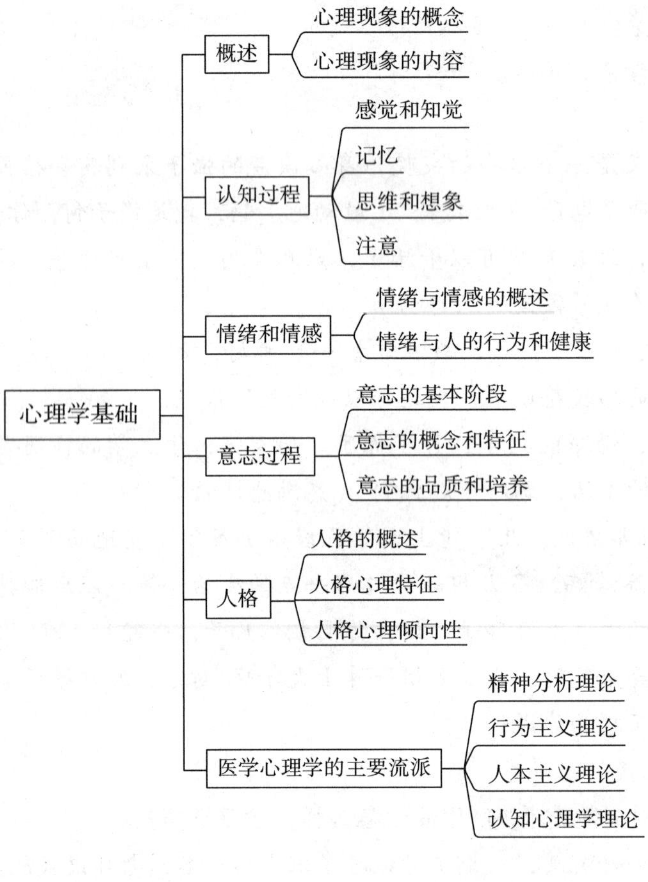

思考题

1. 根据遗忘进程的规律，结合自身的学习经验，分析如何对抗遗忘的方法。
2. 如何保持良好的情绪状态？
3. 简述精神分析理论、行为主义理论对疾病发病机制的理论解释。

（张黎逸）

第三章　心理健康

学习目标

1. **知识目标**

掌握：心理健康的概念和心理健康的标准；个体发展不同阶段的心理健康。

熟悉：个体心理发展的一般规律；个体心理发展的影响因素。

了解：儿童期的心理和生理特点；青春期的心理和生理特点。

2. **能力目标**　正确地认识和分析不同年龄阶段的心理发展和心理健康问题。

3. **情感素养目标**　育人育心，不断提升自身的心理健康水平，做有责任感，有担当，有奉献精神的栋梁之材。

随着当前医学模式由传统的单纯生物医学模式向生物-心理-社会医学模式的转变，人们对健康的观念在不断地发生变化。在现代社会中，健康不仅指生理健康，还包括心理健康、社会适应，三者的和谐统一构成了健康的基础。人的心理怎样才算是健康的？这是一个非常复杂的问题，判断心理的健康要考虑个体所处的社会时代背景、社会文化背景、年龄因素、性别因素等，随着社会的发展和人类对自身认识的深化，人们对健康概念的认识不断丰富和完善，心理健康的标准也在不断地修订和完善。

第一节　心理健康概述

一、健康的概念

健康是人类生存和发展的基础，过去，人们对健康的理解强调的是身体没有缺陷和疾病，即大部分人会认为“身体没病就是健康”。但是，随着医学水平的提高和人们对精神世界的认识逐渐加深，人类对健康的认识也发生了质的变化。

1948年世界卫生组织（WHO）成立时，在宪章中把健康定义为：“健康乃是一种生理、心理和社会适应日臻完满的状态，而不仅仅是没有疾病和虚弱的状态”。1989年WHO对健康的最新解释是：生理、心理、社会适应和道德品质的良好状态。道德健康被纳入到健康新概念中，道德健康的内容是指不能损坏他人的利益来满足自己的需要，能按照社会认可的行为道德来约束自己及支配自己的思维和行动，具有辨别真伪、善恶、荣辱的是非观念和能力。其中社会适应性归根结底取决于生理和心理的素质状况。

WHO对健康的十条标准：①有充沛的精力，能从容不迫地担负日常工作和生活而不感到疲劳和紧张；②态度积极，勇于承担责任，不论事情大小都不挑剔；③精神饱满，情绪稳定，善于休息，睡眠良好；④能适应外界环境的各种变化，应变能力强；⑤自我控制能力强，善于排除干扰；⑥体重得当，身体匀称，站立时头、肩、臂的位置协调；⑦眼睛炯炯有神，善于观察，眼睑不发炎；⑧牙齿清洁，无空洞，无痛感，无出血现象，牙齿和牙龈颜色正常；⑨头发有光泽，无头屑；⑩肌肉和皮肤富有弹性，走路轻松协调。

二、心理健康的概念

心理健康是身体健康的精神支柱，身体健康又是心理健康的物质基础。良好的情绪状态可以使生理功能处于最佳状态，反之则会降低或破坏某种功能而引起疾病。身体状况的改变可能带来相应的心理问题，生理上的缺陷、疾病，特别是顽疾，往往会使人产生烦恼、焦躁、忧虑、抑郁等不良情绪，导致各种不正常的心理状态。作为身心统一体的人，身体和心理是紧密依存的两个方面。

国内外许多学者从各自关注的不同角度对心理健康进行了论述，迄今为止，对于什么是心理健康还没有一个统一的、公认的定义。有人从心理潜能的角度来理解心理健康，认为心理健康的人是能够充分发挥自己的潜能，并能妥善处理和适应人与人、人与环境之间相互关系的个体；有人认为心理健康是一种持续、积极乐观、富有创造性的心理状态，在这种状态下个体适应良好，具有旺盛的生命活力，在情绪与动机的自我控制等方面能达到正常或良好水平。1946年第三届国际心理卫生大会指出，心理健康是指："身体、智力、情绪十分协调；适应环境，在人际交往中能彼此谦让；有幸福感；在工作和职业中能充分发挥自己的能力，过有效率的生活。"

总而言之，心理健康是指一种生活适应良好的状态。心理健康包括两层含义：一是无心理疾病，这是心理健康的最基本条件，心理疾病包括各种心理与行为异常的情形；二是具有一种积极发展的心理状态，即能够维持自己的心理健康，主动减少问题行为和解决心理困扰。

三、心理健康的标准

人的生理健康是有标准的，同样人的心理健康也是有标准的。不过人的心理健康标准不及人的生理健康标准具体与客观。了解与掌握心理健康的定义对于增强与维护人们的健康有很大的意义。当人们掌握了衡量人的心理健康标准，以此为依据对照自己，进行心理健康的自我诊断。发现自己的心理状况某个或某几个方面与心理健康标准的差距，就有针对性地加强心理锻炼，以期达到心理健康水平。如果发现自己的心理状态严重地偏离心理健康标准，就要及时求医，以便早期诊断、早期治疗。

关于心理健康的标准，不同学者的观点不同，并且随着社会文化和时代的不同，心理健康标准也在不断地发展和变化。

美国学者坎布斯认为一个心理健康，人格健全的人应有4种特质：①积极的自我观念（悦纳自己，体验自己存在价值，积极观念占优势）；②恰当地认同他人（认为别人存在价值，认同别人又不依赖或强求别人）；③面对和接受现实（实事求是地去面对和接受现实考验）；④主观经验丰富，可供取用（对周围的事及环境有较清楚的知觉，不会迷惑或彷徨，在自己的主观世界中储存各种信息、知识、技能并能随时提出使用）。

美国心理学家马斯洛和米特尔曼提出了心理健康的十条标准：①充分的安全感；②充分了解自己，并对自己的能力作适当的估价；③生活的目标切合实际；④与现实的环境保持接触；⑤能保持人格的完整与和谐；⑥具有从经验中学习的能力；⑦能保持良好的人际关系；⑧适度的情绪表达与控制；⑨在不违背社会规范的条件下，对个人的基本需要作恰当的满足；⑩在集体要求的前提下，较好地发挥自己的个性。

我国学者郭念锋提出从以下十个方面判断心理健康的水平。

1. **心理活动强度** 是指对于精神刺激的抵抗能力。不同的人对于同一类精神刺激的反应是各不相同的，这就能看出不同人对于精神刺激的抵抗力。抵抗力低的人往往容易遗留下后患，可以因为一次精神刺激而导致反应性精神病或癔症，而抵抗力强的人虽有反应但不致病。这种抵抗力主要是和人的认识水平有关，一个人对外部事件有充分理智的认识时，就可以相对地减弱刺激的强度。另外，人的生活经验及固有的性格特征和先天神经系统的素质也都会影响这种抵抗能力。

2. **心理活动耐受力** 前面说的是对突然的强大精神刺激的抵抗能力。但现实生活中还有另外一类精神刺激，那就是长期反复地在生活中出现，久久不消失，几乎每日每时都缠绕着人的心灵。这种慢性的长期的精神刺激可以折磨一个人整整一生，也可以使一个人痛苦很久。有的人在这种慢性精神折磨下出现心理异常，人格改变，精神不振，甚至产生严重躯体疾病。但是也有人虽然被这些不良刺激纠缠，最终不会在精神上出现严重问题，甚至把不断克服这种精神刺激当作生活的乐趣，当作一种标志自己是一个强者的象征。他们可以在别人无法忍受的逆境中作出成绩。可以把对长期精神刺激的抵抗能力看作一个人的心理健康水平的指标，称之为耐受力。

3. **周期节律性** 人的心理活动在形式和效率上都有着自己内在的节律性。比如，人的注意力水平就有一种自然的起伏。不只是注意状态，人的所有心理过程都有节律性。一般可以用心理活动的效率作指标去探查这种客观节律的变化。有的人白天工作效率不高，但一到晚上就很有效率，有的人则相反。如果一个人的心理活动的固有节律经常处在紊乱状态，不管是什么原因造成的，都可以说他的心理健康水平下降了。

4. **意识水平** 意识水平的高低往往以注意力水平为客观指标。如果一个人不能专注于某种工作，不能专注于思考问题，思想经常开小差或者因注意分散而出现工作上的差错，就要警惕其心理健康问题。因为注意力水平的降低会影响意识活动的有效水平。思想不能集中的程度越高，心理健康水平就越低，由此而造成的其他后果，如记忆力下降等也越严重。

5. **受暗示性** 易受暗示的人往往容易被周围环境的无关因素引起情绪的波动和思维的紊乱，有时表现为意志力薄弱。他们的情绪和思维很容易随环境而变化，给精神活动带来不稳定的特点。当然，受暗示这种特点在每个人身上都或多或少存在着，但水平和程度差别较大，女性比男性较易受暗示。

6. **康复能力** 人的一生不可避免会遭受精神创伤，在精神创伤之后，情绪的波动、行为的暂时改变，甚至某些躯体症状都可能出现。但是，由于人们各自的认识能力不同、经验不同，从一次打击中恢复过来所需要的时间也会有所不同，恢复的程度也有差别。这种从创伤刺激中恢复到往常水平的能力，称为心理康复能力。康复水平高的人恢复得较快，而且不留什么严重痕迹，每当再次回忆起创伤时，他们表现得较为平静，原有的情绪色彩也很平淡。

7. **心理自控力** 情绪的强度和表达、思维的方向和过程都是在人的自觉控制下实现的。所谓不随意的情绪和思维只是相对而言的，它们都有随意性，只是水平不高以致难以察觉。对情绪、思维和行为的自控程度与人的心理健康水平密切相关。当一个人身心十分健康时，他的心理活动十分自如，情绪的表达恰如其分，仪态大方，既不拘谨也不放肆。因此，精神活动的自控力不失为心理健康的一个指标。

8. **自信心** 当一个人面对某种生活事件或工作任务时，必然会首先估计一下自己的应付能力。这种自我评估有两种偏差，一种是估计过高，一种是估计过低。前者是盲目的自信；后者是盲目的不自信。这种自信心的偏差所导致的后果都是不好的。前者很可能由于自身力不从心导致失败，从而产生失落感或抑郁情绪；后者可因自觉力不从心，害怕失败而产生焦虑不安的情绪。为此，一个人是否有恰当的自信是衡量心理健康的一个标准。自信心反映的是一种自我认知和思维的分析综合能力，这种能力可以在生活实践中逐步提高。

9．社会交往 人类的精神活动得以产生和维持，其重要的支柱是充分的社会交往。社会交往的剥夺必然导致精神崩溃，出现种种异常心理。因此，一个人与社会中其他人的交往也往往标志着一个人的心理健康水平。

当一个人毫无理由地与亲友和社会中其他成员断绝来往，或者变得十分冷漠时，这就构成了精神病症状，叫做接触不良。如果过分地进行社会交往，与素不相识的人也可以“一见如故”，这可能是一种躁狂状态。现实生活中比较多见的是心情抑郁，人处在抑郁状态下，社会交往困难较为常见。

10．环境适应能力 在某种意义上说，心理是适应环境的工具，人类为了保存个体和延续种族，为了自我发展和完善，就必须适应环境。因为，一个人从生到死，始终不能脱离自己的生存环境。环境条件是不断变化的，有时变动很大，这就需要采取主动性的或被动性的措施，使自身与环境达到新的平衡，这一过程就叫做适应。适应有积极适应和消极适应。前者指积极地改变环境，后者指躲避环境的冲击。有时，生存环境的变化十分剧烈，人对它无能为力，只能韬晦、忍耐，即进行消极适应。消极适应只是形式，其内在意义也含有积极的一面，起码在某一时期或某一阶段上有现实意义。当生活环境突然变化时，一个人能否很快地采取各种办法去适应，并保持心理平衡，往往反映了一个人的心理健康水平。

四、大学生心理健康的标准

大学生心理问题已逐渐被全社会所关注，根据大学生的心理特征、特定的社会角色的要求及心理健康学的基本理论，大学生心理健康的标准可以概括为以下八条。

（一）智力正常

智力正常是大学生学习、生活与工作的基本心理条件，也是适应周围环境变化所必需的心理保证，表现为有强烈的求知欲，乐于学习，能够积极参与学习活动。

（二）情绪健康

情绪健康的标志是情绪稳定和心情愉快。包括愉快情绪多于负性情绪，乐观开朗，富有朝气，对生活充满希望；情绪较稳定，善于控制与调节自己的情绪，既能克制又能合理宣泄；情绪反应与环境相适应。

（三）意志健全

意志是人在完成一种有目的的活动时，所进行的选择、决定与执行的心理过程。意志健全者在行动的自觉性、果断性、顽强性和自制力等方面都表现出较高的水平。意志健全的大学生在各种活动中都有自觉的目的性，能适时地作出决定并运用切实有准备的方式解决所遇到的问题，在困难和挫折面前，能采取合理的反应方式，能在行动中控制情绪和言而有信，而不是行动盲目，畏惧困难，顽固执拗。

（四）人格完整

人格指的是个体比较稳定的心理特征的总和。人格完整就是指有健全统一的人格，即个人的所想、所说、所做都是协调一致的。一是人格结构的各要素完整统一；二是具有正确的自我意识，不产生自我同一性混乱，以积极进取的人生观作为人格的核心，并以此为中心把自己的需要、目标和行动统一起来。

（五）自我评价正确

正确的自我评价是大学生心理健康的重要条件，大学生在自我观察、自我认定、自我判断和自我评价时，做到自知，恰如其分地认识自己，摆正自己的位置，既不以自己在某些方面高于别人而自傲，也不以某些方面低于别人而自惭，能够自我悦纳，喜欢自己，接受自己，自尊、自强、自制、自爱适度，正视现实，积极进取。

（六）人际关系和谐

良好而深厚的人际关系，是事业成功与生活幸福的前提。其表现为，乐于与人交往，既有广泛而深厚的人际关系，又有知心朋友；在交往中保持独立而完整的人格，有自知之明，不卑不亢；能客观评价别人和自己，善取人之长补己之短，宽以待人，乐于助人，积极的交往态度多于消极态度，交往动机端正。

（七）社会适应正常

个体与客观现实环境保持良好秩序。做客观观察以取得正确认识，以有效的办法应对环境中的各种困难，不退缩，还要根据环境的特点和自我意识的情况努力进行协调，或改变环境适应个体需要，改造自我适应环境。

（八）心理行为符合大学生的年龄特征

大学生是处于特定年龄阶段的特殊群体，大学生应具有与年龄与角色相应的心理行为特征。

第二节　个体心理健康的影响因素

一、个体心理的发展

发展是指一种连续不断的由低级到高级、从量变到质变的运动过程。个体的发展包括身体的发展和心理的发展两个方面。身体发展是指机体的正常发育和体质的增强。心理发展是指认知、情绪、意志和个性的发展。概括地说，个体身心发展是指作为复杂整体的个人在从生命开始到生命结束的人生过程，特别是指个体的身心特点向积极的方面变化的过程。这是人的各方面的潜在力量不断转化为现实个性的过程。

个体能够适应发展着的环境，具有完善的个性特征；且其认知，情绪反应，意志行为处于积极状态，并能保持正常的调控能力。在生活实践中，能够正确地认识自我，自觉控制自己，正确对待外界影响，从而使心理保持平衡协调，就已具备了心理健康的基本特征。

二、个体心理发展的周期

关于个体心理发展的周期，心理学家卡特和莫麦戈得里将个人心理发展纳入到家庭中，提出了具有创见性的个体心理发展周期模型。其主要内容如下。

（一）婴儿期（0~2岁）

共情和协调情感反应的发展，个体大脑被塑造成可以负担终身的情感学习。

（二）儿童早期（2~6岁）

对相互依存的进一步认识，儿童早期接近尾声时，个体获得了共情、关系性，有关依存的知觉和直觉的能力。

（三）儿童中期（6~11岁或12岁）

道德发展，包括智力逻辑和良心逻辑的发展。

（四）青春前期（女孩11~13岁，男孩12~14岁）

寻找自己的声音，真实性发展的开始。有能力清晰地理解关系，认识到关系中的不正当并对此表示反感。

（五）青春期（13岁或14岁~21岁）

寻找认同，在社会、父母和同伴的压力下，年龄、性别和种族等刻板印象问题继续内化到观点和感受中，学习关注自己与关注他人之间寻找平衡，不再人云亦云。

（六）成年早期（21~35岁）

发展与参与深度关系的能力，个体将对家庭的关心和职业的关注放在同等重要的位置，发展一个核心的自我，将关于关系、直觉及道德良心的发展有意识的结合在一起。在自己与他人之间建立真正的亲密关系。

（七）成年中期（35~50岁或55岁）

真正力量的出现，变得更能意识到他人的存在，在平衡多重任务中能够反思自己的优先需要，能够更多地参与社会活动。

（八）成年晚期（50、55岁~75岁）

睿智时代的开始，重新利用互相依存的智慧，为他人提供帮助，将自己的价值观传授给他人，重新倾向于精神原则，并且追求生命、情感和精神方面的和谐。

（九）老年期（75岁以上）

悲伤、丧失、重新振作、反思和成长，这是一个反思自己一生的阶段，重新赏析和接受自己。

三、个体心理发展的一般规律

（一）不平衡性

个体心身发展的不平衡性表现在两方面，首先是同一方面的发展速度，在不同的年龄阶段变化是不平衡的。其次是不同方面发展的不平衡性。有的方面在较早的年龄阶段就已达到较高的发展水平，有的则要到较晚的年龄阶段才能达到成熟的水平。

（二）顺序性

正常情况下，人的心身发展具有一定的方向性和先后顺序，既不能逾越，也不会逆向发展。

而且个体心身发展是一个由低级到高级、由简单到复杂、由量变到质变的过程。如个体运动的发展就遵循自上而下、由躯体中心向外围、从粗大动作向精细动作发展的规律。

（三）阶段性

个体在不同的年龄阶段表现出心身发展不同的总体特征及主要矛盾，面临着不同的发展任务，这就是心身发展的阶段性。前后相邻的阶段是有规律地更替，在一段时期内，个体发展表现为数量的变化，经过一段时间，个体发展由量变到质变，发展水平达到一个新的阶段。

（四）互补性

互补性反映个体心身发展各组成部分的相互关系，它首先指机体某一方面的功能受损甚至缺失后，可通过其他方面的超常发展得到部分补偿。互补性也存在于心理功能与生理功能之间。个体的精神力量、意志、情绪状态对整个机体功能起到调节作用，帮助个体战胜疾病和残缺，使心身得到发展。

（五）个别差异性

个别差异性首先表现为男女性别的差异，它不仅是自然性上的差异，还包括由性别带来的生理功能和社会地位、角色、交往群体的差别。其次，个别差异表现在身、心的所有构成方面，其中有些是发展水平的差异，有些是心理特征的表现方式上的差异。

四、个体心理发展的主要影响因素

（一）遗传素质

遗传素质是个体的心身发展的生理前提，为个体的心身发展提供了可能性。遗传素质是个体的心身发展的物质基础和自然条件，它对个体的生理、心理都有重要影响，现代科学业已证明遗传素质不仅影响个体的智力，也影响个体的个性特征。

（二）环境

环境影响人，主要是通过社会环境实现的。社会环境包括文明的整体水平，即社会生产力的发展水平、社会物质生活条件及社会的政治经济制度和道德水准，其中最主要的是社会的发展程度和个人拥有的社会关系。

（三）学校教育

学校教育是一种有目的培养人的活动，它规定着人的发展方向。教育能够排除和控制一些不良因素的影响，给人以更多的正面教育，使人按一定的思想政治方向发展，更有利于思想道德的培养，使年轻一代健康发展。

（四）家庭环境

家庭经济条件的好坏制约着儿童所能享有的教育资源的质量；制约着家长在儿童成长中精力和经济的投入程度；父母的文化水平对儿童教育有直接的制约作用；家庭的人际氛围对教育影响的发挥有干扰和促进作用。

知识链接

个体心理发展的相关理论

1. 个体心理发展的内发论观点　该观点认为人类个体的心理发展完全是由个体内部所固有的自然因素预先决定的，心理发展的实质是这种自然因素按其内在的目的或方向而展现的。外部条件只能影响其内在的固有发展节律，而不能改变节律。内发论观点又称自然成熟论、预成论、生物遗传决定论等。代表人物有美国心理学家霍尔（G.S.Hall）、奥地利心理学家彪勒（K.Bühler）等。

2. 个体心理发展的外铄论观点　该观点与内发论相反，认为个体心理发展的实质是环境影响的结果，环境影响决定个体心理发展的水平与形式。这种观点又称心理发展的环境决定论、外塑论或经验论等。行为主义心理学的心理发展观可以看作是外铄论的典型代表。

3. 个体心理发展的社会文化历史观点　该观点认为，人类个体心理发展的实质是在与周围人的交往过程中产生和发展起来的，而不是与生俱来的固有本能，心理发展受人类的社会文化历史制约。这种观点是由前苏联心理学家维果斯基首先提出，后经列昂节夫和鲁利亚等人进一步完善，形成了社会文化历史学派，又称"维列鲁"学派。

第三节　不同年龄阶段的心理健康发展

一、乳儿期心理健康

（一）乳儿的生理心理发展特点（0~1岁）

出生后的第一年是个体生长的第一个高峰期，也是动作迅速发展的一年。在心理发展方面，乳儿期是儿童学习说话的准备期。

情绪方面，新生儿只有两类基本情绪：愉快或不愉快。六七个月时对母亲产生特殊的情感依恋，与此同时或一个月后产生怯生感。到一周岁时，儿童已基本具有愤怒、惧怕、厌恶、快乐、喜爱和兴高采烈等多种情绪表现。气质方面，每个儿童从一出生起就表现出气质上的差异。这是儿童个性发展的起点和基础。

（二）乳儿期心理健康

对乳儿进行感官、动作、言语三大训练，对促进其生理功能迅速提高和心理活动健康发展都大为有益。

感官训练就是经常给乳儿的眼、耳、鼻、舌、皮肤等感官器官以适宜的信息刺激。乳儿动作发展的顺序是口、头、四肢，最后是躯体。

动作训练应按顺序有计划地进行。例如，对2~3个月的乳儿要做被动体操；空腹时可训练俯卧和渐渐俯卧抬头。对4~5个月的乳儿可在俯卧的基础上训练其四肢运动，并利用玩具逗引或由成人帮助翻身。而后继续训练用手抓握物品、用腿迈步、站立、走路等。

言语训练包括：从三四个月开始就应面带笑容逗引孩子咿呀发声，从六七个月开始就用简单词句通过反复重复教孩子说话等。

另外让乳儿饱尝母爱，乳儿的"皮肤饥饿"和对母亲的渴望都是很强烈的。父母或其他抚育者都应尽量满足孩子母爱的需要。这阶段乳儿对母亲或其周围人表示信任，乳儿感到所处的环境是安全的，周围人是可以信任的，由此就会扩展为对一般人的信任。乳儿如果得不到周围人的关心与照顾，就会对外界特别是对周围的人产生害怕与怀疑的心理，以致会影响到下一阶段的顺利发展。

知识链接

婴儿依恋

婴儿依恋是婴儿与主要抚养者（通常是母亲）之间最初的社会实践联结，也是情感社会化的重要标志。在婴儿同主要抚养者的最多、最广泛的相互接触中，在同母亲的最亲近、最密切的感情交流中，婴儿与母亲之间逐渐建立起一种特殊的社会性情感联结，即对母亲产生依恋。

婴儿依恋的发展阶段：①无差别的社会反映阶段（出生到3个月）；②有差别的社会反映阶段（3~6个月）；③特殊的情感联结阶段（6个月到2岁）；④目标调整的伙伴关系阶段（2岁以后）

婴儿依恋的类型：①安全型依恋；②回避型依恋；③反抗型依恋。

通常表现为，婴儿将其多种行为，如微笑、咿呀学语、哭叫、注视、依偎、追踪、拥抱等都指向母亲；最喜欢同母亲在一起，与母亲的接近会使他感到最大的舒适、愉快，在母亲身边能使他得到最大的安慰；同母亲的分离会使他感到最大的痛苦；在遇到陌生人和陌生环境而产生恐惧、焦虑时，母亲的出现能使他感到最大的安全，得到最大的抚慰；当他们饥饿、寒冷、疲倦、厌烦或疼痛时，首先要做的往往是寻找依恋对象母亲，接近母亲的可能性大于接近任何其他人。依恋对婴儿整个心理发展具有重大作用。婴儿是否同母亲形成依恋及其依恋的性质如何，直接影响着婴儿的情绪情感、社会性行为、性格特征和对人交往的基本态度的形成。

二、婴儿期心理健康

（一）婴儿期的生理心理特点（1~3岁）

1. 婴儿期的动作发展 婴儿动作具有一定的方向性和顺序性，主要体现在躯体动作，手的抓握动作和独立行走，表现为：①头尾原则，从上到下，即从头部开始向脚部发展；②近远原则，从中心到外周，即从身体的中轴部位向周边部位转移；③大小原则，粗细指向，即从粗的动作向精细的活动发展，从大肌肉动作向小肌肉动作发展。

婴儿动作发展中最显著的是整个躯体动作的发展。躯体动作也称粗大动作，指躯体姿态、头部平衡和全身动作等。初生婴儿身体不能自由移动，到婴儿期末，已能在空间自由移动位置，有些可以独立行走。

表3-1 婴儿躯体动作发展顺序

动作项目	常模年龄	动作项目	常模年龄
	月		月
俯卧抬头稍起	1个月零2天	扶双手站	7个月零7天
抱头转动自如	3个月零3天	自己会爬	9个月零3天

续表

动作项目	常模年龄	动作项目	常模年龄
	月		月
俯卧抬头与床面成45°	3个月零6天	从卧位坐起	9个月零7天
俯卧抬头与床面成90°	3个月零8天	扶双手走步	9个月零8天
俯卧翻身	4个月零2天	扶一手站	10个月零1天
扶腋下站立	4个月零7天	扶物能蹲	11个月零1天
扶坐竖直	4个月零9天	扶一手走步	11个月零8天
独坐前倾	5个月零2天	独站片刻	11个月零9天
独坐	6个月零5天		

婴儿手的抓握动作具有一定的灵活性和随意性，发展的重点是五指分化和手眼协调，双手动作的发展对心理发展有巨大影响，婴儿在触摸、抓握或摆弄物体的过程中加深了对客观世界的认识。所以双手不仅是运动的器官，也是认识的器官。双手动作的发展也按一定的顺序进行。由无目的乱抓发展到有目的拿取；由整个手掌抓取发展到拇指和食指合作。

而独立行走是婴儿发展的一个里程碑，使活动从被动转为主动，扩大了认知范围，增加了与周围人的交往机会。

表3-2　婴儿双手动作发展顺序

动作项目	常模年龄	动作项目	常模年龄
	月		月
握住拨浪鼓一会儿即掉	1个月	积木在手中传递	6个月零4天
玩弄手	2个月零5天	拇指和其他手指抓握	6个月零9天
抓住胸前玩具	4个月零7天	拇指和食指捏米花	8个月零9天
自己抱住奶瓶	5个月零5天	撕纸	9个月零1天
将奶瓶奶头放入口中	5个月零8天	拾取东西	10个月零1天
拿起面前玩具	6个月零2天		

2. 婴儿期的认知发展　在感、知觉发展方面，感、知觉是个体认知发展中最早发生，也是最早成熟的心理过程，是婴儿认识的开端。他们通过感、知觉获取周围环境的信息并以此适应周围环境。婴儿感、知觉的发展不是被动的过程，而是主动的、有选择性的心理过程。

3. 婴儿期的社会性发展　在情绪上，婴儿天生具有情绪反应的能力，是遗传本能。婴儿出生1~2天就有自发性微笑，属于反射性的。5周至4个月出现无选择的社会性微笑，4个月以后出现有选择的社会性微笑。而婴儿的哭泣，自出生就有，最初的哭泣多属于生理反射性，进而是应答性的哭泣，再进一步是从经验中学到的操作性哭泣，是社会性的哭泣。

在气质上，按适应性、生活节律、情绪状态、趋避性等的表现，可将婴儿气质类型分为四种。

（1）容易型　占40%，婴儿行为比较有规律性，容易感到舒适，有安全感，容易适应，一般会对新的刺激产生积极的反应。此型婴儿对各种各样的教养方式都容易适应。

（2）困难型　占10%，婴儿生活不规律，属于情绪型的，对新经验往往有强烈的反应，安全感较差。父母会感觉疲惫、沮丧。此型婴儿，需要父母具有特别的热情、耐心和爱心，理智地克制自己的烦躁，采取适合其特点的、有针对性的方法，才能使这些婴儿健康地适应社会。

（3）迟缓型　占15%，婴儿总是缓慢地适应新情境，开始时有点“害羞”和冷淡，但一旦活跃起来，就会适应得很好。此型婴儿，要让这些孩子按照自己的速度和特点去适应环境。家长不要给他们施加压力，多鼓励他们去尝试新经验。

（4）混合型，占35%，以上特征都略有。

（二）婴儿期心理健康

保证婴儿充足的营养和睡眠，婴儿出生后，母乳为最适合的营养品；关注婴儿的情感需要，建立安全型的母婴依恋，母亲的教养行为可以从反应性、情绪性和社会性刺激三个方面来衡量；针对不同类型的气质特点，积极对待婴儿；促进婴儿的认知活动，为婴儿提供丰富多彩的适宜刺激、足够的活动空间。

这个阶段婴儿慢慢开始有了独立自主的要求，如想要自己穿衣、吃饭、走路、拿玩具等，他们开始去探索周围的世界。这时候，如果父母及其他照顾他们的成人，允许他们独立地去干一些力所能及的事情，并且表扬他们完成的工作，就能培养他们的意志力，使他们获得了一种自主感，能够自己控制自己。

相反，如果成人过分爱护他们，处处包办代替，什么也不需要他们动手；或过分严厉，这也不准那也不许，稍有差错就粗暴地斥责，甚至采用体罚，使孩子一直遭到许多失败的体验，就会产生自我怀疑与羞耻之感。

三、幼儿期心理健康

（一）幼儿期生理心理特点（3~6岁）

言语是儿童心理发展过程中掌握的最复杂的符号系统，它对儿童心理发展具有深刻而广泛的影响。幼儿期是儿童言语能力发展迅速的时期，是儿童增加词汇数量最快的时期。在词汇量方面，幼儿每日要增加2~3个词汇或更多。3岁词汇量有1000个左右，6岁有3000个左右，7岁有4000个左右。年增加量最大的年龄段是3~4岁，增加率约为70%。

在思维的发展上，幼儿的思维处于前运算阶段。幼儿思维的主要特征是具体形象思维为主，思维的抽象概括性得到初步发展。在思维方面，由直接行动思维向间接形式过渡，转化为具体形象思维。儿童的思维活动，主要依赖于具体事物的表象及表象之间的相互联系。具有具体形象性、不清晰性和易变性、具有符号功能、有一定的计划性和预见性。

游戏是幼儿期儿童的主导活动。幼儿的认知、学习、社会化过程多半都是通过游戏进行的。游戏对幼儿心理发展具有重要作用，游戏也是幼儿教育的重要手段。

（二）幼儿期心理健康

组织多种形式的游戏，幼儿在游戏中学习，在游戏中成长。鼓励孩子与同伴交往，通过与同伴交往，可以学会如何恰当地表达和控制情绪，如何处理内心焦虑和冲突。幼儿有很大的可塑性，这个阶段应注意培养良好的生活行为习惯。培养其独立性，但家长不要因为孩子做不好或溺爱孩子，就代替孩子做他们自己应该做的事情。

孩子在这阶段的肌肉运动与言语能力发展很快，能参加跑、跳、骑小车等运动，能说一些连贯的话，还能把自己的活动扩展到超出家庭的范围。除了模仿行为外，对周围的环境（也包括他自己的机体）充满了好奇心，知道自己的性别，也知道动物是公是母，常常问问这，动动那。这时候，如果成人对于孩子的好奇心及探索行为不横加阻挠，让他们有更多机会去自由参加各种活动，耐心地解答他们提出的各种问题，而不是嘲笑，禁止，更不是指责。那么，孩子的主动性就会得到进一步发展，表现出很大的积极性与进取心。

反之，如果父母对孩子采取否定与压制的态度，就会使他们认为自己的游戏是不好的，自己提出的问题是笨拙的，自己在父母面前是讨厌的；致使孩子产生内疚感与失败感，这种内疚感与失败感还会影响下一阶段的发展。

四、童年期心理健康

（一）童年期生理心理特点（6~12岁）

在体格上，童年期儿童的身体发育速度相对平缓一些。在这一时期，儿童骨骼的生长速度，比肌肉的生长速度要快一些，所以儿童会感觉到“生长疼痛”。

在记忆的发展上，儿童的记忆容量随年龄增长而增加。意义记忆在记忆活动中逐渐占主导地位；词的抽象记忆的发展速度逐渐超过形象记忆。

在思维的发展上，童年期的思维获得飞跃发展，进入以形象逻辑思维为主导的阶段，是一个质的变化。

在自我意识上，已经建立自我概念，其自我描述是从比较具体的外部特征逐步转向比较抽象的内部心理特征。自我评价独立性日益增长，其批判性有一定程度的提高，内容也逐渐扩大和深化，并具有稳定性。

在亲子关系上，进入小学以后，父母与儿童的关系发生变化。6岁以前父母可以控制，6~12岁是共同控制，而12岁以上，则是儿童自己做出更多的重要决定。

在同伴关系上，同伴交往是儿童社会性发展的非常重要的途径。正常的同伴交往不仅可以满足儿童集体归属感的心理需要，还可以促进他们的人格和社会认知的发展。影响儿童在同伴中是否受欢迎的因素有多种，基本的因素还是儿童本人的社会交往能力，按在同伴交往中的人气特点将儿童分为三种：受欢迎的儿童、不受欢迎的儿童、受忽视的儿童。

（二）童年期心理健康

学习是童年期儿童的主导活动，孩子需要学会学习。学习态度上，应该培养孩子的学习兴趣，端正学习目的；学习习惯上，培养孩子掌握基本的学习习惯，常规训练是非常重要的；学习方法上，需要教师和家长共同指导和督促。

这个阶段儿童的智力不断地得到发展，特别是逻辑思维能力发展迅速，他们提出的问题很广泛，而且有一定的深度。他们的能力也日益发展，参加的活动已经扩展到学校以外的社会。这时候，对他们影响最大的已经不是父母，而是同伴或邻居，尤其是学校中的教师。他们很关心物品的构造、用途与性质，对于工具技术也很感兴趣。这些方面如果能得到成人的支持、帮助与赞扬，则能进一步加强他们的勤奋感，使之进一步对这些方面产生兴趣。父母不要把孩子的勤奋行为看作是捣乱，否则孩子会形成自卑感，认为自己不如别人，应该鼓励孩子努力获得成功，努力完成任务，激发他们的勤奋感与竞争心，有信心获得好成绩；还要鼓励他们尽自己最大的努力与周围人们发生联系，进行社会交往，使他们相信自己是有能力的、聪明的，任何事情都能做得很好，即使是参加赛跑，也会认为自己是跑得很快的。总之，使他们怀有一种成就感。

知识链接

皮亚杰儿童认知发展阶段论

著名儿童心理学家皮亚杰认为，儿童的认知发展由于认知结构水平的不同而表现出明显的阶段特征。皮亚杰把儿童的认知发展分成以下四个阶段。

1. 感知运算阶段（感觉－动作期，sensorimotor stage，0~2岁） 这个阶段的儿童的主要认知结构是感知运动图式，儿童借助这种图式可以协调感知输入和动作反应，从而依靠动作去适应环境。通过这一阶段，儿童从一个仅仅具有反射行为的个体逐渐发展成为对其日常生活环境有初步了解的问题解决者。

2. 前运算阶段（前运算思维期，preoperational stage，2~7岁） 儿童将感知动作内化为表象，建立了符号功能，可凭借心理符号（主要是表象）进行思维，从而使思维有了质的飞跃。

3. 具体运算阶段（具体运算思维期，concrete operations stage，7~11岁） 在本阶段内，儿童的认知结构由前运算阶段的表象图式演化为运算图式。具体运算思维的特点：具有守恒性、脱自我中心性和可逆性。皮亚杰认为，该时期的心理操作着眼于抽象概念，属于运算性（逻辑性）的，但思维活动需要具体内容的支持。

4. 形式运算阶段（形式运算思维期，formal operational stage，从11岁开始一直发展） 这个时期，儿童思维发展到抽象逻辑推理水平。其思维形式摆脱思维内容，形式运算阶段的儿童能够摆脱现实的影响，关注假设的命题，可以对假言命题作出逻辑的和富有创造性的反映。同时儿童可以进行假设－演绎推理。

五、青春期心理健康

（一）青春期生理心理特点（12~18岁）

青春期属于特殊时期。由于此期间的发展是非常复杂、充满矛盾的，又称为“困难期”“危机期”“叛逆期”。其主要特点是身心发展不平衡、成人感和半成熟现状之间的错综矛盾，以及这些矛盾所带来的心理和行为的特殊变化。

在身体外型的变化上，青春期是个体生长发育的鼎盛时期，成为生长发育的高峰期，也就是第二加速期。

在生理功能上，肌肉与脂肪的变化，使男性肌肉强健，女性身材丰满。在性的发育方面，进入青春发育期，由于性激素的分泌，生殖器官发育速度直线上升，促使少年第二性征发育起来，致使少年男女在身体形态上出现性别特征，进而使性器官、性功能发育成熟，标志着人体生理发育的完成。

在心理发展的矛盾性上，青春期生理上的急剧变化冲击着心理的发展，使身心发展在这个阶段失去平衡。生理上的快速成熟使少年儿童产生成人感，心理发展的相对缓慢使他们仍处于半成熟状态。成人感和半成熟状态是造成青春期心理活动产生种种矛盾的根本原因。

在自我意识上，进入青春期后，与身体迅速发育相比，心理发展还很滞后。表现为：强烈关注自己的外貌和体征，深切重视自己的学习能力和学业成绩，十分关心自己的人格特征和情绪特征。

（二）青春期心理健康

在青春期性教育上，应采用适当的方式，提前向孩子讲解性生理和性心理的知识，使他们认识到这是人体正常的发育现象。

父母需要正视孩子的叛逆期，注意调整与他们的关系和改善对待他们的态度，尊重其独立自主要求，以及他们所需要的隐私权，倾听他们的意见，要以友相待。使其能够交流思想，吐露心声，引导子女正确地接纳自己的变化，正确对待自己成长、发展中所遇到的困难和挫折。

在情绪调控上，要教给孩子情绪调控的方法，消除不良情绪。青春期的情绪变化强烈，带有冲动性，且不善于用理智来控制自己的情绪。当出现抑郁、焦虑、愤怒等消极情绪时，应教会他们积极的应对方法。

知识链接

埃里克森“同一性理论”

“同一性理论”是美国精神病学家、著名的发展心理学家和精神分析学家爱利克·埃里克森自我发展理论中的一个重要组成部分，它具有非常广泛的含义：它可以理解为社会与个人的统一，个体的主我与客我的统一，个体的历史性任务的认识与其主观愿望的统一；也可理解为过去、现在和将来，即在任何情况下都能够全面认识到意识与行动的主体是自己，或者说能抓住自己，亦即是“真正的自我”，也可称为“核心的自我”。

青少年对周围世界有了新的观察与新的思考方法，他们经常考虑自己到底是怎样一个人，从别人对他们的态度中，从自己扮演的各种社会角色中，逐渐认清自己。此时，他们逐渐疏远了自己的父母，从对父母的依赖关系中解脱出来，而与同伴们建立了亲密的友谊，从而进一步认识自己，对自己的过去、现在、将来产生一种内在的连续之感，也认识自己与他人在外表上与性格上的相同与差别。认识自己的现在与未来在社会生活中的关系，这就是同一性，即心理社会同一感。

埃里克森认为，这种同一感可以帮助青少年了解自己及了解自己与各种人、事、物的关系，以便能顺利地进入成年期。否则就会产生同一性的混乱。如：怀疑自我认识与他人对自己认识之间的一致性；做事情马虎，看不到努力工作与获得成就之间的关系。同一性混乱，还表现在对领导与被领导之间的共同点与差异看不清，要么持对立情绪，要么盲目顺从等。在两性问题上也会发生同一性的混乱，认识不到两性之间的同一与差异等。

六、青年期心理健康

（一）青年期生理心理特点（18~35岁）

青年期在人的一生中是最宝贵的黄金时期。青年人精力充沛，富于创造力，充满热情，朝气蓬勃。青年期是在生理和心理方面都达到成熟，开始走向社会生活的时期。国外有的心理学家把这个时期看作是心理性的断乳期。所谓心理性断乳，就是指青年将要摆脱过去那种对父母的依赖关系，要求独立自主的活动。这种社会化的过程叫作心理性断乳。

青年不仅生理上达到成熟，而且智力和个性的发展也逐渐达到成熟。青年对待同志关系、友谊、爱情的态度有了改变。青年更关心的是在集体中有一定威信和权威，对个人亲密友谊的需要急剧地增长起来。在青年期除了相同性别的伙伴之间的友谊外，友谊的相互关系也扩大了，不同性别的男女青年之间的相互关系活跃起来，有的还能发展成爱情。

青年期是世界观形成的重要时期。父母、教师和其他教育工作者，对于培养青年的科学的世界观、人生观和远大理想都负有重大责任。

（二）青年期心理健康

1. 树立正确的择偶观，正确对待爱情中的挫折　恋人或夫妻之间应该相互尊重、信任、体谅和宽容，这是爱情和婚姻成功的关键。结婚以后，两个人都要为维护家庭的幸福共同努力，要不断地学习解决家庭问题、维持幸福婚姻的技巧和策略。

2. 增强择业意识的自主性，促进职业生涯的顺利发展　选择职业或专业要考虑自己的能力、兴趣性格特点，不要单纯地考虑经济收入和就业机会。选择自己擅长的、感兴趣的、适合自己性格特点的职业或专业，这对人的一生发展是极其重要的。

3. 提高人际交往能力，积极适应社会变化　这个阶段是获得亲密感，避免孤独感的阶段。亲密感，是人与人之间的亲密关系，包括友谊与爱情。亲密感使个人能与他人同甘共苦、相互关怀。亲密感在危急情况下往往会发展为一种互相承担义务的感情，它是在共同完成任务的过程中建立起来的。

如果一个人不能与他人分享快乐与痛苦，不能与他人进行思想情感的交流；不相互关心与帮助，就会陷入孤独寂寞的苦恼情境之中。

青年步入社会以后，需要面临的人际关系要比学生时代复杂得多，因此，学习人际交往的技巧，提高人际交往能力，尊重别人和待人真诚，这对青年人更快地适应社会是有帮助的。

七、中年期心理健康

（一）中年期的生理心理特点（35~60岁）

中年期的生理发展介于青年期和老年期之间，青年期是生理功能日趋成熟和生理功能旺盛的时期，老年期是生理组织器官的老化期和生理功能的退行期，中年期则是生理成熟的延续阶段，又是生理功能从旺盛逐渐走向退化的转变期。

进入中年期后，人体的各个系统器官功能逐渐从完全成熟走向衰退。体重增加，身体渐胖，头发逐渐变白、变疏，颜面部皮肤渐显粗糙，各种感觉器官的功能开始减退，大脑和内脏器官系统也逐步走向衰退。

在中年人的认知特点方面，中年人的智力发展模式是晶体智力继续上升，流体智力缓慢下降，智力技巧保持相对稳定，实用智力在不断增长。中年人积累了较多理论知识和实践的经验，思维能力达到较高水平，因而善于作出理性的分析，具有较强的解决问题的能力。

在中年人的情感和意志特征方面，中年人情绪趋于稳定，较青年人更善于控制自己的情绪。做事具有更强的目的性，自我意识明确，意志坚定，个性稳定，是事业上最容易成功的阶段。

（二）中年期的心理健康

中年人不论在社会中，还是在家庭中，都处于一个承上启下的中坚地位。在家庭中，既要关心和教育自己的儿女，还要赡养年迈的父母，上有老，下有小，因而成为负荷最大的人群。中年人往往心力交瘁，容易产生心理健康问题。这一阶段有两种发展的可能性，一种可能是向积极方面发展，个人除关怀家庭成员外，还会扩展到关心社会上其他人，关心子孙后代的幸福。他们在工作上勇于创造，追求事业的成功，而不仅是满足个人需要；另一种可能性是向消极方面发展，即所谓“自我专注”，就是只顾自己及自己家庭的幸福，而不顾他人的困难和痛苦，即使有创造，其目的也完全是为了自己的利益。面对这些问题，中年人应注意以下方面。

1. 消除心理压力 中年人是社会的栋梁、家庭的顶梁柱，长期承受高强度的精神紧张与心理压力，对此，中年人应正确认识自己的生理特点，正确认识体力和智力之间的关系，量力而行、淡泊名利，学会放松、扬长避短、丰富业余生活，加强体育锻炼，消除心理压力，保持健康情绪。

2. 协调人际关系 中年时期人际关系复杂，各种矛盾比较激烈。因此，中年人要处理好上下级、同事之间的关系，处理好家庭、朋友之间的关系，以积极、豁达的态度对待社会地位的变迁、人际关系的改变，相互谅解、减少摩擦，以诚相待、广交朋友，在复杂多变的人际关系中调整自己的心理状态，正确地面对现实、应对挑战。

3. 提高个人素养 中年人心理负荷过重，若调适不当，易出现一些身心障碍甚至身心疾病，因此，应加强自我心理素质的培养，以豁达大度的胸怀保持心理平衡，发展业余爱好，丰富精神生活，陶冶情操。

4. 注意更年期保健 更年期是中年进入老年的过渡期，女性一般在45~55岁，男性较晚，一般为55~60岁。更年期是人生从生理功能旺盛走向衰退的时期，生理心理会发生巨大变化，部分人特别是女性会出现更年期综合征。因此，处于更年期的人，应正确认识自己的身心变化，保持情绪愉快，提高自我调节及控制能力，养成有规律的生活习惯，适当参加有意义的活动，坚持体育锻炼，增强自身抵抗能力，寻求家庭的关心和社会的支持，共同度过这一“多事之秋”。

八、老年期心理健康

（一）老年期的生理心理特点（60岁以上）

老年期的心理变化是从感、知觉的渐变开始的，各感觉系统出现普遍的退行性变化，对外界刺激的反应的敏锐度下降，感知时间延长，记忆力下降。

进入老年期后，随着老年人生理功能的老化和健康状况的衰退，退休后脱离了原有的工作岗位，家中子女又逐渐独立并成家立业，老年人的生活环境和角色地位发生了较大改变，老年人变得更加关注自己的身体，对于疾病较为重视，易产生失落感、孤独感等。有些老年人会变得固执、刻板、退缩、墨守成规，对人或事产生明显的偏见，也不听从任何劝说；有些老年人会变得自私，出现以自我为中心的倾向，对周围亲友很淡漠，不再体贴关心别人，甚至要求别人服从他（她），按他（她）的需要行事；还有些老年人变得好猜忌、多疑，总怕儿女算计自己，对周围人也不信任。这实际上就是因年老而出现的性格老化现象。

（二）老年期的心理健康

如果前面七个阶段积极的成分多于消极的成分，就会在老年期汇集成完美感，回顾一生觉得这一辈子过得很有价值，生活得很有意义。相反，如果消极成分多于积极成分，就会产生失望感，感到自己的一生失去了许多机会，走错了方向，想要重新开始又感到为时已晚，于是产生了一种绝望的感觉，精神萎靡不振，马马虎虎混日子。面对这些问题，老年人应注意以下方面。

1. 多运动 生命在于运动，实践证明，运动可以延缓衰老，生物学家的研究已经证明人的肌体“用进废退”，古人也早就提出“不动则衰”。因此，老年人要注意加强身体的适度锻炼，循序渐进，持之以恒。俗话说，“饭后百步走，活到九十九”，就是这个道理。

2. 心地善良，待人宽厚 “仁者寿”为无数长寿老年人的实践所证实。在生活中可以看到，长寿老年人几乎个个慈祥善良。美国心理学家研究表明，同情与帮助他人，也有利于自身的心理健康。哈佛大学心理系曾做过一个试验，让学生看一部妇女在印度帮助患者与贫苦人的影片，看完电影就对学生的唾液进行化验分析，发现学生机体的A种免疫球蛋白显著增加。专家们为此得出结论，对他人的不幸遭遇的同情与援助可以提高自身的免疫机制。

3. 勤于学习，科学用脑　善于用科学的知识指导养生保健。老年人步入第二人生，最主要的心理准备就是重新学习，丰富精神生活，延缓大脑衰老。“树老怕空，人老怕松。”要“活到老，学到老”。进入老年期需要学习的东西很多，如了解国内、外大事，了解社会变更，学习新知识，更新观念，紧跟时代的步伐。

4. 保持乐观情绪，保持好奇心　马克思曾经说过：“一种美好的心情，比十服良药更能解决生理的疲惫和痛苦。”快乐与豁达是一种宝贵的资源，不仅要会享用，更要善于发掘。这就是说，只要每个人都能乐观豁达，与时俱进，保持积极向上的人生态度，那么其生活质量和人生价值将具有更大的社会意义。

案例分析

关注儿童心理

新学期开学了，一位家长牵着一个小孩来到幼儿园报名，小孩躲在家长身后，指着幼儿园展出的往届幼儿绘画作品说：“这么丑的画是谁画的？”，来到幼儿园的活动场地，看到一辆坏了的玩具汽车，说：“是哪个坏孩子把小汽车摔坏了？”

请分析：

1. 如果你是家长，或是老师会对孩子说些什么？
2. 请分析如何从孩童开始关注心理健康教育，促进孩子的心理健康发展？

思维导图

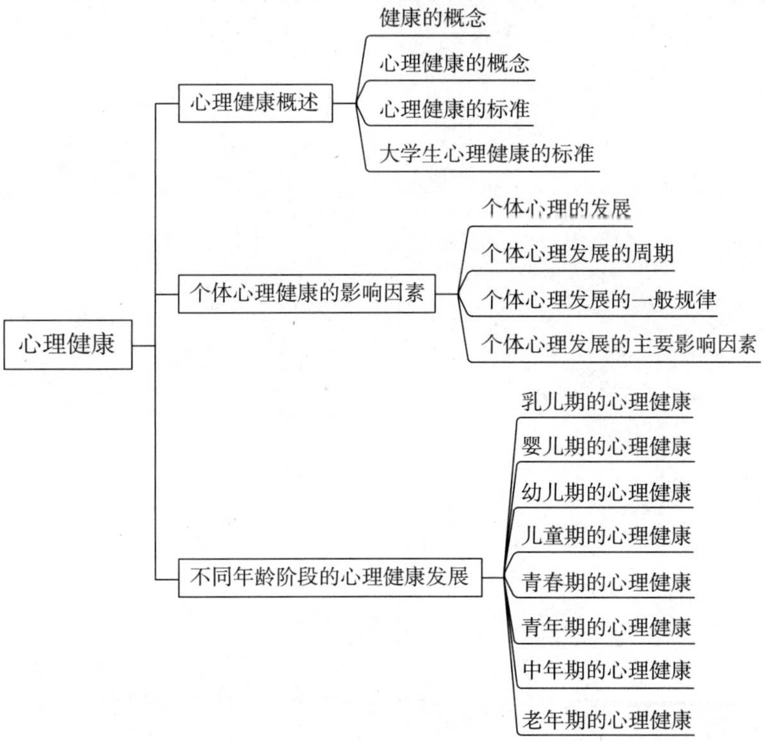

思考题

1. 什么是心理健康?
2. 简述个体心理发展的主要影响因素?
3. 简述心理健康的标准?
4. 简述不同年龄阶段的心理健康问题?
5. 试述不同年龄阶段的心理和生理发展特点?

（李洪华）

第四章　心理应激

学习目标

1. **知识目标**　心理应激的概念、理论；应激的影响因素；应激反应方式。
2. **能力目标**　能够判断自己是否正遭遇心理应激。
3. **情感素养目标**　学会正确的看待应激源，提升心理功能。

我们经常会在心理咨询室遇到这样的同学：大一刚刚入学，和舍友怎么也处不好，根本没有心思学习，甚至还有人因此萌生了退学的想法；也有同学因为爱情长跑了好几年，突然被分手，而哭着到咨询室问该怎么办的；还有同学因为家里亲人突然去世，自己悲伤过度，沉湎其中不能自拔；抑或是亲身经历重大自然灾害，如地震、泥石流、台风等，家里遭受重创，自己不能从当时的恐惧当中走出来，从而前来咨询求助。以上事件为何会给他们带来这么大的伤害？而我们又有什么办法可以从当下的情绪当中走出来呢?

第一节　应激的概述

上述事情都是应激源，而他们的反应就是应激反应。

一、应激的概念

应激是指出乎意料的紧张情况所引起的情绪状态。在不同寻常的紧张状况下人体会把各种资源（首先是内分泌资源）都动员起来，以应对紧张的局面，这时所产生的复杂的生理和心理反应都属于应激状态。

二、应激源

（一）应激源的概念

应激源通常是指向机体提出适应和应对的要求并进而导致充满紧张性的生理和心理反应的刺激物。一种刺激物能否成为应激源，除了同该刺激物本身的性质和特点有关外，还取决于当事人对它的态度、认知评价和适应应对能力等主体因素，以及环境特点。

（二）应激源的分类

1. 按应激源发生的时间特点分类　应激源可分为三类，包括应激性生活事件、慢性紧张和日常生活琐事。

生活事件又称生活变故，是指在生活中发生的，能够引起个体较强烈的心理情绪反应的生活变化。它们通常急性发生，短期内结束。例如：亲人逝世、失业、家庭破产、失恋或是遭遇地震、泥石流、火山爆发、台风等自然灾害。慢性紧张是指不断发生的需要通过长期改变来适应的要求。例如：搬家、去外地求学、工作等。日常生活琐事则是指日常生活中几乎每天都可能发生的一些小事情，这些事情虽小，但也可以给当事人造成精神压力。例如：经常性的处理工作中的紧急事件、学业当中的压力等。

2. 按应激源的性质分类 按应激源的性质可分为生理性应激源、心理性应激源、文化性应激源和社会性应激源。

（1）生理性应激源 一般是指生理性的刺激物，包括所有的物理、化学类的刺激，通过刺激人的躯体而产生的相应的心理反应和应激状态。

（2）心理性应激源 一般有包括双趋式冲突、双避式冲突、趋避式冲突和多重趋避式冲突，动机冲突及人际关系不良因素和挫折等因素，都可以成为心理性应激源。

（3）文化性应激源 是指因语言、风俗和习惯的改变而引起应激，最为常见的是“文化性迁移”，如由一种语言环境进入另一种语言环境，或由一个民族聚居区、一个国家迁入另一个民族聚居区或一个国家，在这种情况下个体将面临一种生疏的生活方式、习惯与风俗。从而不得不改变自己原来的生活方式与习惯，以顺应新的情况。

（4）社会性应激源 是指能导致个人生活风格变化，并要求人们对其做出调整或适应的事件。所谓生活风格（样式），是指组成一个人的日常生活方式的许多“经验和事件”。社会性应激源包括应激性生活事件和日常生活困扰。应激性生活事件指生活中重大的变故。日常生活困扰是指轻微而频繁的困扰或轻微应激源如每天挤车上下班，处理家庭事务，操心孩子学习等。日常生活困扰因年龄和职业特征不同而有所差异，如教师的日常生活困扰为“完成论文”和“工资低”，大学生的日常生活困扰则为“专业好坏”及“寻求职业或兼职”等。

文化性应激源和社会性应激源包含的更为广泛，日常生活的大小事件等都可以包含在内。

3. 按应激源的社会意义分类 按应激源的社会意义可以将应激源分为正性的应激事件和负性的应激事件。正性的应激事件如职务突然被提升、买彩票中巨奖、突然宣布结婚、高考意外的好成绩、其他意外的巨大收获等。负性的应激事件，如突然被撤职查办、重大的财产损失、失去至亲、被诊断患有致死性或致残性疾病、车祸等，或是突然发生的伤残、高考失败、失恋、离婚、遭受抢劫、家庭暴力等。

三、应激的理论模型

在应激研究中，应激对个体会同时产生生理、心理影响和行为影响，生理机制尤其是中枢神经反应变化尤其重要，在心理影响上，应激的发生必然引起个体的认知变化等一系列心理反应。为此，研究者提出了应激的刺激理论模型、心身模型、认知评价模型、相互作用模型，对生理、心理、行为的相互作用及重要性各有侧重，为更加清晰地了解应激的系统模型提供了有效的机制。

（一）应激的刺激理论模型

此模型重点是在研究刺激源的性质，即应激源的性质，解决的问题核心在于“是什么使得某些刺激物成为‘应激源’”。大量研究表明，能够引起应激反应的刺激物具有以下特点：超负荷、冲突、不可控制。其中超负荷以两种形式来理解，一种形式是短时间内负担太大，另一种形式为不限时间，但任务难度难以企及。冲突可以有多种不同的表现方式，如双趋式冲突、双避式冲突、趋避式冲突。不可控制则意味着充满紧张性的、令人不愉快的却又不以人们的行为为转移。但是此类模型更多的忽略人类的心理行为的复杂性和人的主观能动性。

（二）应激的心身模型

应激的心身模型认为，应激源在身体的一个系统内所造成的“应变”可以影响到其他系统，甚至导致其他系统的病变。个体的生理活动可以受到心理或情绪因素的严重影响，这种严重的心理生理反应在某些情况下也可以造成躯体性疾病。这个应激模型强调应激状况下的心理反应先于生理反应，情绪状态的变化导致了生理上的变化。

（三）应激的认知评价模型

应激的认知评价模型由武洛弗克（Woolofolk）和瑞查德森（Richasrdson）于1979年提出。该模型认为，应激反应不是环境因素的直接结果。许多环境因素本来是“中性的”“无关紧要的”。它们之所以使一些人产生应激反应，是由于这些人将它们视为“至关重要的”“必须慎重应对的”。因此该模型认为，应激反应乃是个体对情境或事件认知评价的结果，人们感受和评价事物的方式、赋予应激源的意义，决定着应激反应的发生与否和程度。赛里曾说过，“问题不在于发生了什么，而在于你是如何看待它”。由此可见认知评价的重要性。例如，面对相同的手术，对有过手术经历的人来说，可能会不太介意，而对于第一次进行手术的患者来说，很有可能产生一定程度的应激反应，出现紧张、焦虑、恐慌的情绪，体验到强烈的心理应激。有很多人把应激反应所带来的情绪障碍和身体症状归因于外部的应激源事件，但其实，引起这种状况的真正原因却是他们对这些事件的态度和认识。

（四）应激的相互作用模型

相互作用模型由拉扎勒斯提出（图4–1）。该模型认为，应激不仅仅依赖于外界因素，而且依赖于个体如何适当地处理紧张的情境，应激反应是外界因素与个体自身变量间互相作用的结果。相互作用模型不仅关注认知评价因素的中介及调节的作用，还关注着个体的心身特点或其他因素在应激反应中起到的中介、调节和缓冲的作用。其优势还在于，它不再单纯地把人看作为只会被动消极反应的有机体，而是成为具有高度主观能动的生命体。它可以很好地解释为什么当不考虑当事人个体心身特点或者应激反应上的差别时，面对同一紧张性刺激，便很难理解不同的人产生的应激反应截然不同的事实。

应激的相互作用模型把对应激的本质引向更深入的方向，更加的有助于我们了解应激的产生方式和条件。但其仍存在一定程度的缺陷，它没有明确的指出有哪些中介因素参与应激反应，也没有说明其作用机制和相互间的复杂关系。

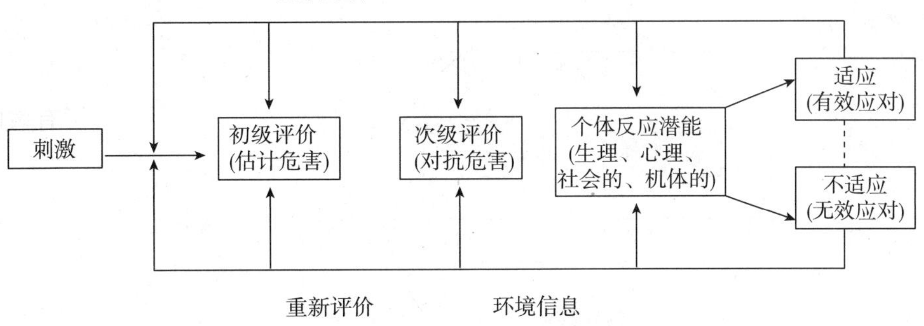

图4–1 应激的相互作用模型

（五）应激的系统理论模型

应激的系统理论模型主要解释了应激反应与中介因素之间的联系，与之前模型相比最大的特质在于该模型首次将多个中间因素系统化起来综合考虑并分析其对应激反应的影响，最主要的如人格特性、认知评价、应对方式、社会支持（表4–1）。

表4–1 应激理论模型

名称	研究重点	影响个体应激反应的因素	优点	缺点
应激的刺激理论模型	是什么使得某些刺激物成为“应激源”	超负荷、冲突、不可控制的应激源	考虑应激源的性质	忽略个体的主观能动性
应激的心身模型	心理影响生理	强烈的心理冲突或是情绪会导致生理反应	强调心身的关系	侧重于从生理方面研究，忽略了心理、行为和生理共同的作用
应激的认知评价模型	同一事件在不同人身上的反应	对应激源的认知评价	可从一定程度上解释为什么同一事件会对不同的人产生不一样的反应	人处理应激事件相对负责，这个系统的解释太过单一
应激的相互作用模型	个体如何适当的处理紧张的情境	认知评价、个体的身体特点及其他因素	把对应激的本质引向更深入的方向，更加的有助于我们了解应激的产生方式和条件	没有明确的指出有哪些中介因素参与了应激反应，也没有说明其作用机制和相互间的复杂关系
应激的系统理论模型	应激各因素间的相互作用	心理功能和生理功能相互影响、相互作用	首次将多个中间因素系统化起来，综合考虑并分析其对应激反应的影响	动态分析，较为全面的理论模型

该模型最早由姜乾金提出，其认为最核心的因素是人格特性，最关键的因素是认知评价，同时提出心理应激实质上是多个因素相互作用、反馈调节的控制系统，而不仅仅是简单的“刺激反应”或“因果”过程。例如：当刺激发生时，不同的人会对刺激作出不同的认知评价，进而采用不同的应对方式和社会支持，从而导致不同的应激反应。反之，应激反应也影响社会支持、应对方式、认识评价直至生活事件。也就是说，应激其实是有关因素相互作用的系统，即“应激系统模型”。

应激系统模型的基本特征包括：①应激是多因素的系统；②各因素互相影响互为因果；③各因素之间动态的平衡或失衡决定个体的健康或疾病；④认知因素在平衡和失衡中起关键作用；⑤人格因素起核心作用。

根据系统模型，心理应激可以被定义为：个体的生活事件、认知评价、应对方式，社会支持、人格特征和心身反应等生物、心理、社会多因素构成相互作用的动态平衡“系统”，当由于某种原因导致系统失衡，就是心理应激（图4–2）。

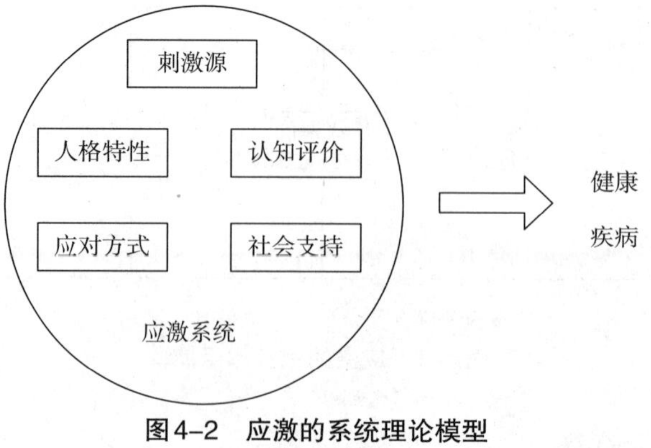

图4–2 应激的系统理论模型

第二节　应激过程

新冠肺炎疫情的来袭，有些人在这场疫情中身体遭受了巨大打击，也有些人失去了自己的家人。为什么一些人经历了这种事件后能够较快恢复，有些人却因为很小的打击而使自己的生活脱离了正常的轨道呢？有哪些因素影响了我们的应激反应呢？

一、影响应激反应的内部因素

（一）人格特性

人格特性是心理应激反应的重要的中间因素之一，越来越多的研究表明，它影响着几乎所有的与心理应激相关的中间因素。人格特性也称人格特质（简称个性），反映的是人长时期的一种状态，指的是无论情境变化或者时间变化，其行为方式都保持一致的一种倾向。或者也可以认为，组成人格的因素引发并主动引导人的行为，以使个体面对不同种类的刺激时都能做出相同反应的一种心理结构。

近年来的研究表明，个性对心理应激反应起着关键性的作用。首先，个体对生活事件的感知会受到个性的影响，甚至其决定某些生活事件的形成；如一个自尊心过强或是太自卑的人，在生活中，更容易遭受来自人际关系上的应激。其次，个体对生活事件的认知评价也会受影响，个体的价值观、行为准则等都具有个性倾向性，甚至个体能力、性格等心理特征因素，这些都会在应激过程中以不同的程度影响到对应激源的初级评价和次级评价。并且，个性有缺陷的人往往存在着一定程度的非理性的认知偏差，这可以直接导致较多的心身症状。一个开朗乐观的人即使遭遇较为严重的生活事件，也会调整自己的认知，用积极的评价方式来应对应激事件。最后，个性特征与应激反应的形成和程度有着千丝万缕的关联。个体人格特性不尽相同，在面对同样的生活事件时，发生的心身应激反应完全不同。

另外，人格特性通过影响应激反应也会对个体的健康产生一定的影响。应激与人格、性格及健康的联系主要体现在：某种人格或性格可能更容易患某种疾病。不同性格类型的人对疾病有不同的应激反应，并影响疾病的进程。例如A型人格与高血压、冠心病的联系更紧密。A型人格的人一般有着极强的好胜心、自尊心，做事风风火火，急于提前完成任务。好的方面来讲可能办事效率高，但从心理健康方面来说，容易造成紧张压迫感，从而易患高血压、心脏病等与个人情绪状态相关的疾病。还有，抑郁性人格及疾病易感性人格，这些人格特性更容易在应激压力下发生某种心身疾病。研究发现，生活应激对心理痛苦的直接效应，坚韧的人格可减轻不利生活事件对大学生心理健康的负面影响。坚韧人格可以影响个体应对应激的后果。

人格因素在应激系统中的作用，包括性格、脾气、习惯、观念等往往更值得注意，这些因素影响个体的认知，在心理应激系统中起到核心作用，但人格因素究竟通过何种机制影响应激和健康，在应激与健康间起到何种作用，目前并无一致的研究结论，因此需要更加深入的研究来探寻三者之间的相关关系。

（二）认知评价

阿诺德（Arnold）是第一个提出认识评价的学者，其将评价描述为情感的认知决定因素，将其描述为一个快速、直觉的自动发生的过程，有别于较慢、抽象、深思熟虑的思维。她认为认知评估是即时的、不假思索的。如果我们看到有人用手指戳我们的眼睛，我们会立即避开威胁，即使我们知道他（她）并不想伤害我们，甚至不想碰我们。由于这一运动是直接的、不知情的，甚至与我们的认识相反，对可能造成的损害的评估也必须同样是直接的。

目前使用较多的定义是来自阿拉勒斯的阐述，即认知评价是个体根据压力情境对自身健康的影响而进行的对压力情境的分类过程。同时，他们强调认知评估不仅是一个信息处理过程，更重要的是这个概念涉及压力情境对个体的意义，是一个主观的评估过程。

根据阿拉勒斯提出的认知评价理论，按照评价的问题不同，认知评价包括初级评价（primary appraisal）和次级评价（secondary appraisal）。其中，初级评价回答了“在现在或将来，我是遭遇到了麻烦还是遇上了好事？其以何种方式进行？”的问题。次级评级回答了“对于这个麻烦或者好事，我能做些什么呢？”的问题。

1. 初级评价 初级评价的结果可以分为三种不同的类型：①不相关的；②积极受益的；③有压力的。

当个体与环境的接触对其自身的健康没有任何影响时，初级评价结果为不相关的。换句话说，它对个体来说没有任何的价值、需求或承诺；个体在这次与环境的接触中没有损失也没有获得。对人类来说，区分事情的相关和不相关具有很强的适应性，只有在需要或必要的时候，他们才会采取行动。

如果一件事情的结果被评价为是积极受益的，也就是说，如果它能保持或增强幸福感，或有这样的可能，那么初级评价的结果就是积极受益的。这些评价的特征是愉快的情绪，如喜悦、爱、幸福、兴奋或平静。

第三种压力评估，即挑战，与威胁有许多共同之处。二者的主要区别在于挑战关注事情固有的潜在收益或成长，并且挑战带来愉快的情绪，如热情、激动、兴奋，而威胁的关注在于潜在的危害，其特征是负面的情绪，如恐惧、焦虑和愤怒。威胁和挑战不一定相互排斥。例如，一个职位的晋升很可能被评价为在知识和技能、责任、认可和经济回报方面具有潜在的收获。与此同时，它也带来了这样的风险：个体被新的需求所淹没，工作表现不如预期。因此，晋升很可能被评价为既是挑战也是威胁。尽管威胁和挑战评估的区别在于它们的认知成分（对潜在伤害或损失与掌握或获得的判断）和情感成分（消极情绪与积极情绪），但它们可以同时发生。例如，在拉扎勒斯对考试压力的研究中，学生被要求说明，他们在多大程度上经历了威胁的情绪，如恐惧、担心、焦虑和挑战的情绪。临近考试，94%的学生表示他们同时感受到威胁和挑战的情绪。

2. 次级评价 当个体处于危险时，无论这个危险是威胁还是挑战，都必须采取措施来控制局势。在这种情况下，次级评价更加明显，即评价什么可以做，什么不可以做。次级评价决定了个体应对方式的选择。次级评价活动是压力情境的一个重要特征，因为其结果取决于可以做什么，以及处于危险之中的是什么。次级评价是一个复杂的评价过程，它考虑到哪些应对方案是可用的，一个给定的应对方案实现的可能性，以及一个人能够有效地应用特定策略或一组策略的可能性。

（三）应对方式

应对方式是指个体在面对挫折和压力时所采用的认知和行为方式，又可称作应对策略或应对机制。它是研究者出于对理论研究和实践的需要对应对进行分类形成的。应对方式现在已经成为心理应激过程中一种重要的中介因素，一方面受生活事件的作用，同时又影响着应激反应的性质与强度，调节着应激同疾病间的关系。具体的应对方式和理论我们将在后面的章节中详细探讨。

二、影响应激反应的外部因素

（一）应激源性质

应激源对于个人来讲是生活中的正性事件还是负性事件，是紧急性事件还是生活中无关紧要的琐事，应激源的性质在一定程度上影响应激反应。

（二）社会支持

社会支持包括经济援助、智力支持、道义支持和精神安慰等。社会支持可以缓冲应激的破坏作用。一般来说，个体的社会支持网络状况随年龄的变化而变化，幼年时代多依赖父母等亲人，学龄儿童与青少年时代小伙伴和同学支持的重要性逐渐取代长辈的地位，成年后则主要依赖配偶、同事、朋友和组织的支持。研究证明，缺乏社会支持是导致创伤后综合征和心身疾病的一个重要因素。反之，具有良好的支持性社会关系的个体能够较好地应对应激问题，降低心身疾病的发病率，社会支持水平较低的人的自然杀伤细胞(NK)水平也较低；缺乏社会支持者中抑郁症和自杀倾向都较高。普遍认为，良好的社会支持网络有对抗应激效应或消除和分散应激源的负性效应的作用，有助于减弱处于应激中的个体的寂寞与孤独，有助于降低总体应激水平。

知识链接

大学生压力问卷：你有多大的压力

压力作为应激源的一部分，对大学生心身健康起着重要作用。接下来，就让我们一起来测一下你的压力值吧。看看下面描述应激源的每个事件是否在过去一周内出现在你的生活中。出现的时间总数就是总分。

计分标准：出现1次计1分，出现2次计2分，依次类推。

（ ）缺钱	（ ）有人打破承诺
（ ）死亡（家人或朋友）	（ ）无法专注
（ ）有很多测试	（ ）想一想未完成的任务
（ ）有人做了你无法忍受的事	（ ）到了期末考试周
（ ）和男/女朋友一起生活	（ ）缺乏睡眠
（ ）继续升学	（ ）感觉需要安排交通事宜
（ ）生病、受伤	（ ）今天剪了个不好发型
（ ）成为犯罪的受害者	（ ）有一个课堂展示
（ ）工作要求改变	（ ）申请一份工作
（ ）所有的课都在同一天上	（ ）与男/女朋友发生争执
（ ）没有时间吃饭	（ ）下一周很艰难
（ ）感到来自同伴的压力	（ ）许多事情的截止日期快到了
（ ）没有准备的情况下去考试	（ ）上学阶段也在工作
（ ）与朋友的价值观发生冲突	（ ）宿醉
（ ）电脑出现问题	（ ）丢了某样东西（特别是钱包）
（ ）宠物死亡	（ ）由于没有来自家庭、社会的支持而感到不安

(　) 在任务中表现不好
(　) 在测试里面表现得没有预期好
(　) 喝醉后从酒吧回家
(　) 使用一个假的身份证
(　) 面试
(　) 项目、研究论文时间截止
(　) 在测试中表现很差
(　) 无法完成你需要做的每件事
(　) 听到不好的消息
(　) 排队时有人在你前面插队
(　) 对抗一个权威人物
(　) 异地恋
(　) 为一个测试临时抱佛脚
(　) 依赖其他人
(　) 感到没有组织可以归属
(　) 与男/女朋友分手
(　) 尝试做出重大决定
(　) 感到被孤立
(　) 和室友有矛盾
(　) 收支失衡
(　) 亲戚来访并款待他们
(　) 发生性关系的决定一直存在于脑海中
(　) 父母控制金钱
(　) 在想学习的时候出现噪声
(　) 有人在没有经过你允许的情况下借走你的东西
(　) 不得不寻求金钱
(　) 和老师谈话
(　) 环境的改变
(　) 接触到令人心烦的电视节目、书籍或电影
(　) 上课迟到
(　) 日程安排不稳定
(　) 发现男/女朋友欺骗你
(　) 试着进入你的专业或学院
(　) 错过时间并需要等待
(　) 应对意外事故
(　) 为论文而熬夜
(　) 你期待某人打电话给你，但他/她没有
(　) 假期
(　) 在无聊的课程中坐着
(　) 最喜欢的运动队输了
(　) 思考未来
(　) 总分

你是怎么做的？总分可能有利于大致了解到作为一个大学生，你经历了多大压力。
0~7：非常低水平的压力；
16~23：压力水平为大学生平均水平；
40+：非常高的压力水平。

第三节　应激反应

不知道同学们有没有过这样的经历：在课堂上突然被老师叫起来回答问题或是在我们毫无准备的前提下，老师当堂宣布来一场随堂测验，又或是在遭遇地震时会飞快地跑出教室或家里，而在这个时候我们会感觉有一股电流，直冲大脑，还有可能产生心跳加速或是其他生理反应。当人们面临应激事件时会产生一系列的生理、心理和行为反应，即应激反应。

应激反应在一定程度上是机体主动适应环境变化的需要，能够唤起和发挥机体的潜能，增强抵御和抗病能力，例如，老师突然交给你一项任务，在紧急情况下，你可能会调动全身力量去解决和完成这个任务，这有可能提升你的办事效率和办事能力。但如果长期面临这样

的紧急情况或是这项任务超越了你的能力范围，就会导致心身健康受损、工作效率下降、人际关系紧张、适应性降低、免疫功能减弱等。应激反应通常表现在生理反应、心理反应、行为反应三方面。

一、应激的生理反应

（一）交感–肾上腺髓质系统

该系统是最早参与应激反应的系统之一。坎农通过对动物的研究发现，当机体处于应激状态时，刺激引起的神经冲动被传递至下丘脑，使交感–肾上腺髓质系统产生兴奋，释放大量儿茶酚胺，肾上腺素和去甲肾上腺素的分泌增多，中枢神经系统的兴奋性提高，机体处于警醒状态；心跳加快，改善了周围组织器官的血液供应量；糖原和脂肪快速分解，向组织细胞提供更多的能量，引起心理、躯体和内脏的功能改变。

（二）下丘脑–腺垂体–靶腺轴

下丘脑肽能神经元分泌的神经肽调节着腺垂体的活动，肽能神经元的活动又受制于脑内神经递质和体液中性激素、肾上腺皮质激素等。腺垂体则起着上连中枢神经系统，下接靶腺的桥梁作用。肾上腺皮质是腺垂体的重要靶腺之一，在应激状态下丘脑、腺垂体、肾上腺皮质轴活动增强，同时抑制葡萄糖的消耗，使血糖升高。有时盐皮质激素的增加，也会引起血容量的增加。

（三）免疫系统

当个体长期处于应激状态下，会损害人的免疫系统。神经系统调节儿茶酚胺、阿片样物质作用于免疫细胞的受体，影响免疫细胞的合成与释放。同时，下丘脑通过垂体释放促肾上腺皮质激素并伴随β–内啡肽的分泌，作用于淋巴细胞表面的受体，影响免疫功能。

（四）一般性适应综合征

在19世纪中期，经过加拿大内分泌专家汉斯·塞利（Hans Selye）的不懈努力，我们知道应激是如何导致疾病的。简单地说，塞利发现了不同应激源会带来本质相同的系统反应，或者一般性的生理反应，这些反应能够调动身体资源去应对威胁。不仅如此，他还发现，所有应激源都会激发一些有助于身体适应这种应急预案的反应。由于身体反应是一般性而非针对某种应激源的，所以塞利把这种变化称为适应综合征，并指出这种适应综合征包括警觉、阻抗和衰竭三个阶段。

警觉阶段（alarm phase）是个体遭遇到应激时的早期反应，指有机体在受到外界紧张刺激时，在很短时间内迅速通过自身的生理功能的变化和调节来进行适应性的防御。如果这种防御性反应有效，警戒时人体需要充分动员自身的潜能，脑垂体继续分泌肾上腺激素，引起体内脂肪和蛋白质向糖转化，以满足机体的能量需要，应对环境的突变。

如果应激源一直没有消除，但是已经没有一开始那么强，那我们就进入了阻抗阶段（resistance phase），在这一阶段中，所有警觉阶段的生理改变都还在发挥作用，身体试图去抵抗应激源的影响。免疫系统也处于高度运转中，为了抵抗感染，白细胞数量增加。研究表明，身体在这一阶段表现出的抵抗只适用于原刺激源。塞利在他的他的研究中发现，如果实验中的动物适应了一种应激源（例如电击），那么当第二种应激源（例如极度寒冷）被引入后，这只动物很快就死亡了。动物身上的资源很明显被过度消耗，以至于无法再调动资源去抵抗新的应激源。想象一下：经过一个多月的精心准备，你满怀信心地去心仪的企业进行了面试，现在面试结束，虽然还没出结果，但至少也可以松口气。但是，此时，你的电话响了：你期盼已久的恋人打来电话，但声音却有些低沉，她说："想跟你好好谈谈"。这是个不好的开始，你们的感情有可能会遭遇考验甚至是分手（这是一个新的应激源）。因为准备面试精神紧张、疲惫不堪的你，会怎样处理这个谈话呢？你会是什么心情呢？但如果，没有面试，你处理这个谈话是否会游刃有余些呢？

若阻抗持续下去，此时必需的适应能力已经用尽，身体也无法再保持强烈的生理抵抗。在第三阶段，也就是枯竭阶段（exhaustion phase），人体会恢复正常。在枯竭阶段，许多运转过程可能会导致生理和心理状况的恶化。例如，血压的升高会在短时间内导致头痛，而且持续下去的话，会导致脑卒中和冠心病——它们是导致死亡的主要原因。与此同时，缺乏抵抗力的消化系统会导致一些溃疡的形成，而且随着时间的延长，会导致肥胖。慢性压力也和血流中的脂肪沉淀增加有关，这会增加脑卒中的风险。还有一些危险潜伏在被耗损的免疫系统中，导致充满压力的个体成为传染病或其他疾病的主要感染者。

二、应激的心理反应

在应激状态下，机体除生理上的变化外，心理反应也非常明显。应激状态下的心理反应主要表现在情绪方面，如：恐惧、愤怒、焦虑、敌意、抑郁等。在应激状态下，认知功能也受破坏。典型的认知应激反应是注意分散，思维清晰度降低，正确回忆减弱。"灾难化"是最常见的认知性应激反应，表现为对负性事件的潜在后果详加描述和过分强调。如考试期间，考试焦虑的学生经常说："我要考砸了"等。"灾难化"干扰正常认知功能并产生强烈情绪及生理唤起，从而导致学生的考试成绩进一步降低。

三、应激的行为反应

应激的心理反应必然伴随着人的行为上的改变，这是个体为使应激对机体心身影响减少到最低限度的缓冲反应，用于减轻症状，适应环境，我们称之为行为反应。

行为反应主要包括躲避行为、推诿行为、变相依赖、反常动作增加和替代性攻击等行为倾向。躲避行为是为达到离开刺激源而避开引发危险或威胁情景或场所的防御行为；推诿行为是把自己的挫折或失败归咎于自身以外的原因，通过推卸责任以减轻内疚；变相依赖是指个体在应激状态下常常依靠吸烟、饮酒或过量饮食、疯狂购物等不良行为来应对环境的改变；反常动作的增加是指应激状态下有步履加快、讲话急促等迫不及待的行为倾向；替代性攻击是指个体为减轻心理压力，而选择某种替代目标发泄、攻击，如虐待（包括对人或物的虐待）。这些行为反应有些是积极的，有些则是消极的。消极的行为反应固然可产生暂时的效果，但对机体的健康有负面影响。

知识链接

创伤后应激障碍

创伤后应激障碍，又称为延迟性心因性反应。引起创伤后应激障碍的刺激因素往往具有异乎寻常的威胁性或灾难性的心理创伤，如地震、洪水、战争凶杀等，这些刺激因素常引起受辅者极度恐惧、紧张害怕和无助感从而处于极度的悲痛和忧伤。一般认为，应激刺激的大小、暴露在创伤情境的时间长短、威胁生命的严重程度，以及个人性格特点和生活经历、社会干预与支持、躯体耐劳、心理素质等是影响本病病程是否迁延的重要因素。

创伤后应激障碍从遭受精神创伤到出现异常的精神症状常有一个潜伏期，潜伏期可以是数日、数月至半年。病程可长达数年，少数受辅者可持续多年不愈而成为持久的精神病态，甚至可有人格的改变。

临床表现为：①反复发生闯入性的创伤性体验重现，对精神创伤性事件的病理性重现，亦称“闪回现象”，这是最具诊断意义的症状。受辅者控制不住地反复回想受到精神创伤的经历，或反复出现创伤性内容的梦境或噩梦。②持续性的高度警觉性增高。表现为难以入睡或易惊醒。③持续的回避行为。对既往创伤处境或活动中的回避，竭力不愿意回想有关创伤性的经历和相关的人员，回避参加会引起痛苦回忆的场所和活动。回避与创伤有关的想法、感受和交谈话题。在创伤性事件后的媒体访谈和涉及法律程序的取证过程往往会给受辅者带来极大的痛苦。受辅者常常表情木然、淡然，不愿与人交往，对亲人冷淡，兴趣爱好范围变窄，对过去热衷的活动兴趣索然，对周围环境反应迟钝，对未来失去希望和信心，严重的可万念俱灰，采取自杀行为。④选择性遗忘。即对既往创伤性事件或经历的某些重要情节不能回忆，或选择性遗忘。

诊断标准如下。

（1）症状标准　①遭受天灾人祸等异乎寻常的创伤性事件或处于一个严重约束的环境之中(例如作为人质被囚禁等)。②反复重现创伤性体验，并至少有下列其中一项：不由自主地回想受打击的经历；反复现有创伤性内容的噩梦；反复发生错觉、幻觉；反复发生触景生情的痛苦，如目睹死者遗物、旧地重游，或周年日等情况下会感到异常痛苦和明显的生理反应，如心悸、出汗、面色苍白等。③持续的警觉性增高，至有下列其中一项：a.入睡困难或睡眠不深；b.易激惹；c.集中注意困难；d.过分地担惊受怕。④对与相似或有关的情境的回避，至少有下列其中两项：a.极力不想有关创伤性经历的人与事；b.避免参加会引起痛苦回忆的活动，避免到会引起痛苦回忆的地方；c.不愿与人交往，对亲人变得冷淡；d.兴趣爱好范围变窄，但对与创伤经历无关的某些活动仍有兴趣；e.选择性遗忘；f.对未来失去希望和信心。

（2）病程标准　精神障碍在遭受创伤后数日至数月后延迟发生，罕见的病例会延迟半年以上才发生，符合症状标准至少已3个月。

（3）排除标准　可排除情感性精神障碍(心境障碍)、其他应激障碍、神经症状、躯体形式障碍等。

第四节　应对方式

一、应对方式的概述

应对，也称应付，随着应激理论的不断完善，应对作为影响应激与个体心身健康成长的一个重要因素越来越受到学者的广泛关注。拉扎勒斯认为，应对是“当个体评估内在或者外在的要求超过自身的资源后所持续进行的认知和行为努力”。康帕斯等认为应对是应激的一系列过程的一个方面，将其定义为个体在面对应激事件和环境时，调节情绪、认知、行为和环境的有意识地意志努力。姜乾金认为：应对是个体为了对付应激而采取的各种相应的认知活动和行为活动，是重要的心理应激因素。

应对方式是指个体在面对挫折和压力时所采用的认知和行为方式，又可称作应对策略或应对机制。应对方式现在已经成为心理应激过程中一种重要的中介因素，一方面受生活事件的作用，同时又影响着应激反应的性质与强度，调节着应激同疾病间的关系。

二、应对方式的理论

（一）应对的心理防御机制观点

该观点来源于弗洛伊德的自我防御机制理论。在弗洛伊德的人格理论中，自我在调节本我和超我之间关系时会产生焦虑，处于一种压力之中。通过压抑、投射、升华、合理化等防御机制，来摆脱不被现实认可的念头，达到解决个体内心重大冲突，保护自身的目的。这种所谓的应对方式是在无意识层面上进行的。后来，哈特曼（H.Hartman）发展了弗洛伊德的思想，认为自我拥有独立于本能冲动的自主适应功能、整合功能和对环境的调节功能，从而将防御机制视作个体应付体内、外紧张性刺激、维护心理健康的心理手段。

（二）应对的特质理论

应对的特质理论认为个体采取的应对策略具有跨时间、跨情境的稳定性，可以脱离情境因素来探讨应对的策略，因此，应对的特质理论考察的也就是在应对策略选择上的个体差异。早期的研究者认为人们有自己偏好的应对策略，在不同的情境下都会使用这些应对策略，被称作应对风格，如：回避型-直面型应对风格。近期的研究者则从人格特性的角度分析应对行为，人格特性体现在人的行为中，当然也会在应对行为上有所表现。在这种理论的基础上，研究者多从人格角度展开对应对行为的研究，探索不同的人格特征对个体应对方式的影响。

（三）应对的过程理论

应对的过程理论是应对研究中最有影响的理论模型，由拉扎勒斯提出。这个理论认为应对可以分为两个过程，即认知评估和应对行为，这两个过程是应激与其导致的短期和长期心身结果之间的重要中介。在前面的章节中，我们重点了解了认知评估是怎样影响应激的。而个体对情境做出评估后，根据自身的资源选择应对策略，即具体的应对行为。从功能上看，应对分为两种：一种是问题为中心的应对，旨在解决造成个体和环境之间压力的问题：一种是情绪为中心的应对，旨在调节情绪。

（四）应对的情境特征理论

情境特征理论指的是在应对研究中强调情境的特征与不同应对策略选择之间的关系。与过程理论相同之处在于：二者均强调情境对应对方式的影响；不同的是：过程理论还关注应对过程的阶段性和不同的应对方式在不同阶段使用的结果，而情境特征理论注重同样的情境下应对表现出相对的稳定性。换言之，类似的情境会引发类似的应对反应，不同的应激源会引起不同的应对反应。它忽视了人格特性、个体差异对应对的重要作用，不能说明同一应激情境下个体应对方式的差异，也不能说明在不同时间，同一个体、同一应激情境下应对方式的差异。

三、应对的分类

（一）从应对的功能角度分类

从应对的功能角度将应对分为以问题中心的应对和以情绪中心的应对，这是一个广为大家接受的分类方式。

通常来说，有两个健康应对的基本方法：以情绪为中心的应对策略和以问题为中心的应对策略。①以问题为中心的应对策略：指的是弄清应激源并采取行动解决它。这可能包括一些预先的计划，例如当你要进入大学，成为一名大学生前，在这种情境中，以问题为中心的应对策略可能包括：提前去学校论坛了解学校情况，提前和班级同学建立联系或是提前找好你的室友，从而减轻你的焦虑，因为你了解了学校且知道自己能做好。②以情绪为中心的应对策略：指的是通过了解你的感受、关注和应对这些感受来调节自己对应激源的情绪反应的一些努力。有效的以情绪为中心的应对策略必须和沉思区分开来，沉思是沉浸于消极的想法（而不是情绪）中。

两种类型的应对策略都是有用的。一般来讲，当可以采取某些具体行动去减少应激源时，以问题为中心的应对策略较好。相反，在你必须接受一个情境，或需要克服情绪从而可以清楚地思考并做出理性行动时，以情绪为中心的应对策略能够及时地帮助你。有时候两种应对策略一起发挥作用是最好的。例如，如果你竞选班委失败，你可能再去竞选学生会（以问题为中心），但你发现自己无法专注于接下来的竞选，因为你对竞选失败这件事感到非常生气和困惑。在这种情境中，尝试一些以情绪为中心的应对策略可以帮助你平静下来，并能更加清晰地思考。你可以去跑个步或健身，向值得信任的朋友倾诉，把事情写进日记里或者做其他能让你克服消极感受的事情。或者，你可以洗个热水澡，休息一下或吃一些有营养的东西。当我们的情绪反应可能会变得不受控制之前，专注地对它进行处理。随后，感觉平静或是重拾信心时，你就可以专注地处理应激源和解决问题了。

（二）从应对行为是指向还是远离应激情境的角度分类

从应对行为是指向还是远离应激情境的角度提出趋向应对和回避应对。

趋向应对包含指向应激情境的认知（积极评估）和行为（直接行动）反应。回避应对包括不考虑应激源或回避面对应激情境的认知或行为的努力。与问题和情绪指向的区别相似，趋向－回避维度的问题过于广泛，难于对更具体的应对亚类型作区分。

知识链接

心理应激与健康——一则关于猴子的心理学实验给我们带来的启示

1.预备实验　把一只猴子放在铜条里，双脚绑在铜条上，然后给铜条通电。猴子挣扎乱抓，旁边有一个弹簧拉手，是电源开关，一拉就不会感到痛苦了，这样猴子一被电就拉开关，建立了一级条件反射。然后每次在通电前，猴子前方的一个红灯就亮起来，多次以后，猴子知道了，红灯一亮，它就要受苦了，所以每次不等来电，只要红灯一亮，它就先拉开关了。这就建立了一个二级条件反射。预备实验完成。

2.正式实验　在这个猴子的旁边，再放一猴子，与第一个猴子串联在铜条上，隔一段时间就亮红灯，每天持续6小时。第一只猴子注意力高度集中，一看到红灯就赶紧拉开关，第二只猴子不明白红灯代表什么意思，无所用心，过了二十几天，第一只猴子就死了。

究竟是什么原因导致了第一只猴子很快死亡的呢？

第一只猴子是因为什么死的呢？科学家发现，它死于严重的消化道溃疡，胃烂掉了，实验之前体检它没有任何胃病，没有溃疡，可见这是二十几天内新得的病。

第一只猴子要工作，他的责任重，压力大，精神紧张，焦虑不安，老担惊受怕，它的消化液和各种内分泌系统紊乱了，所以就会胃溃疡。

由此说明，不良的情绪会产生过高的应激值，将严重损害身体的健康。

人们在日常生活中所经历的各种躯体的、精神的和社会文化事件，突然的创伤性体验，慢性紧张等，这些来自于环境、社会、工作、生活的应激源都会使个体处于躯体或心理上的应激状态，进而引发个体产生各种变化，如紧张焦虑、压力恐慌等心理反应；高血压、心脏病、失眠等生理反应。过度的反应可能会导致神经系统、内分泌系统、免疫系统功能紊乱，焦虑、抑郁等负性情绪甚至导致不恰当的自我评价，引起消极的生理心理反应，损害健康。因此我们要主动去识别自己的应激反应，调节应激值，努力解决应激源，调整自己的情绪，让自己的心身更加健康。

四、大学生该如何正确对待应激

（一）再思

再思即换个角度考虑问题。任何一件事情都有两面性，个体遭遇应激事件或患有心身疾病往往是考虑其不良的一面，而较少考虑如何去应对它。再思就是要我们重新去评价应激事件或基本，调整生活方式与心态。例如，调整生活节奏和饮食习惯，戒除吸烟、酗酒等不良行为，改变非理性信念与思维等。

（二）降低

降低即降低应激源的影响，包括消除、回避和改变。消除指去除应激源，例如：消除噪音、治愈疾病等。有些应激源无法消除，可采取回避策略，“退一步海阔天空”。改变就是主动改变环境、听音乐、从事自己喜欢的活动，改变情绪，从而降低对应激源的感受。

（三）放松

放松主要指心理放松，使思维和情绪恢复平静。有不少人较多地关注自我或是自我疾病，造成焦虑感，导致情绪和思维的高度唤起，严重时会加重病情。采用渐进性放松法、生物反馈疗法等可以使全身肌肉松弛从而能减轻症状，降低焦虑水平。

（四）释放

释放能量是对抗应激的手段之一，通过散步、游泳、慢跑、跳舞等有氧运动，生理上可以降低紧张情绪，心理上则可使体内内啡肽、多巴胺更多地释放而产生欣快感。

（五）寻求社会支持

研究发现，生活压力较重的人（例如失去伴侣或工作），如果拥有朋友或家人给予支持，那么他们会相对减少生理或心理的不适。

（六）积极情绪

培养和表达幽默感也可以缓解应激的影响。在面对应激源期间找到一些让人发笑的事情，不仅改善了心情，也降低了应激源带来的生理影响。作为一种人格特性，拥有良好的幽默感也能降低对应激源的认知评价。哈佛心理学家乔治·瓦利恩特在研究男性寿命的过程中发现，生活中的欢乐能作为预测健康和长寿的关键因素之一。

（七）健康的生活状态

健康的生活状态包括规律的锻炼、均衡的饮食及良好的睡眠。研究发现规律的锻炼不仅对身体有好处，而且能带来心理上的益处，包括压力的减少和心理健康。而想要拥有健康和有效应对压力的能力，我们需要运转良好的大脑，这就需要营养去维持。为了应付潜在应激源带来的认知需求，我们必须有足够的睡眠来保证。

（八）重组

重组是指将上述各种手段结合起来，构建新的生活方式。对于长期慢性应激者或患有心身障碍的患者，重组一套适合病情的生活方式对改善心身状态、提高生活质量是极有意义的。

案例情景剧

“就业”来袭，你准备好了吗？

角色：小新、室友一、室友二、室友三、面试同学、辅导。

四月，招聘企业陆续来校进行招聘，小新花了一个月的时间准备简历，演练面试环节，就是为了能在招聘中脱颖而出，顺利拿到offer，为此，一向节俭的小新还特意去买了一身新衣服。

面试日终于到了，前一天晚上，小新有些紧张，又有些兴奋，所以整晚小新都睡得不是很好。

情景一：宿舍，早起，面试之前

小新：同志们，我觉得我有点紧张，万一面试不过怎么办啊？

室友一：不会的，你准备了那么久，一定没问题的。

室友二：没事，万一不过，后面还会有企业来的。

室友三：我也有些紧张，第一次参加这种面试呢。好怕到时候结巴。

小新：是的，这也是我最担心的，就怕到时候一紧张说不出话。

室友一：别想这么多了，快走吧，迟到了就不好了。

众人应和，离开宿舍。

情景二：面试等候室

小新发现所有人都穿着正装，拿着简历，小新不由得又紧张起来，她感觉手心在不停地冒汗，手脚也有些僵硬了，偏偏她今天为了面试，还穿了平时不常穿的高跟鞋。

同学一（刚面试出来）：哎呀，紧张死我了。

同学二：面试官都问了些什么问题啊？

同学一：就让自我介绍了，然后问了问关于职业的规划和对申请岗位的认识。你们后面的同学可以好好想想这些问题。

同学们纷纷议论了起来。

小新默默听着，开始梳理起自己的思路来。

情景三：面试完成后，宿舍内，小新一脸沮丧。

室友一：小新，你怎么了？面试不顺利吗？

小新摇摇头：本来都准备好应答那些常见问题了。但是，面试官却问了我一些不一样的，我心里一慌，就没怎么答上来。后面再问到我之前准备的问题时，我也答不上来了。我感觉我要失败了。

室友二：应该没事的，你也别太沮丧了，说不定没有你想的那么糟呢！

室友三：是呀是呀，万一是你想的太糟糕呢。

小新把头低了下去。

情景四：几天后，宿舍

室友一：你们快查查邮箱，看看有没有收到录用通知。

室友二：这就来。

室友三：好紧张啊。

小新坐在床上没有动，她有种不好的预感。

室友一：我被录取了！太好啦！你们呢？

室友二：我也被录取了！

室友三：我也被录取啦！终于可以睡个好觉啦！

室友一：小新，你也快查一查，说不定会有好消息呢。

小新下了床，打开了电脑，深呼吸了一口。她打开邮件，小新这次失败了。

室友二：小新，没事的，还有机会，后面还有学校开展的招聘呢，机会很多，你可不要灰心啊。

小新点点头，但她心里无比落寞，想到自己对着镜子练习的画面，她感到更加失落了。

情景五：宿舍

小新又陆续通过网络面试了几家公司，但是都没有拿到理想的录用通知。她有些灰心了。

情景六：辅导员办公室

小新：辅导员，我需要帮助。

辅导员：小新，你怎么了？

小新：明天，学校举行的大型招聘会又要来了，但是我却感觉我面试不过的。无论我怎么努力，我总是在失败，我明天怎么办呢？我都没有信心去了。我甚至都不想去了。我好害怕。

辅导员：在我印象当中，你一直是一个很有自信的孩子，怎么会对自己这么没有信心呢？

小新：我前前后后面试了四五家企业，但都没拿到录用通知。前面的时候，我还能自我安慰，像是对手太强了、自己没有发挥好或是这家企业跟我没有缘分。但，越到后面，我越来越没有自信，面试的时候也表现得越来越不好，渐渐地我开始失眠了，也不想吃东西。一想到明天又要面试，我就害怕。

辅导员：我了解了。面试这件事确实给你造成了不小的压力，但是我从你最近一直在面试这件事情上，看到了你坚韧的一面，虽然失败了，但没有轻易放弃，这种精神让我很感动。但是，你也要知道，你刚刚所说的这几个企业都是非常强的企业，竞争压力很大，所以并不是你不够优秀。你要知道，“阳光总在风雨后”，你累积的经验越多，后面面试成功的概率也就越大。你现在要做的就是回去准备好你的简历，好好睡一觉，明天以一个平常心来面对面试，从容淡定，我相信你一定能够做到。

小新：真的吗？我真的可以吗？

辅导员：我对你有百分之百的信心，同时你也要有百分百的信心。你一定可以做到的。

小新：嗯嗯，好的，我知道了，谢谢辅导员。

小新重新整理了自己的心情，早早睡了觉。几天后，她如愿收到了单位的录取通知书。

我们在面对新的挑战时，这种挑战有可能会成为我们的应激源，当应激源不断涌入我们生活时，我们的情绪可能会受到影响，身体也可能会遭受冲击，但我们一定要学会积极面对，如果不能正常调节应激源给我们带来的影响，也一定要及时求助我们的老师或是心理咨询师，从而帮助我们的生活回归到正常轨道上来。

思维导图

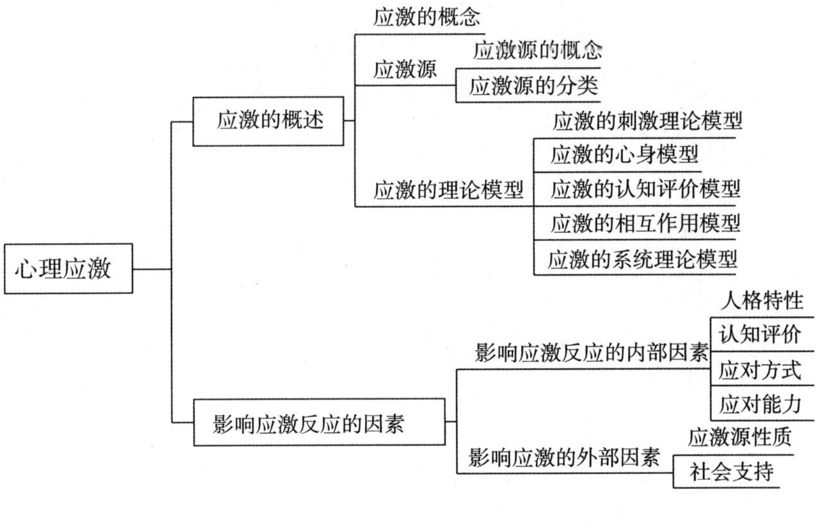

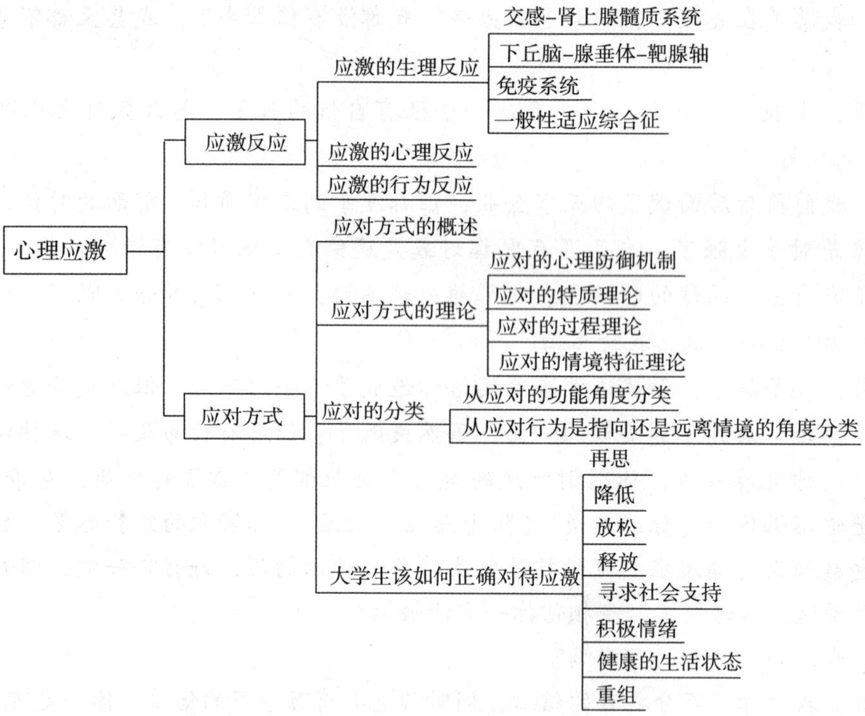

思考题

1. 生活中的琐事也能成为应激源吗?
2. 什么样的人格特性会更容易承受应激的痛苦?
3. 我们用什么方法可以减轻或消除应激对我们的影响?

（刘　锐）

第五章　心理障碍

学习目标

1. **知识目标**

掌握：心理障碍、神经症、人格障碍、性心理障碍和物质相关障碍的概念；人格障碍的分类及临床表现。

了解：心理障碍的分类及表现，能够区分不同类型的神经症。

2. **能力目标**　熟练掌握神经症的评定方法，通过对神经症症状的了解，从而提高对自身心理健康的关注并提升自我调节的能力。

3. **情感素养目标**　引导学生关注自己，关注自己的心理健康，了解心理健康的标准，达到辩证客观地了解自己的情感素养目标。

人们承认心理有正常和异常之分，因为在许多情况下，两者有着实质性的差异，不能不加区分。坚信自己的行为、情感受到“最先进电子仪器控制”，断言“思想被窃听”的人不能被认为心理仍然正常。因此，在心理正常和异常之间必然存在一种界限，这是确定无疑的。

但是，心理正常却没有一个固定不变的、广泛适用的绝对标准，心理正常和异常的界限随时代的变迁与社会文化的差异而变动，是不能绝对确定的。换言之，这种界限是相对的，是相比较而言的。要判断一个人的心理是否变态，只有把他的心理状态和行为表现放到当时的客观环境、社会文化背景中加以考虑，通过和社会认可的行为常模比较，并和其本人一贯的心理状态和人格特征加以比较，才能判断他有无心理变态及心理变态的程度如何。

第一节　概　述

心理障碍（psychological disorder），指一个人由于生理、心理或社会原因而导致的各种异常，在临床上，常采用“心理病理学”的概念，将范围广泛的心理异常或行为异常统称为“心理障碍”，或称为异常行为。心理障碍的症状按照大脑正常的心理活动过程分为认知过程障碍、情感过程障碍、意志与行为障碍、意识障碍等。比较常见的有感觉障碍、知觉障碍、思维障碍、注意障碍，记忆障碍、智能障碍和自知力障碍。下面主要介绍感觉障碍、知觉障碍和思维障碍。

一、感觉障碍

感觉障碍主要包括感觉过敏、感觉减退、感觉倒错和内感性不适（表5-1）。

表5-1　感觉障碍的名称与特点

名称	特点	常见疾病
感觉过敏	对外界一般强度的刺激感受性增高，感觉阈值降低	神经症、更年期综合征
感觉减退	对外界一般刺激的感受性降低，感觉阈值增高	抑郁状态、木僵状态和意识障碍

续表

名称	特点	常见疾病
感觉倒错	对外界刺激可产生与正常人不同性质的或相反的异常感觉	多见于癔症
内感性不适	躯体内部产生的性质不明确、部位不具体的不舒适感，或难以忍受的异样感觉	神经症、精神分裂症、抑郁症、躯体化障碍

二、知觉障碍

知觉障碍主要包括错觉和幻觉。

（一）错觉

错觉指在特定条件下产生的对客观事物的歪曲知觉，即指不符合客观实际的知觉。正常和病理情况下都可能产生错觉，此外，还有一种少见的所谓幻想性错觉，亦即把实际存在的事物，通过主观想象的作用，错误地感知为与原事物完全不同的一种形象（表5-2）。

表5-2　生理性、病理性及幻觉性错觉的区别

类别	产生条件	是否能纠正
生理性错觉	光线暗淡、恐惧、紧张和期待等条件下	经验证后可纠正
病理性错觉	常在意识障碍时出现	不能纠正
幻想性错觉	富有幻想的正常人、轻度意识障碍、癔症及精神分裂患者	当时已意识到原事物是什么

（二）幻觉

幻觉是指没有相应的客观刺激时所出现的知觉体验。幻觉是临床上最常见且重要的精神病性症状，常与妄想合并存在。根据所涉及的感觉器官，幻觉的分类及其特点见表5-3。

表5-3　幻觉分类的名称、特点

类别	产生条件	是否能纠正
幻听	包括言语性和非言语性幻听。言语性幻听又可分为：命令性幻听、评论性幻听、争论性幻听	精神分裂症等多种精神病的重要症状
幻视	其内容较丰富多样、形象可清晰、鲜明和具体，但有时比较模糊	多见于意识障碍时，意识清晰下精神分裂症也多见
幻嗅	嗅到一些难闻的气味	精神分裂症，单一出现的幻嗅需考虑颞叶癫痫或器质性损害
幻味	在食物或水中尝到某种特殊的怪味，因而拒食	精神分裂症
幻触	感到皮肤或黏膜上有某种异常的感觉	精神分裂症或器质性精神病
内脏幻觉	躯体内部有性质明确、部位具体的异常知觉	精神分裂症、癔症、癫痫发作先兆

三、思维障碍

思维是人脑对客观现实概括的和间接的反映，它反映的是事物的本质和事物间规律性的联系。正常人的思维有以下几个特征：①目的性。指思维围绕着一定目的，说明某一问题。②连贯性。指思维过程中的概念之间前后衔接、互相联系。③逻辑性。指思维过程合乎逻辑，有一定的道理。④实践性。正常的思维活动总是通过实践—认识—再实践—再认识，这一循环往复的过程，接受客观实践的检验，使自己的思维活动尽可能地与客观实际保持一致。

思维障碍的临床表现多种多样，主要包括思维形式障碍和思维内容障碍。

（一）思维形式障碍

思维形式障碍包括思维联想障碍和思维逻辑障碍两部分。主要有思维奔逸、思维迟缓、思维贫乏、思维散漫、思维破裂、病理性赘述、思维中断、思维插入、思维扩散、思维云集、病理性象征性思维、语词新作、逻辑倒错性思维等。

（二）思维内容障碍

1. 妄想　是指在精神病态中产生的，缺乏事实根据的，坚信自己的某种错误判断和推理，是思维障碍中最常见、最重要的症状。其特征有：①信念的内容与事实不符，没有客观现实基础，但患者坚信不疑；②妄想内容均涉及患者本人，与个人的利害有关；③妄想具有个人独特性；④妄想内容因文化背景和个人经历而有所差异，但常有浓厚的时代色彩。

2. 强迫观念　又称强迫性思维，指在患者脑海中反复出现的某一概念或相同内容的思维，明知没有必要，但又无法摆脱。如：患者三个月来看到车辆时，不由自主地注意车牌号，并一定要计算该数字能否被3整除，自觉这样做毫无意义，自己想摆脱，但又控制不住去看、去想。强迫性思维与强制性思维有本质的区别（表5-4）。

表5-4　强迫性思维与强制性思维的区别

分类	特征	内容	持续时间	主观体验	摆脱意愿
强迫性思维	无法摆脱的冥思苦想	重复固定	顽固持久	焦虑苦恼	强烈
强制性思维	不由自主的外来思想	变化不定	偶尔短暂	陌生意外	不强烈

3. 超价观念　又称恒定观念、优势观念、超价妄想观念、超限观念等，是一种在意识中占主导地位的观念。其发生常常有一定的事实基础，但患者的这种观念是片面的，与实际情况有出入的，而且带有强烈的感情色彩，明显地影响到患者的行为。它与妄想的区别在于其形成有一定的性格基础与现实基础，内容比较符合客观实际或有强烈的情感需要。多见于人格障碍和心因性精神障碍患者。

第二节　神经症

神经症是对一组精神障碍的总称，主要表现为焦虑、烦恼、抑郁、恐怖、强迫、疑病症状或各种躯体不适感，患者深感痛苦且妨碍心理功能或社会，但没有任何可证实的器质性病理基础。病程大多持续迁延或呈发作性。病程不足3个月或仅有一次短暂发作者称为神经性反应。神经症具有以下几个特征。

（1）神经症的发病通常与不良的社会心理因素有关，不健康的素质和人格特性常构成发病的基础。

（2）症状复杂多样，其典型体验是患者感到不能控制其自认为应该加以控制的心理活动，如焦虑、持续的紧张心情、恐惧、缠人的烦恼、自认毫无意义的胡思乱想、强迫观念等。患者虽有多种躯体的自觉不适感，但临床检查未能发现器质性病变。

（3）患者对存在的症状感到痛苦和无能为力，常迫切要求治疗，自知力完整或基本完整。

一、熟练掌握神经症的评定方法

（一）神经症的临床评定方法

精神科工作中，神经症与正常心理的分界线很容易确定，这并不会成为一个问题，因为到精神科就诊的患者，几乎都是症状比较重且患病时间比较长的。但是，在内科或基层保健室里，对这一分界线的界定却往往困难。这里，关键在于深入了解患者的心理，弄清楚心理冲突的性质。从现象或事实的角度来说，心理冲突有常形与变形之分。

心理冲突的常形有两个特点：一是它与现实处境直接相联系，涉及大家公认的重要事件，例如，夫妻感情不和，患者长期想离婚又不能离婚，十分苦恼。二是它有明显的道德性质，不论你持什么道德观点，总可以将冲突的一方视为道德的，而另一方是不道德的，上述的例子便是如此。

心理冲突的变形也有相应的两个特点：一是它与现实处境没有什么关系，或者它涉及生活中鸡毛蒜皮的小事，一般人认为不值得为它操心，或者使不懂精神病学的人感到难以理解，为什么很容易解决的问题患者却解决不了？例如，某患者每天晚饭后就陷于吃药还是不吃药的痛苦冲突之中，吃药怕肝硬变和上瘾，不吃药怕睡不着。这在不懂精神病学的人看来是不成问题的，实在无法决定可以去问医生。二是它不带明显的道德色彩。如上例，你不能说吃药和不吃药何者道德、何者不道德。心理冲突的变形是神经症性的，而心理冲突的常形则是大家都有的经验。

显然，如果与生理功能障碍相伴随的心理冲突限于常形，甚至并没有什么痛苦的心理冲突，那么，这充其量只是心理生理障碍，而不是神经症。要注意的是，一旦出现头痛、失眠、记忆差或内脏功能障碍，原来不明显的心理冲突便会尖锐化，也很容易发生变形，例如明显的疑病症状。

对心理冲突的揭示和分析需要精神病学知识和技巧，一般可以用比较简单而容易掌握的方法来进行评定（表5–5）。

表5–5　神经症诊断标准

得分	病程	精神痛苦的程度	社会功能
1分	不到3个月	轻度，患者自己可以主动设法摆脱	能照常工作、学习及人际交往，只有轻微妨碍者
2分	3个月到1年	中度，患者自己摆脱不了，需要借助别人的帮助或处境的改变才能摆脱	中度社会功能受损害者，工作、学习或人际交往效率显著下降，不得不减轻工作或改变工作，或只能部分工作，或某些社交场合不得不尽量避免
3分	1年以上	重度，患者几乎完全无法摆脱，即使他人安慰、开导，或陪他的娱乐、易地休养也无济于事	重度社会功能受损害者，完全不能工作学习，不得不休病假或退学，或某些必要的社会交往完全回避

将病程、精神痛苦程度和社会功能的得分相加，如果总分为3，可以认为还不够诊断为神经症。如果总分不小于6，神经症的诊断是可以成立的。4~5 分为可疑病例，需进一步观察确诊。

要补充说明的是，对精神痛苦和社会功能的评定，至少要考虑近三个月的情况才行，评定涉及的时间太短是不可靠的。

（二）神经症与其他疾病的鉴别

对每一位可疑的神经症患者都必须进行常规的身体和神经系统检查，这也是内科和神经科临床工作中的日常实践。

根据一次会谈或精神科检查便下诊断，尤其是缺乏经验的医生，常常是不可靠的。安排患者定期复诊，例如一两周或一个月复诊一次，多复诊几次才可以确诊。精神科医生下诊断，有时需有内科和神经科的检查报告或病案记录，有时需与患者家属会晤，以了解有关情况和核对患者的叙述。

诊断神经症不能单纯依靠排除。身体和神经系统检查阴性不能构成神经症诊断的充分根据。反之，如果神经症症状典型而且持久（例如长期存在心理冲突的变形），即使患者确有内科疾病（如慢性肝炎、高血压、结核病等），神经症的诊断仍然是可以成立的。换言之，在某些情况下，我们必须下两个诊断，即某种内科疾病和神经症。这样做不仅在理论上站得住脚，而且在治疗上对患者也有好处，也就是医生一方面治疗内科病，另一方面也同时针对神经症进行相应的治疗，尤其是心理治疗。对于暂时不能确诊的患者，必须向患者做充分的解释，解除患者不必要的顾虑，也防止患者在不同的科室或医院之间盲目、焦急地往返。

二、区分不同类型的神经症

神经症有很多的分类方法，我国研究者许又新教授把神经症分为神经衰弱、焦虑神经症、恐惧神经症、强迫性神经症、疑病神经症五种典型的神经症，还有抑郁神经症、人格解体神经症、其他类型和无法分型的神经症四种不典型的神经症。

本教材主要介绍五种典型的神经症和不典型神经症中的抑郁神经症。在讨论抑郁神经症时，请注意抑郁、抑郁神经症和抑郁症这些概念的区分和相互关系。此外，在诊断不同类型的神经症时。首先分析它是否符合神经症的基本条件，然后再察看其符合哪一类型的特点（当然，兼有其他类型的情况并不少见）。

（一）神经衰弱

（1）与精神易兴奋相联系的精神易疲劳。

（2）情绪症状主要有三个方面：①烦恼；②易激惹；③心情紧张。并且必须具备以下三个特点：①患者感到痛苦，并常常向别人倾诉，寻求帮助或治疗；②感到无法控制或摆脱；③情绪的强烈程度和持续时间之久与生活事件和处境不相称。

（3）常见的心理生理障碍：①睡眠障碍；②头部不适感；③个别内脏功能轻度或中度障碍。

（二）焦虑神经症

1. 特点 ①焦虑的情绪体验；②焦虑的身体表现（运动性不安和植物性神经系统的功能障碍）。

2. 主要类型

（1）急性焦虑发作（惊恐障碍、惊恐发作） 主要临床相：发作无明显诱因、无相关的特定情境，发作不可预测；在发作间歇期，除害怕再发作外，无明显症状；表现强烈的恐惧、焦虑，以及明显的植物性神经系统症状，可有人格解体、现实解体、濒死恐惧或失控感等痛苦体验；突然开始，迅速达到高峰，发作时意识清晰，事后能回忆。

鉴别诊断：躯体疾病可能引起类似于焦虑发作的症状：心律失常、脑缺血、冠心病、甲状腺疾病，可从病史及躯体检查排除；若仅发生于某些特定的场所，要与恐惧神经症相鉴别；若同时存在心境低落或悲伤，要与抑郁症相鉴别，在等级制诊断系统中，抑郁症等级较高，要做出焦虑症的诊断必须排除抑郁症。

（2）广泛性焦虑　这是一种以缺乏明确对象和具体内容的提心吊胆及紧张不安为主的焦虑症。主要临床相：有显著的自主神经系统症状，肌肉紧张，运动性不安；因难以忍受的担心和紧张而又无法解脱，感到痛苦。

诊断要点：符合神经症的诊断标准；以持续的原发性焦虑症状为主，并符合下列两项：经常或持续的无明确对象和固定内容的恐惧或提心吊胆；伴自主神经症状或运动性不安。

鉴别诊断：如果心境低落或悲伤占有优势，要与抑郁症相鉴别；如果存在突然的非诱发性的焦虑发作，要与焦虑发作相鉴别；如果存在恐惧并回避特定的场景，要与恐惧神经症相鉴别。

（三）恐惧神经症

1. **特点**　①害怕与处境不相称；②患者感到很痛苦，往往伴有显著的植物性神经系统功能障碍；③对所惧怕处境的回避，直接造成社会功能受损害。

2. **主要种类**　场所恐惧症、社交恐惧症、特殊恐惧症。

3. **鉴别诊断**　如果害怕得病，要与疑病症相鉴别：疾病恐惧症患者只害怕得一种病，无求医要求；疑病症患者对健康过分担心，四处求医。如果出现强迫观念，要与强迫性神经症相鉴别。如果出现抑郁症状，要与抑郁神经症相鉴别。

（四）强迫性神经症

1. **定义**　以强迫和自我反强迫同时存在为临床特征的一组心理障碍，又称强迫症、强迫性障碍。

2. **主要临床相**　有意识地自我强迫和自我反强迫同时存在；体验到观念或冲动系来源于自我；有症状自知力，感到异常，希望消除，但无法摆脱，因而焦虑和痛苦。

3. **主要种类**　原发性强迫：强迫观念、强迫表象、强迫恐惧、强迫意向；继发性强迫动作。

（五）疑病神经症

1. **主要特征**　对健康过虑；对身体过分注意；感觉过敏和疑病观念。

2. **主要临床相**　对自身健康状况过多关切，有各种主观症状，各种检查均不肯定有器质性疾病，未发现主观症状的躯体原因；医生的解释未能消除其疑虑；多合并焦虑和抑郁。

（六）抑郁神经症

1. **轻度抑郁症的临床相**　不论轻重如何，抑郁的必要特征是心情低落，没有心情低落便根本不能称为抑郁。作为精神病理状态，抑郁的程度必须达到使心理功能下降或社会功能受损害。否则，心情低落便不能诊断为抑郁症。当然，持续时间的久暂也是抑郁症诊断的一个必要条件。通常，至少持续两周以上才够诊断标准。抑郁有以下六个主要的表现。

（1）兴趣减退甚至丧失　如果患者原来便是一位生活圈子很小和兴趣狭窄甚至没有什么爱好的人，患者回答说“不感兴趣”就没有什么诊断价值。一位家庭妇女即使原来没有什么爱好，但干起家务来可以是生机勃勃的，日子过得也有滋有味的，而一旦她感到对家庭生活没有兴趣，可以说抑郁是明显的。

（2）对前途悲观失望　似乎生活、工作、学习都前景暗淡，事情已经无可挽回和不可收拾。严重者可感到绝望。

（3）无助感　患者感到对处境毫无办法，对自己的不幸和苦痛无能为力，这是许多神经症患者常见的叙述。抑郁更为特征性的体验是，患者感到别人对其爱莫能助，尽管完全能体会到别人的善意，看到别人在为其操心努力，但感到无济于事。

（4）感到精神疲惫　似乎精力已经耗尽，想振作也振作不起来，至少无法持久。患者感到缺乏动力，似乎没有别人催促或推其一把，其就什么也不想做，也动不起来。有人自称为“人间倦游者”。

（5）自我评价下降　如果患者原来就是个自卑的人，这一点必须比过去更显著才有诊断价值，例如，自认什么知识和技术都没有，毫无用处，对实际上的成绩也不认为有任何价值，或几乎只看到自己的错误和缺点，似乎什么长处和优点都没有，过去引以为豪或者可以自慰的品质在患者心目中也消失了。神经症患者的自卑总是隐含着追求的目标或标准太高，而“理想”的追求实际上是不自量力和自我估计过高。抑郁的自我评价下降伴有自责。甚至罪恶感。神经症患者往往怨天尤人，自卑与羞耻密切有关。

（6）感到生活或生命本身没有意义　常有自杀念头，甚至有自杀行动。

2. 抑郁神经症的特点　严格地说，抑郁本身不是神经症性的，因为它并不包含着心理冲突。把轻度抑郁症与神经症性抑郁等同视之是不正确的。抑郁神经症应该理解为，心情低落伴随着尖锐而持久的心理冲突，甚至可以说，沮丧和无能为力感正是长期心理冲突的结果。所以，轻度抑郁症和抑郁神经症的不同在于轻度抑郁症持久的变形冲突。

在症状上，抑郁神经症在情绪低落的背景上有持续存在的心理冲突。表现出明显的神经症性症状，例如，既自卑又怨天尤人；既承认自己追求的目标或标准太高，又不屑于脚踏实地地做日常工作；自怜、疑病诉苦、责怪别人等。而且，这些症状不是由于器质性病变，酒精和药物等物质滥用造成的。

在人格上，病前大多有人格缺陷，表现为缺乏自信和自尊，对人过分依赖和自我强求，容易心情不良，是所谓的抑郁人格者。

抑郁神经症大多呈慢性病程，病程至少持续两年，多年不愈。

3. 区分轻度抑郁症和抑郁神经症的意义　在心理咨询和治疗上，对于轻度抑郁症，要告诉患者，其患了真正的病，这跟肺炎没有什么两样，应该用药物治疗。鼓励其放松，不要用自责来折磨自己，因为患者对自己的病没有责任也无法负责，其无法自己使自己的病痊愈。

对于抑郁神经症，我们会循序渐进、委婉地说明，神经症是某种生活风格的产物，是一定行为模式的结果，它与以前的生活态度直接相关。患者必须发挥主动性促使自己走向健康等。

三、注意事项

（1）有些神经症性心理障碍的求助者，偶尔也会出现类似精神障碍的症状，要仔细询问加以澄清和鉴别。例如，有的求助者在心情很不好的时候，认为别人在背后“嘀咕”自己，这是一种猜疑，而不是幻听，也有的把墙壁上的一些裂纹想象成为狰狞的脸谱，这也不是真正的幻视，有人称之为“想象性幻视”。这些症状在情绪好的时候都会消失，不能据此而诊断为精神病。

（2）有的人在强烈的精神刺激下，出现一段时间的情绪波动，类似神经症的症状，当刺激消除后，情绪好转，症状消失，这可以称之为“神经症性反应”。因为诊断神经症必须具备“持久的心理冲突”这一含有时间维度的特点。

（3）所谓没有器质性的病变作基础，是指求助者的症状不能用器质性病变来解释。例如有的人患有心脏或肝脏的疾病，但不能用心脏或肝脏疾病解释神经症的症状。

知识链接

躁狂抑郁症案例

患者，女性，27岁，现职文秘，未婚，独居。三年前在本科即将毕业的时候，因为失恋首次发病，表现为整个学期都情绪低落、抑郁，毕业论文答辩几乎无法顺利完成，当时非常绝望甚至企图自杀，后经过治疗康复。最近半个月情绪突然高涨，无心工作，四处逛街，购物挥霍，后穿得花枝招展，戴着彩色帽子，到处惹来奇异目光。一次她的同学陪她上餐厅，她却因小事与服务员吵起来，非常激动，令同学非常尴尬。她还常常在凌晨起床，大声唱歌骚扰邻居，最后该患者被送往医院治疗。

第三节　人格障碍

一、人格障碍的概念

人格（又称个性）代表着人的整体精神面貌，是一个人与其他人相区别的特质或心理特征。它是在人与其社会生活环境相互作用过程中塑造出来的独特的认知方式、情感特征和行为风格。因此，具有怎样的人格就决定了一个人将如何去观察外界事物，如何去思考问题，抱有怎样的态度和动机，产生怎样的情绪体验，抉择怎样的行为策略和采取怎样的行为反应方式等。有的心理学家认为，掌握了一个人的人格特性，就可预测和控制他的行为。这不是没有道理的。显然，人格对于现实中的个人有着极为重要的意义，与人一生的生命质量、人生旅程、事业成败及心身健康等都密切相关。诚然，一旦发生人格障碍，无疑对人的各个方面都将产生极其深远和不利的影响。

一般来说，人格是在一定的社会文化背景上形成的，是某种社会文化的产物。但是，人格形成也和人的生物遗传因素有关，因为人与人的个别差异从婴儿出生的第一天起就有所表现。作为区别人与人不同特征的人格，正是在这种先天生物学差异的基础上，在某种社会文化环境影响下，通过不断地社会内化过程而逐渐形成起来的。所谓人格障碍则是在某种不健全的先天素质基础上，在后天不良社会文化环境影响下造成的人格发展的偏离正常和人格结构的缺损。

人格障碍是指人格特性明显偏离正常，在人格发展的内在结构中有着严重的不协调，从而表现出特有的认知方式、情绪反应、动机和行为活动异常的特殊模式，且对环境适应不良，使其社会交往功能和职业功能蒙受严重影响，以致给他人和社会带来损害，也使自己感受痛苦。人格障碍的异常表现通常始于童年或青少年期，可持续到成年，甚至保持终身。

二、人格障碍的特征

人格障碍有各种不同的类型，而且表现差异甚大。不过，无论哪一类人格障碍，其表现的差异多么巨大，它们还是有许多共同的特征。国内外有许多学者都曾对人格障碍的共同特征进行探讨，并提出了相应的一些观点。这里依据前人的研究结果，对各种人格障碍的共同特征进行概述如下。

（1）人格障碍一般是在没有神经系统形态学的病理变化情况下，出现人格的严重缺陷，表现出人格严重偏离正常或人格发展的内在严重不协调。可以表现在认识活动、情感反应和意志行为三者发展的不相协调；也可表现在人格结构的某些方面发展过分突出或某些方面发展过分不足。

（2）对环境适应不良的行为模式重复出现，由于患者往往不能从一次次失败的行为后果中吸取应有的教训做出相应的改变，而总是固执地坚持适应不良的行为模式，因此，很难做出适应性行为，并重复出现适应不良的后果。其突出表现为社会职业功能缺损和难以适应正常的社会生活，因而使自己感受痛苦。

（3）对自己的人格缺陷缺乏自知力，不能用正确的认识有效地指导自己的行动，也不能从过去的错误教训和生活经验中吸取教训，总是把自己所遇到的任何困难与遭受的挫折都归咎于外界因素或别人的过错，或怨天尤人，叹息自己的命运不济，生不逢时，而不能感觉到自身存在的缺点和过失，并经常把社会情境或外界事物看作是荒谬的，不应该是这样的。

（4）行为的目的和动机不够明确，行为缺乏目的性、计划性和稳定性，容易受情绪冲动、偶然动机或本能欲望的支配，而且自控力较差，因而容易与他人发生冲突或做出违反社会伦理道德的行为。结果不仅使他人和社会蒙受损害，也使自己遭受损害，感受痛苦。但是他们对自己的破坏性行为也无内疚感和负罪感，总是指责别人而从不检讨自己。他们的痛苦也只是由于吃了亏而怨天尤人或感到生不逢时的痛苦。

（5）情感情绪发育不成熟，突出的表现是极不稳定，常态化，易冲动，易激惹，易于增强或变得低落，自我调控能力差，有的对人情感幼稚、肤浅，有的则冷酷无情。

（6）人际关系失调，难以和他人相处。这类患者由于情绪反应一般都比较强烈而不稳定，行为乖僻，具有偏执多疑，心肠冷酷，被动性攻击等表现，常给他人甚至亲人造成极大的困难与麻烦，使别人难以接受和容忍而相互疏远。因而，他们的人际交往功能一般不能正常实现，也就无法与周围人保持正常的人际关系。

（7）人格障碍患者的人格偏离或人格结构的内在不协调都有相对稳定性，一旦形成不易改变。其中部分患者到中年以后，由于碰壁诸多或精力不足等原因可逐渐缓解，但是一部分患者则可能持续终身。因此，矫治起来相当困难，预后欠佳。直到目前为止，对人格障碍患者无论施以环境影响、教育措施，还是进行心理矫治和药物治疗均仍收效有限。

（8）人格障碍的发展虽难以确定明确的起始时间，但它的发生一般是从早期开始，在儿童、青少年期即有所表现。

三、人格障碍的分类及临床表现

人格障碍的临床表现十分复杂，如何进行分类还是一个需要继续研究的问题。《国际疾病分类》（第10版）（简称ICD-10）把人格障碍区分为9种不同的类型，每一种类型的临床表现均列出7个特征，如果一个人具有了7个特征中的3个，且表现突出或严重，即可诊断为该类型的人格障碍。

1. 偏执型人格障碍　主要表现：①对挫折和拒绝过分敏感；②对侮辱（无礼）和伤害不依不饶或持久的怨恨；③多疑，且带有弥散性，甚至把中性和友好的态度歪曲为敌意或蔑视；④好争斗，为个人权利进行不屈的斗争，明显地过分且与处境不和谐；⑤病态性的嫉妒；⑥自视过高，过分重视自身的作用；⑦认为周围有人搞阴谋的先入为主的观念。

2. 类分裂样人格障碍　主要表现：①不能享乐；②情感冷淡，对人无温情、无体贴，也不发怒；③对赞扬或批评均无反应；④对异性不感兴趣；⑤沉湎于幻想，孤独地活动；⑥无知心朋友，没有亲密或信任的人际交往；⑦不遵守社会传统习俗，行为怪异。

3. 反社会型人格障碍 主要表现：①对人冷酷无情，缺乏同情心；②没有责任心，不顾道德准则、社会义务和社会规章；③不能与人维持长久的关系；④对挫折的耐受性低，受挫后易产生攻击甚至暴力行为；⑤无内疚感，不能汲取教训，处罚无效；⑥与社会或他人相冲突时总是为自己辩解而责怪别人；⑦持续存在的易激怒。

4. 冲动型人格障碍 主要表现：①常有突如其来，不考虑后果的行为倾向；②事先无计划，也看不到可能的未来事件或境遇；③心情不可预测，变化不定；④容易暴怒或产生与此相反的激情；⑤不能控制行为的暴发；⑥易与人争吵打架，尤其是在其冲动行为受阻之时；⑦不能坚持没有报酬或奖励的行动。

5. 戏剧型人格障碍 主要表现：①自我戏剧化，情绪表达过分；②易受暗示，易受他人的影响；③情感肤浅；④自我中心，自我放纵，不考虑别人；⑤总是渴望得到赞赏，否则感到委屈或受到伤害；⑥追求刺激与兴奋，把自己置于活动的中心，引人注意；⑦为了个人需要经常玩弄手腕，操纵别人。

6. 强迫型人格障碍 主要表现：①优柔寡断，过分谨慎，表现出深层的不安全感；②完美主义，反复核对检查，过分注意细节；③过分认真，顾虑多端，只考虑工作或学习的成效而不惜牺牲人际关系；④拘泥迂腐，因循守旧，不善于对人表达温情；⑤刻板、固执，总要求别人适应其办事方式；⑥经常有厌恶的思想或冲动闯入意识，但还不到强迫症的程度；⑦必须老早就对其一切活动做好计划，并不厌其繁。

7. 焦虑回避型人格障碍 主要表现：①持续且弥散性的紧张不安感；②习惯性地注意自我体验，或不安全感，或自卑感；③不断地渴望被别人所接受，所欢迎；④对批评和反对意见过分敏感；⑤避免甚至拒绝与人交往密切，除非别人表示十分欢迎并无条件地不批评他，人际关系受限；⑥日常生活中对可能的危险估计过于严重，倾向于恐惧和回避，但还不到恐怖症的程度；⑦由于追求确定性与安全性，生活方式拘谨。

8. 依赖型人格障碍 主要表现：①怂恿和允许别人在人生重大事件上代负责任；②个人需要服从于所依赖的人的需要；③对所依赖的人不提任何即使是合理的需求；④自认无能，并缺乏精力；⑤总是害怕被抛弃，需要别人反复保证，孤独时感到很不自在或不舒服；⑥在亲密关系终结时有感到被毁灭和无助的体验；⑦遇逆境时有把责任完全推给他人的倾向。

第四节　性心理障碍

一、性心理障碍的概念

性心理障碍也称为性变态或性欲倒错，泛指在两性行为方面的心理和行为明显偏离正常，并以这类偏离为性兴奋、性满足的主要或唯一方式的一组心理障碍。

性心理障碍的原因有生理因素、心理因素和社会因素，如：①正常的异性恋活动受挫，如失恋、正常异性恋的痛苦经验，或正常异性恋爱受到抑制等；②遭遇重大的负面性生活事件的刺激，如人际关系、家庭或事业上的失败与打击等；③儿童早期家庭环境中的不良因素，如对孩子反性别的着装打扮或暗示、家庭中的性虐待等；④社会不良文化的影响，如淫秽出版物、不良的性诱惑等；⑤个性因素，如害羞、孤僻、内向、不善交际等。

二、性心理障碍的分类

性心理障碍有许多表现，我们可将它概括为三种类型：性对象异常、性行为方式异常和违反社会规范的性行为。性对象异常，是不以成熟异性作为满足性欲的对象，而是以同性、某种动物或物品作为性对象。常见的有恋物症、恋兽症等。性行为方式异常，是以一些特殊的、常人不能理解的方式来满足性欲。常见的有窥阴症、露阴症、性施虐症和性受虐症等。违反社会规范的性行为是满足性欲所选择的对象或方式不符合社会规范，但无生物学上的反常，例如恋童症、异装症等。

（一）性对象异常

1. 恋物症（fetishism） 恋物症表现为反复采用某种无生命物体（迷恋物）作为刺激物来引起性兴奋和获取性满足。恋物症多起于青春期，多见于男性，他们想方设法获取、收藏与女性体表接触的物品，如女性贴身的内衣、内裤、长裤袜、高跟鞋、雨衣、手绢、女性的头发，用过的卫生用品等。这些女性用品都是用过的或破旧的，而不是刚买来而未用过的。患者通过抚摸、闻嗅这类接触性敏感部位的物品获取性幻想和性行为的满足。患者的恋物行为可取代性伴侣之间的性活动，也成为与性伴侣性行为的一部分，成为唤起的必经途径。当恋物成为满足性欲的唯一方式时，患者往往会逃避正常的异性性行为。

ICD-10关于恋物症的诊断要点如下。

（1）当恋物成为性刺激的最重要来源或达到满意性反应的必备条件时，才能诊断为恋物症。

（2）恋物性的幻想很常见，但除非他们引起了显著强制性、无法接受的仪式动作，以至于干扰正常性交，造成了个体的痛苦，否则不足以诊断为此种障碍。

（3）几乎仅见于男性。

2. 恋兽症（zoophilia） 恋兽症是指以动物为性行为对象，以获取性满足的一种性心理偏离。恋兽症患者既有男性也有女性。男性恋兽症患者常以对动物有明显施虐色彩的非性交性行为获取性满足为特征，女性恋兽症患者则多以从与动物摩擦或令其舔自己的外生殖器的过程中获得性满足为特征。恋兽症患者可以分为单纯变态行为和变态心理两种类型。单纯变态行为者可能是在某些特殊环境下的行为，譬如孤独的放牧人与牛、羊、猪等发生性行为，或长期独身居住的女性和家中宠物发生性关系。大部分恋兽症患者在环境改变之后可以过正常的性生活。少数恋兽症患者的变态性行为可能和心理发育不良有关系。某些老年人的动物宠爱症与恋兽症可能有密切关系，他们对某种动物有不正常的喜爱癖好。

（二）性行为方式异常

1. 窥阴症（voyeurism） 窥阴症是指反复窥视没有防备的异性生殖器官、裸体或他人的性交，窥视时伴有手淫，以此达到性兴奋和性满足。窥阴症多发生于成年男性。青少年中发生的窥阴症以性好奇为主，常被轻描淡写。成年男子的窥阴动机主要是出于追求刺激，他们对异性配偶或公众性的异性暴露并没有兴趣，窥阴时的压力愈大，愈能获得性满足感，患者多胆小内向、孤僻、性格懦弱，缺乏与异性交往的能力，或是婚后的失败者。患者往往不顾危险或花大量时间寻找窥阴机会，窥阴时伴有手淫，但并不寻求与被窥阴者的实际性接触，也不会用暴力手段来满足性要求。一般认为导致窥阴症的原因与以下几个方面有关：①幼年时受到不良视觉性诱惑影响或有过不良的性经历，使性心理发育过程受阻。典型情况是患者幼年时曾看到母亲的裸体，或在青春期曾见过异性裸体或黄色照片。②偶然的窥阴行为与手淫相结合的不良影响，以后通过手淫的反复加强而固定。③色情文化的影响。④智力缺陷或者性方面的压抑亦可导致窥阴症。

ICD-10中，窥阴的诊断要点如下。

（1）反复窥视异性下身、裸体，或他人性活动，伴有性兴奋或手淫。

（2）没有暴露自己的意向。

（3）没有同受窥视者发生性关系的愿望。

2. 露阴症（exhibitionism） 露阴症又称露阴癖，是指向没有防备的陌生异性暴露外生殖器从而引起性兴奋和性满足的一种行为障碍。此类患者多为未婚男性，受害者几乎均是未成年女性或儿童。患者一般躲在僻静和预计有单身异性出入的地方，当异性走进时突然暴露外生殖器或者同时加以自慰，观察异性的反应，从异性的惊慌、羞愤、尖叫、惊恐等表现中获得性兴奋和性满足，随后患者会迅速离开。患者一般不会有攻击行为，也没有与受害者发生实际性关系欲望，仅以露阴行为作为缓解性欲紧张的唯一方式。露阴症起病年龄多在25岁左右，原因不明，有些患者性格比较内向，很少与人交往，有些是在婚后出现。精神分裂症、颅脑外伤、慢性酒精中毒、精神发育迟滞等患者可在病态支配下或者在治疗欠理想的情况下出现露阴行为。精神分析理论则认为儿童期的阉割焦虑和分离焦虑是产生露阴症的根源。露阴的频率因人而异。

ICD-10中，露阴症的诊断要点如下。

（1）具有反复或持续性向陌生人（通常是异性）或公共场合的人群暴露自己生殖器的倾向，几乎总是伴有性兴奋并继以手淫。

（2）没有与“暴露对象”性交的意愿或者要求。

（3）几乎仅见于男性。

3. 易性症（transsexualism） 易性癖症也叫性认同障碍，是一种性别身份严重颠倒性疾病。是指渴望像异性一样生活，被异性接受为其中一员，通常伴有对自己的解剖性别的苦恼感及不相称感，希望通过激素治疗或外科手术以使自己的身体尽可能地与所偏爱的性别一致。

易性症分为原发性和继发性两种类型。原发性易性症又叫真性易性症。自幼年期起，出现性别认同紊乱，并持续终身。施行心理治疗、性激素治疗效果不佳。及早预防可使一些人最终避免走向易性症的道路。但是，原发性易性症者，一旦条件具备只有实施外科变性手术，才能使当事人摆脱易性症。继发性易性症又叫假性易性症。性别认同紊乱出现较晚，在青少年期、青年期、中年期、老年期的任何阶段，都可能出现否定自己的性别，但不一定持续终身。对继发性易性症者，不可贸然施行外科变性手术，应对当事人进行耐心、细致的心理辅导，帮助找寻出现性心理障碍的原因。逐条解决性忧虑、性烦恼，控制、减轻、消除性别改变的念头。

简称ICD-10关于易性症的诊断要点如下。

（1）期望成为异性并被别人接受。通常希望通过外科手术或激素治疗而使自己的躯体尽可能与自己所偏爱的性别一致。

（2）转换性别身份的认同至少已持续2年以上，才能确立诊断。

（3）不是其他精神障碍的症状，或与染色体异常有关的症状。

三、性心理障碍的治疗方法

（一）心理治疗

1. 认知领悟疗法 认知领悟疗法是通过解释让求治者改变认识、得到领悟而使症状得以减轻或消失，从而达到治病目的的一种心理治疗方法。这一疗法是从心理分析和心理动力学疗法派生出来的。它保留了有关潜意识和心理防卫机制的理论，“承认幼年期的生活经历尤其是创伤体验对个性形成的影响，并可成为成年后心理疾病的根源”，“不同意把各种心理疾病的根源都归之于幼年‘性’心理的症结”，而认为性变态是成年人用他本人所未意识到的。即“用幼年的性取乐方式解决其性欲或解除其苦闷的表现”。因此治疗时要用符合患者“生活经验的解释使患者理解、认识并相信他的症状和病态行为的幼稚性、荒谬性和不符合成年人逻辑的特点”，这样可使患者达到真正的领悟，从而使症状消失。

2. 行为矫正法　系统脱敏法（systematic desensitization），指的是当个体身体处于充分放松的状态下，让个体逐渐地接近所害怕或焦虑的事物，或是逐渐地提高此类刺激物强度，以逐渐降低个体的敏感性，从而减轻和消除对该刺激物的恐惧或焦虑情绪。

厌恶疗法（aversive therapy），也称为厌恶技术（aversive techniques），指的是应用经典条件反射的原理，运用厌恶刺激对个体不良行为进行矫正，促使个体行为发生改变的一种方法。例如，运用厌恶疗法治疗患者对儿童的性骚扰行为。通过让患者观看儿童裸体的图片引发个体的性反应，同时给予患者厌恶刺激如闻难闻的气味，直到患者在观看儿童裸体图片时不会再产生性反应，而是产生恶心感。

（二）药物疗法

药物治疗是在心理治疗的基础上作为一种辅助治疗手段而用于临床，可起到暂时的对症治疗作用。药物的选择主要是根据患者的性心理障碍类型、不同的发病原因及症状表现、心理治疗效果的好坏来决定。目前用于治疗性心理障碍的药物主要有以下4种：雌性激素、增强5-羟色胺能的药物（选择性5-羟色胺再摄取抑制剂、三环类抗抑郁剂）、抗惊厥药、抗精神病药物。

知识链接

同性恋

同性恋是指对同性产生性兴趣并以同性为满足性欲的对象。如仅对同性有性欲望或性动机可谓之同性恋倾向，兼有性行为者则为同性恋。

男、女都会有同性恋，但男性多于女性，这可能与研究调查时女性不愿意暴露其身份有关。同性恋的发生率远远大于人们的估计，据有关资料称，同性恋者可能占人群的3%~10%左右，这要看是指仅有同性恋行为，还是确诊的同性恋者。

临床上把同性恋分为三大类：真性同性恋、双性恋和假性同性恋。

真性同性恋也称素质性同性恋，它同时具有生理和心理的特别异化倾向，他（她）们只对同性有性兴趣并有性满足，而对异性毫无兴趣，甚至厌恶。一般在有同性恋关系的双方中，常有一方是真性同性恋者，即男性被动型和女性主动型。男性被动型同性恋者在同性恋中扮演“女性”角色，他们在身体发育和心理特点上都接近女性。女性被动型同性恋者扮演“男性”角色，她们在生理和心理上接近男性。

真性同性恋的形成原因可能有先天的生理因素，矫治困难，也缺乏求治欲望要求。

双性恋者可以在两种性别的对象中获得性满足，在特别的自我认同上也倾向双性别，常伴有生理性别和缺陷，矫治也较困难。

假性同性恋基本上是由于环境和教育造成的性心理异常，当环境改变或经过矫治，便很快可以转变。

第五节　物质相关障碍

物质滥用与依赖是指精神活性物质使用不当引起的成瘾行为。精神活性物质既包括毒品（如鸦片类、大麻类、兴奋剂和致幻剂）等，也包括一些非毒品（如酒、烟草、镇静催眠药等）。

一、精神活性物质

精神活性物质（psychoactive substances）又称物质或成瘾物质（substances），是指能够影响人的心境、情绪、行为，改变意识状态，并可导致依赖作用的一类化学物质。人们使用这些物质的目的在于取得或保持某些特殊的心理和生理状态。这里讲的“物质”通常也可用广义“药物”概念代替，不仅包括类似海洛因和可卡因等“毒品”，还包括很多平常合法使用的物质，如酒精、香烟、催眠药和麻醉药、咖啡和巧克力中的咖啡因等。“毒品”通常指具有很强成瘾性并在社会上禁止使用的化学物质，如阿片、可卡因、大麻和兴奋剂等。

二、依赖

依赖（dependence）相当于“成瘾”，是一组认知、行为和生理症状群，表明个体尽管明白使用成瘾物质会带来明显的问题，但还在继续使用，导致耐受性增加、戒断症状和强制性觅药行为（compulsive drug seeking behavior）。传统上将依赖分为躯体依赖（physical dependence）和心理依赖（psychological dependence）两种形式。躯体依赖也称生理依赖，是由于反复用药所造成的一种病理性适应状态，表现为耐受性增加和戒断症状；心理依赖又称精神依赖，是吸食者产生一种愉快满足的或欣快的感觉，因而为寻求这种感觉而反复使用药物，表现出渴求状态（craving）。

三、滥用

滥用（abuse）在ICD-10分类系统中被称为有害使用（harmful use），尽管由于反复使用导致明显的不良后果，如不能完成工作和学业，或损害躯体和心理健康，或导致法律上的问题等。“滥用”强调的是导致不良后果的行为，不一定有耐受性增加或戒断症状，如有后者则是“依赖”状态。

四、耐受性

耐受性（tolerance）是指药物使用者必须增加使用剂量方能获得所需的效果的现象，因为使用原来的剂量已经达不到使用者所追求的效果。

五、戒断状态

戒断状态（withdrawal state）是指停止使用药物和减少使用剂量，或因使用拮抗剂占据受体后出现的特殊的心理生理症状群。戒断状态是由于用药导致成瘾，因突然停药引起的适应性反弹（rebound）。一般表现为与所使用药物的药理作用相反的症状。但不同药物所致的戒断症状不完全相同。

知识链接

非物质依赖——网络成瘾

网络成瘾障碍，可称为网络成瘾、网络依赖，也可称病理性互联网使用等，都是指在无成瘾物质作用下的上网行为冲突失控，表现为过度使用互联网而造成个体明显心理和社会功能损害。

网络成瘾障碍包括多种行为和冲动控制性问题。根据其表现特点，一般可以将其分为五类：网络色情成瘾、网络关系成瘾、网络强迫行为、信息超载及计算机成瘾。

网络成瘾的发病年龄一般在15~45岁之间，男性多于女性，多为单身、失业或半失业者（如家庭主妇、退休人员、残疾人、学生）；国内有研究表明，在大学生人群中网络成瘾障碍的发生率约9.8%~13%；国外资料显示，在自愿填写调查文件的来访网民中网络成瘾障碍的发生率为6%~14%。网络依赖多发生在初次上网的一年以内；更多地倾向于使用聊天室、网络游戏、新闻组等网络的双向沟通功能等。至今为止几乎所有的研究都发现，网络过度使用者往往具有某些特殊的人格特征。心理学家杨认为，低自尊者、经常被他人拒绝与否定者，或是对生活感到不满足者，是最容易网络过度使用的一群。他的另一项研究发现，网络使用者的抑郁倾向越高，其网络过度使用情况越严重。网络成瘾障碍的临床表现为耐受性增强、戒断症状和病态行为。后者包括上网冲动控制障碍、逃避行为、网络性行为和否认症状。

案例情景剧

小岑，女，19岁，大学一年级新生。近两个月来出现，上课注意力不能集中、学习效率及学习成绩下降，失眠、心情烦躁情绪低落，不愿与人交往。因此寻求心理医生的帮助。

小岑是独生子女，家庭条件优越，父母视其为掌上明珠、倍加宠爱，但管教很严，父母包办了她的生活，但要求她学习成绩要好。小岑自幼聪明，学习成绩优良，但性格内向、胆小，不与人交往，上大学以前从未洗过衣物，甚至到邮局寄包裹、取汇款这样的事也没有做过。高考录取后的各种手续都由父母办理。到大学后，小岑十分不适应，连最简单的生活小事如取款、洗衣等都不会做，经常出差错。她为此十分沮丧，不知哭了多少次。她十分想家、思念父母，有时一天打几次电话。因不善交往，同学中没有朋友。临近阶段考试，小岑感到压力越来越大，整日手忙脚乱，有时找不到干净的衣服可换，甚至连梳头洗脸也来不及。考试结果不佳。

小岑的情绪非常低落，常独自哭泣，有时连上课也不愿去。经常失眠，白天打不起精神，头昏脑涨，学习效率很低；食欲也变得很差，饭量很小，与入学时相比体重减轻了8公斤。近来，小岑打电话跟父母说她觉得自己的能力很差，再读下去考试也不会及格，要求退学。

哪些心理社会因素导致了小岑适应障碍？

如何帮助她改变目前的适应不良状态？

如何预防适应障碍的发生？

思维导图

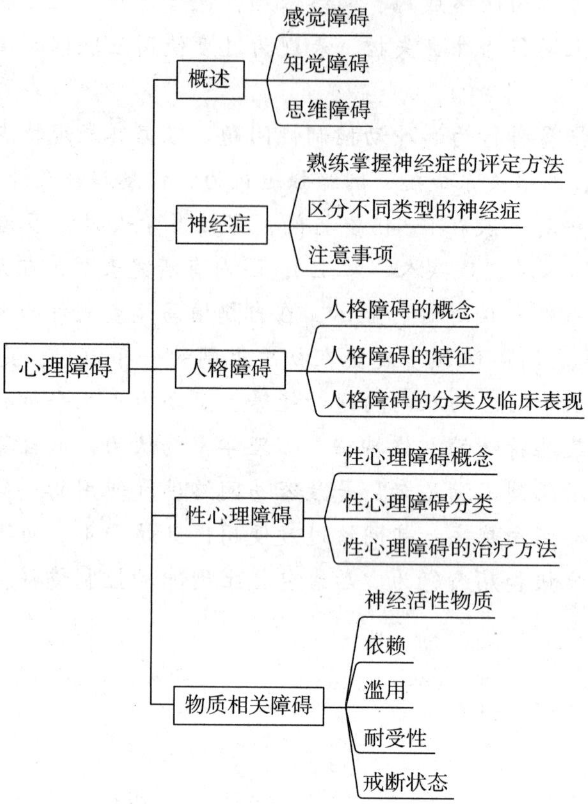

思考题

1. 神经症的临床评定方法有哪些？
2. 人格障碍的分类及临床表现有哪些？
3. 性心理障碍的治疗方法有哪些？

（张小霞）

第六章　临床心理评估

学习目标

1. **知识目标**　掌握心理评估的基本知识；标准化心理测验的基本特征。

2. **能力目标**　掌握常用心理测验及评定量表的使用方法。

3. **情感素养目标**　具有接纳和共情的能力；严肃认真、客观慎重地对待心理评估工作；尊重被评估者的人格，保护其隐私。

1988年，在世界医学教育大会上产生了著名的"爱丁堡宣言"："患者理应指望把医生培养成为一个专心的倾听者，仔细的观察者，敏锐的交谈者和有效的临床医生，而不是仅仅满足于治疗某些疾病。"由于多种因素的作用，患者在患病过程中会存在不同程度的心理行为变化，对这些问题的了解和把握对我们做好临床治疗工作是至关重要的。临床心理评估是医学心理学研究与临床实践的重要方法之一，其目的是对各种正常或异常的心理现象进行客观或量化描述。临床心理评估在当今医学领域中配合疾病的诊疗和科研上发挥着重要作用。

第一节　概　述

一、心理评估的概念

心理评估（psychological assessment）又称为心理诊断，它是应用心理学的理论、方法和工具，对人的心理状态和行为等心理现象作全面系统和深入的客观描述、分类、鉴别与诊断的过程。它与医生根据患者的症状、体征和辅助检查结果对患者所作的临床诊断相类似。通过评定患者或来访者的认知水平、情绪活动、人格特征和社会功能状况等，为制定临床治疗方案、实施心理治疗和心理咨询、评价心理治疗效果等提供重要依据。目前，心理评估已被广泛应用于心理学、医学、教育、军事、司法、人力资源等多个领域。将心理评估应用于临床医学目的时，则称为临床心理评估（clinical psychological assessment）。在我国，临床心理评估主要应用于患者心理资料的收集、心理或医学诊断、心理障碍的治疗措施的制定、疗效判断等方面。

二、心理评估的常用方法

常用的心理评估方法通常包括：调查法（survey method）、行为观察法（behavior observational method）、访谈法（interview method）和心理测验法（psychological test method）等。在临床工作中，可根据服务对象的特点选择恰当的方法或将上述方法综合使用，取长补短，获得较为全面、准确的信息。

（一）调查法

调查法包括对现状的调查和历史的调查，目的是从当事人的现状和历史中了解其心理状况的特殊性。现状调查是围绕与当前问题有关的内容向当事人和周围的知情者进行调查。历史调查是通过对当事人有关的档案资料和向知情者了解当事人过去经历的调查。调查时可采用询问和调查表等方式来进行。

（二）行为观察法

行为观察法是指在完全自然或接近自然的条件下，对个体可观察的行为进行有目的、有计划的观察。其目的是描述患者临床行为表现，为评估心理活动、监测行为变化等提供诊疗依据。行为观察法是临床心理评估最常用的方法之一。

1．行为观察法的特点

（1）结果比较客观真实　医护人员在患者不知情的自然情境下对其进行观察，患者的行为表现比较真实。医护人员可根据观察结果对患者的心理活动进行判断和推测，为心理评估和制订诊疗计划等提供依据。

（2）简便、易于操作　行为观察法一般不易受时间、地点等因素的限制和制约，对一般患者或语言障碍、发育迟缓、盲聋哑残等特殊群体均适用，只要医护人员掌握一定的原则和技巧、善于掌握观察的目的和要求即可实施。

（3）应用范围广泛　行为观察法在生活环境和就医环境中可随时观察患者的行为方式，对其家属等人提供的观察对象的心理特征和状态进行客观验证。

（4）受医护人员自身能力的制约　行为观察结果的客观性、准确程度，受医护人员的临床经验和观察能力的制约，如不同医护人员因患者行为表现的敏感程度、认知评价、临床经验等因素的影响，其行为观察结果有所差异。

（5）观察指标不易定量　行为观察法的观察指标不易定量，标准难以统一，如沮丧、孤独等行为表现的程度难以用定量的指标衡量，不同观察者得到的结果差异较大，故观察结果具有表面性；观察者观察到的某些现象可能无法重现，观察的结果在很大程度上受观察者能力和主观意识的影响。

2．行为观察的设计　行为观察是根据观察目的，对观察内容、观察情境、观察时间、观察记录等问题进行设计，以保证行为观察法顺利实施。观察设计是否合理将直接影响观察结果的科学性和客观性。设计观察方案需要考虑如下因素。

（1）观察内容　心理评估的观察内容主要包括被观察者的仪表、人际交往风格、身体状况、疾病认知及态度、注意力、兴趣、各种情景下的应对行为等。在实际的观察中，需要根据观察目的、观察方法和观察的不同阶段来选择观察的目标行为。确定观察行为时首先要考虑行为的可观察性，有些行为易于观察，如坐立不安、沉默不语、双手颤抖等；有些行为隐匿，不易观察，如平静卧床休息的患者，其内心却可能充满极大的恐惧感或轻生念头。若两种行为对观察者具有同等意义，可考虑选择易于观察的行为作为观察内容。

（2）观察情境　行为观察可在完全自然的情况下进行，也可在实验室情境下进行，还可在特殊环境下进行。在临床工作中，行为观察通常都在医院进行。确定观察情境时，应考虑观察的可行性：①观察人员的位置能保证观察现象全部清晰地落在视野以内；②保证不影响被观察者的常态，同时还应了解同一被观察者在不同情境下所表现行为的不同。例如，有的人即使病得很严重，在工作情境下仍然可以认真处理工作，当在家人的陪同下进入医院见到医生时就有可能退行到任何事都需依赖别人。因此评价观察结果时，应充分考虑观察情境对于结果的影响。

（3）观察时间　如果观察期限较长（数天）时，每天观察的时间、次数应保持一致；如果需要一天内进行多次观察，则每次观察应分布在一天当中不同的时间段，以便较全面地掌握被观察者在不同情境下的行为表现。直接观察的时间一般持续10~30分钟；若需要延长连续观察时间，可通过一些间接手段如录音、录像、单向玻璃等监测观察，每次观察的具体时间需依据观察方法、手段、目标的不同进行确定。

（4）观察记录　①叙述记录法：即采用速记法在现场做连续记录，这是一种常用的方法。可通过录音笔、摄像机等将观察到的情况摄录下来。也可以按目标行为发生的时间顺序编写简单的记录表，记录重要观察指标这种方法除记录观察到的行为，有时还需推理判断。例如，记录“XXX哭泣5分钟”（叙述性记录）。同时还记下“XXX可能情绪悲伤”（推理性记录）。②间隔性记录：又称为时间间隔样本，指在观察中有规则地每隔同样长短时间便观察和记录一次，如每隔10秒观察并记录5秒内的观察结果，这种记录方法能比较准确地反映目标行为随时间变化的特征。一般而言，这种记录的观察时间间隔可定为5~30秒。具体可视目标行为的性质和研究需要而定。③事件记录法：即在一次观察期间内目标行为或事件发生的频率。这种记录方法常和时间间隔记录结合使用，较多在条件控制较好的观察和试验研究中应用。④特殊事件记录：在观察过程中，如果出现了影响目标行为发生、发展或进程的特殊事件，观察者应将这些特殊事件详细记录下来并分析这些特殊事件对目标行为产生的影响。

3. 行为观察法的注意事项　在观察过程中由于个人动机和心理预期等因素的影响，不同观察者对同一观察对象的观察结果可能出现不一致的情况，即所谓的观察者偏见。为了防止这种偏差的产生，在进行行为观察时观察者应注意以下事项。

（1）尽可能客观、完整和准确地观察事件或目标行为，充分意识到自己的角色，做到“客观”分清是客观描述还是自己的感觉反应，评价自己的主观判断是否对观察结果产生影响。

（2）观察者应记录被观察者周围的环境及他人的言语和非言语因素是如何影响被观察者的行为的。注意其他人对被观察者行为的反应。

（3）当一个事件发生后应尽快地把它记录下来（间隔性记录时例外）。对事件或目标行为的观察和记录应尽可能的客观、完整和准确。观察结果尽量采用描述性方式记录，避免使用解释方式；对目标行为的产生原因需要进行合理地探索和解释。

（4）当观察者与被观察者的年龄及时代背景相差悬殊时，观察者在分析结果时应尽可能从被观察者的角度理解其行为而不是从自己的角度去理解他们的行为。

（5）观察者要控制自己，不对那些与目标行为关系不大的特殊行为和突发事件发生兴趣。

（三）访谈法

1. 访谈的概念　访谈（interview）是访谈者（医务工作者）与被访者（患者或其他被访者）之间进行的语言交流。访谈是心理评估收集资料的重要方法，也是医务工作者与患者沟通的必要技能。访谈与普通谈话的区别在于访谈的目的性和访谈者对访谈内容、访谈气氛的驾驭。访谈既是诊断评估的常用方法，也是治疗干预的基本手段。

访谈不但可以收集被访者资料，同时也是医患之间建立关系、交流信息、沟通情感的重要途径。因此，熟悉访谈的内容、掌握相关的访谈技术不但可以提高访谈的效率，还是保证医患关系和谐、促进后期医务工作开展的重要条件。

2. 访谈的形式　访谈的形式分为结构式访谈、非结构式访谈和半结构式访谈三种。

（1）结构式访谈　亦称标准化访谈，是以一定的目的为基础事先设计好访谈内容和计划提问的问题，按照固定的程序和结构向被访者提问，请被访者依次作答的访谈形式。它的优点是重点突出、节省时间、控制性强。缺点是过于程序化，与被访者的交流不易深入，易于将相关信息遗漏忽略。

（2）非结构式访谈　亦称非标准化访谈，即开放式的谈话，没有固定的程序和结构，在轻松的气氛下以自由交谈的方式进行，被访者可以自由地表述见解。优点是访谈目的比较隐蔽，可以得到比较真实的资料。缺点是不易控制、费时费力。

（3）半结构式访谈　亦称半标准化访谈，既介于非结构式和结构式访谈之间，具有结构式和非结构式方法的优点，又能较好地克服两种方法的缺点和不足，是近年来应用较多的一种访谈法。

3. 访谈的特点　访谈的优点是开放、弹性较大，容易就某一特殊问题进行较为深入地观察和询问。但这种方法也存在一定的局限性。

（1）非结构式访谈很容易产生“偏好效应”（halo effect），访谈者事先对被访者的“印象”很容易影响整个访谈的结果，从而导致不客观的结论。

（2）访谈法特别是非结构式访谈的信度和效度往往难以确定。访谈者技术掌握得熟练程度和经验的丰富与否，常会对访谈结果产生明显的影响。

（3）被访者在访谈中有可能提供不准确的信息，比如言语过于隐晦或模棱两可，导致访谈者误解了他们的本意，造成结果的偏差。

（4）访谈法受语言限制明显。如果访谈者和被访者之间语言不熟悉，则容易导致访谈难以有效地进行。文化背景差异较大时，很容易产生访谈偏差。

（5）访谈法费时较多，对环境要求也较高，因此在进行大范围评估时这种方法的使用率较低。

总之，访谈法是获取第一手资料的重要途径，若运用得当可弥补问卷法的不足，扩展资料的广度和深度；反之，在某种程度上会导致访谈结果的信息无效。作为一种谈话的形式，访谈者至关重要，访谈者的态度是否客观、洞察力是否敏锐、是否有真知灼见对访谈结果有直接影响。

4. 访谈的内容

（1）一般性资料收集　是访谈者与被访谈者接触初期进行的访谈。其目的是收集被访者一般人口学信息和基本病情资料。通常涉及的问题包括：

①被访者的基本情况：姓名、年龄、职业、文化、经济状况等。

②婚姻及家庭情况：婚姻状况、家庭成员、家庭关系等。

③出生及成长情况：出生时是否顺产、成长经历等。

④近期的情况：饮食睡眠、日常活动、是否容易疲劳、精神状况如何等。

⑤健康的情况：既往和现在的健康状况，有无遗传病、外伤等。

⑥生活习惯的情况：起居是否规律、是否有吸烟、酗酒等不良嗜好。

⑦生活事件：近期是否有对自己影响较大的事件发生，如工作状况、经济状况、突然变故等。

⑧社会支持的情况：与家人、同事、朋友之间的关系如何。

（2）心理评估访谈　是在一般性资料访谈之后，为了进一步了解被访者的心理状况而进行的更加专业的访谈。它主要围绕病史采集、精神状况检查的内容和诊断需要的资料进行。常见的问题有：

①您现在主要存在哪些问题和麻烦？

②请您描述一下这些问题最重要的方面。

③您的这些问题是什么时候开始出现的？

④这种问题大概多长时间出现一次？

⑤这些问题发生后有变化吗？多久变化一次？

⑥出现这些问题后还有其他方面的相继改变吗？

（3）心理（精神）状况检查　在一般性资料访谈和心理评估访谈之后，如有需要可以继续进行心理（精神）状况检查，检查应包括以下8个方面：

①感、知觉障碍：被访者有无幻觉和错觉、感知综合障碍。

②思维障碍：评价被访者有无联想障碍，有无各种妄想。

③智力：在访谈过程中可以观察被访者是否有明显的智力缺损，以便确定是否要进行智力测验。

④定向力检查：被访者是否存在时间和空间的定向障碍。

⑤注意和记忆：被访者在访谈过程中的注意情况；近期的记忆是否有障碍。

⑥情绪表现：检查被访者当前的优势情感，一段时间以来的心境，情绪反应的强度、适度性和可控性。

⑦行为方式和仪表：访谈期间可以观察被访者的行为和仪表是否属于常态。

⑧自知力：访谈期间访谈者应对被访者的自知力进行评估，重性精神病患者在症状活跃期通常缺乏自知力。

上述只是一个检查提纲，详细的检查方法及临床意义可参考精神病学专著。

5. 访谈技术和策略

（1）建立良好的访谈关系　访谈能否达到预期目的，很大程度上取决于访谈者与被访者是否能够建立良好的访谈关系。这种良好关系的建立与首次访谈时受访者对访谈者的印象有很大关系。所以，首次访谈时访谈者应该使被访者感到安全、被理解和不用担心被批判，给被访者留下亲切可信的印象。具体做法有：

①保持自然、放松和积极关注的姿势；

②维持适当的目光接触，用友好和接纳的方式交谈；

③说话的声调尽量平静、温和，避免裁决式的口吻；

④对被访谈者的谈话应表示出兴趣，使他们感到访谈者能理解他们的内心世界和感受；

⑤不轻易打断被访者的谈话，不对被访者进行任何评判；

⑥对被访者的言语和非言语行为都做出适当的反应；

⑦发现被访者担心焦虑时，鼓励其说出原因，并给予安慰和解释。

知识链接

首因效应

首因效应由美国心理学家洛钦斯首先提出的，也叫首次效应或第一印象效应，指交往双方形成的第一次印象对今后交往关系的影响，也即是“先入为主”带来的效果。虽然这些第一印象并非总是正确的，但却是最鲜明、最牢固的，并且决定着以后双方交往的进程。如果一个人在初次见面时给人留下良好的印象，那么人们就愿意和其接近，彼此也能较快地取得相互了解，并会影响人们对其以后一系列行为和表现的解释。反之，对于一个初次见面就引起对方反感的人，即使由于各种原因难以避免与之接触，人们也会对之很冷淡，在极端的情况下，甚至会在心理上和实际行为中与之产生对抗状态。

1977年，社会心理学家艾根研究发现，在与人相遇之初，按照SOLER模式来表现自己，可以明显增加他人的接纳性，使得在人们的心中建立良好的第一印象。"SOLER"是由五个英文单词的开头字母拼写起来的专用术语，其中：S表示坐姿或站姿要面对别人；O表示姿势要自然开放，L表示身体微微前倾；E表示目光接触；R表示放松；用SOLER模式表现出来的含义就是"我很尊重你，对你很有兴趣，我内心是接纳你的，请随便"。

心理学家卡耐基在早期名著《如何赢得朋友》中也总结了六条给人留下良好印象的途径，即：真诚地对别人感兴趣；微笑；多提别人的名字；做一个耐心的倾听者，鼓励别人谈他们自己；谈符合别人兴趣的话题；以真诚的方式让别人感到他自己很重要。

（2）倾听　倾听是一门艺术，也是一门重要的访谈技术。倾听时访谈者应对被访者表现出耐心、专注和诚恳的态度。倾听时注意与被访者保持适度的距离，不应让被访者感到被疏远或被侵犯。身体稍微前倾，适时点头微笑、注视、简短赞许和肯定性语言等，由此体现访谈者对被访者的接纳、肯定、关注、鼓励等情感。在关注被访者语言的同时还要关注其非语言行为，不但要听懂被访者说了"什么"，还要通过他们的声音、表情和姿势注意到被访者"如何"说，通过被访者所讲出来的内容和表现出的非言语行为察觉到他们尚未说出来的感觉和问题。良好的倾听要求访谈者不仅注意被访者，而且也要注意自己。访谈中访谈者要不断反省自己的需要、价值观和评判标准等是否会影响自己的访谈技术及对被访者所形成的印象，考虑自己所把握的标准对判断产生的影响是否客观，学会在访谈中不断地调整自己的思维、感觉和行动，使访谈过程相融洽。常见非语言行为及其意义解释见表6-1。

表6-1　常见非语言行为及其意义解释

非语言行为	可能表明的意义
直接的目光接触	准备进行人际交往或意愿、关注
注视、目光固定在某人或某物上	面对挑战、全神贯注、刻板或焦虑
双唇紧闭	应激、决心、愤怒、敌意
左右摇头	不同意、不允许、无信心
无精打采或离开访谈者讨论	悲观、与访谈者观点不一致、不愿继续
发抖、双手反复搓动	焦虑、愤怒
脚敲打地面	无耐心、焦虑
耳语	难以泄露的秘密
沉默不语	不愿意、全神贯注
手心冷汗、呼吸浅、瞳孔扩大、脸色苍白、脸红、皮疹、觉醒	害怕、感兴趣、焦虑、窘迫、药物中毒

（3）提问　访谈者在提问时，要使用被访者易于理解的语言。无论是采用开放式提问还是封闭式提问，均要避免使用引导式和问句式问法，以免影响回答的客观性，如"对于手术你是否感觉到很害怕？"就具有引导性，如改为"手术前你的感受是什么？"这样的中性词，受访者的回答则不易受引导。访谈者可在访谈中对被访者的谈话不时地用点头、"嗯"等方式表示自己的关注，有时也可用"请详细谈谈……""所以……"等语句表示鼓励。

知识链接

患者操纵了精神科医生的评估

医护人员会对住院精神分裂症患者进行访谈，以评估他们的严重程度和疗效。如果评估的目的是确定可否将他们移到开放病房时，患者通常会给予正性的自我评价。如果访谈的目的是评价他们出院的可行性，患者则会给予更多的负性自我评价，因为他们不想出院。如果精神科医生在评估时没有意识到由于访谈目的不同所引起的试验变异，就会认为那些有更多负性自我评价的患者的障碍更严重，并建议他们不要出院。因此患者达到了他们想要的评价效果。

（四）心理测验法

心理测验是一种定量分析方法，通常采用严格标准化和信效度好的测量工具。在心理评估中，心理测验占有十分重要的地位。

第二节　心理测验

一、心理测验

（一）心理测验的概念

心理测验是指依据心理学的理论和技术，在标准情境下，对个人行为样本进行客观分析和描述的一种方法。在医院看病的时候，医生会对患者的一些生理指标（如血压、血糖、血脂等）进行测量。人的心理现象也可以测量，心理学家常用心理测验来评估人们的某种行为，作为判断个体心理差异的方法。心理测验与其他心理评估方法相比，具有标准化、客观化等优点。因此，在选拔人才、临床诊断、康复治疗、心理咨询和人格评价等方面都有较大作用。但切不可将测验结果绝对化，解决实际问题时，应注意心理测验的结果不是充分条件，只是一个要考虑的重要因素。

（二）常用心理测验分类

心理测验的数量很多，据统计已经出版的心理测验有5000余种，而且还在不断增加。根据不同的分类标准，心理测验可有不同的分类。

1. 按施测方式分类，分为个别测验和团体测验　个别测验是在某一时间内一位主试者对一位被试者面对面地进行施测。个别测验的优点在于主试者对受试者的行为有较多观察与控制的机会。缺点是测验手续复杂，无法在短时间内收集到大量的资料，费时费力，对主试者要求较高，临床主要采用此种测验。团体测验是在一段时间内由一位或几位主试者同时对多位被试者施测。这种方法可以在短时间内获得大量信息，适用于群体心理研究。但其结果在准确性和全面性等方面与个别测验存在一定差距。

2. 按测验材料的性质分类，分为文字测验和非文字测验　文字测验又称言语测验或纸笔测验，其测验项目以文字或语言作为测验材料，被试者必须用文字或语言进行反应。适用于有一定言语能力的被试者。其优点是比较方便、易测、应用广泛，能够测量高层次的心理品质，大多数心理测验都属于此类。缺点是易受到被试者文化程度的影响。非文字测验又称非言语测验或操作测验，其测验内容以图画、仪器、模型、工具实物为材料，被试者用操作或手势回答。其优点是不受文化程度的限制，适用于有言语功能障碍或不懂得测验语言材料的被试者。缺点是只能个别操作，费时费力。近年来，计算机辅助心理测验发展迅速，实现了将传统的纸笔测验在计算机上施测，并自动分析测验结果的新型测验形式。

3. 按测验材料的意义是否明确分类，分为常规测验和投射测验 常规测验的测验材料意义明确，被测者的回答有一定的范围，测验有固定的评分标准和常模。其优点是操作简便，结果易于比较。缺点是在涉及具有一定社会评价和道德标准的问题时，结果可能失真。投射测验的测验材料通常没有明确的意义，被测者的回答也没有严格的限制，评分没有特别固定的标准。其优点是测验目的隐蔽，回答不易掩饰，结果比较真实。缺点是测验结果分析起来比较困难，不易进行比较，主试者要有丰富的使用该测验的经验，因而对主试者要求较高。

4. 按测验目的和功能分类，分为能力测验、人格测验、神经心理测验、临床评定量表和职业咨询测验 能力测验包括智力测验、儿童心理发展量表、适应行为量表和特殊能力测验等。人格测验数量众多，主要用于评定被测者的性格、气质、情绪、兴趣等人格特征，如艾森克人格问卷（EPQ）、卡特尔16项人格问卷（16PF）等。神经心理测验是用于评估被试者脑功能状态的心理测验。在脑功能的诊断及脑损伤的康复与疗效评估方面发挥重要作用，如H-R神经心理学测验。临床评定量表是对自己的主观感受和他人行为的客观观察进行量化描述的量表。最早始于精神科临床应用，以后推广到其他广泛的临床和研究领域。主要用于对症状程度、治疗效果进行评估。职业咨询测验是近几十年来发展迅速的一种心理测验，目的是帮助被试者更好地了解自己的气质、兴趣和爱好，发现自己的潜能，确定适合自己的奋斗目标。常用的测验有职业兴趣问卷和特殊能力测验等。为使评估结果更为全面，也常将上述测验与人格和智力测验联用。

5. 按受试者的年龄特点分类，分为婴幼儿测验、成人测验、老年测验 婴幼儿测验着重于不同年龄阶段发展趋势的比较。成人测验主要测验人的能力、成就及人格等，使用时应根据测验目的（选拔、安置、鉴定、诊断）来选用。老年测验较注重衰老的指标、各种能力的减退及人格的变化。

二、标准化心理测验的基本特征

标准化心理测验（standardized psychological test）是指通过一套标准程序建立测验内容，制定评分标准，固定实施方法，具备达到国际公认水平的主要心理测量技术指标的心理测验。标准化心理测验可以最大限度地减少测量误差保证测量结果的稳定与可靠，使测量结果具有可比性。标准化测验的主要技术指标如下。

1. 常模（norm） 是指心理测验在某一人群（样本）中测查结果的标准量数，是可供比较的参照标准。被试者的测验结果只有与这一标准比较才能确定该结果的实际意义。而这一标准是否正确，很大程度上取决于常模样本的代表性。为保证常模样本的代表性，取样时要考虑影响该测验结果的主要因素，如样本的年龄范围、性别、地区、民族、教育程度、职业等，采用随机方法获得常模样本。如果样本取自全国，可制定全国常模；如果仅代表某地区，则制定区域性常模。常模主要有均数、标准分、百分位常模等形式。

2. 信度（reliability） 是指测验或量表的可靠性和稳定性程度。一般采用相关的方法来对各种误差进行测量，并用信度系数来表示误差的大小。信度系数为-1至+1，绝对值越大（接近1），表明误差越小；绝对值越小（接近0），表明误差越大。此外，信度的高低往往与测验性质有关。

通常能力测验的信度（0.8以上）高，人格测验的信度（0.7以上）低。

3. 效度（validity） 是指测验结果的有效性，即一个测量工具能够测量出其所要测查内容的真实程度，也就是说某种测验是否测查到所要测量的内容及测查至何种程度。效度越高则表示该测验测量的结果所能代表要测量行为的真实度越高，能够达到所要测量的目的；反之则相反。

三、心理测验的使用

心理测验的优越性能否得到充分的发挥，取决于测验能否得到正确的使用。如果心理测验使用不当，不但不能起到其应有的积极作用，还可能导致判断错误，造成不良后果。因此，在实施心理测验时，应注意以下几个方面。

（一）选择心理测验的原则

（1）根据评估的目的（临床或科研）选择相应的测验以满足不同要求。

（2）选择常模样本能代表被试情况的测验，如被试者的年龄、受教育程度、心理特点、居住区域等必须符合该测验常模样本的要求。

（3）优先选用公认的标准化程度较高的测验。

（4）选用国外引进的测验时，应尽可能选择经过我国修订和再标准化的测验。

（5）选用主试者熟悉和具有使用经验的测验。

（6）选用信度和效度较高的测验。

（二）心理测验实施的一般原则

（1）在施测过程中自始至终地以平等地位对待、尊重被试者。

（2）尽可能与被试者建立协调的合作关系，保持测验情境友好。

（3）严格按照测验的操作程序进行测验，包括测验材料的呈现，指导语和提问，记录回答和记分等。

（三）心理测验的注意事项

（1）防止滥用，只有在确实需要时才可进行心理测验。

（2）选择好实施测验的时机，在尚未建立良好的协调关系时，不宜进行测验。

（3）心理测验的使用者及阅读测验报告者均需掌握一定的心理学基础知识，并经过专业培训。

（4）综合分析并动态看待心理测验结果，从而做出符合实际情况的判断，反对仅仅根据测验分数就为被试者贴标签的做法。

第三节　常用临床心理测验

一、智力测验

智力测验（intelligence test）是评估个人一般能力的方法，根据有关智力的概念和理论经标准化过程编制而成。智力测验是心理测验中非常重要的一类测验，也是临床工作中最常用的心理测验。

（一）智力商数与智力

智力商数简称智商，在智力测验中常用IQ作为衡量智力水平的尺度。IQ是智力测验结果的量化单位，是用于衡量个体智力发展水平的一种指标。

智力分类和分级：目前国际常用的分级方法为IQ分级法。智力等级与IQ的关系见表6-2。

表6-2 智力水平的等级名称与划分

智力等级名称	韦氏智力量表（S=15）	斯坦福-比奈量表（S=16）
极优秀	130以上	132以上
优秀	120~129	123~131
中上	110~119	111~112
中等（平常）	90~109	90~110
中下	80~89	79~89
边缘（临界）	70~79	68~78
轻度智力缺损	55~69	52~67
中度智力缺损	40~54	36~51
重度智力缺损	25~39	20~35
极重度智力缺损	＜25	＜20

（二）常用智力测验

1. 斯坦福-比奈量表 1905年，心理学家比奈（Binet A）和医师西蒙（Simon T）编制了比奈（B-S）量表，这是世界上第一个智力量表，亦称比奈-西蒙量表。1908年和1911年该量表曾进行了两次修订。1916年，美国的特尔曼对该量表进行了较大的修改和发展，首次提出了IQ的概念及计算方法（比率IQ计算法），称为斯坦福-比奈量表。后来又作了4次修订，1960年改比率IQ计算法为离差IQ计算法。修改后的B-S共有15个分测验，组成四个领域，即词语推理、数量推理、抽象/视觉推理和短时记忆。

该量表在教育领域使用较多，临床上很少使用。因为该量表最初是为预测儿童的学习能力而编制的。我国研究者陆志韦曾于1937年修订过B-S的1916年版本。1986年，吴天敏根据陆志伟的修订本作了再次修订，形成了现在中国使用的比奈量表，称为"中国比奈量表"。

2. 韦克斯勒智力量表 韦克斯勒智力量表，简称韦氏智力量表，是由心理学家大卫·韦克斯勒编制的一系列用于不同年龄人群的智力量表。它包括：适用于16~74岁人群的韦氏成人智力量表及其修订本，适用于6~16岁儿童的智力量表及其修订本，适用于4~6岁学龄前儿童的智力量表及其修订本。

韦克斯勒在编制智力测验量表时，除了考虑年龄因素在内容上有所区别外，还将题目按其性质分成几个分测验，分别计分并测量各种智力能力。韦氏智力量表分为两大类：一类是言语测验量表（verbal scale，VS），计算出言语智商（VIQ）；另一类是操作测验量表（performance scale，PS），计算出操作智商（PIQ）。两个量表合成全量表（full scale，FS），计算出总智商（FIQ），FIQ代表被试者的总智力水平。这种分别计算言语智商、操作智商和全量表智商的方法，在临床上对于大脑损伤、精神失常和情绪困扰的诊断有很大的帮助。

目前，我国已修订的韦氏智力量表有WAIS（龚耀先等，1981年）、WISC（林传鼎等，1986年；龚耀先、蔡太生等，1993年）和WPPSI（龚耀先等，1986年）。

韦氏智力量表共有11个分测验，其中包括知识、领悟、算数、相似性、数字广度、词汇等

6个言语量表分测验和数字符号、填图、积木图案、图片排列、图形拼凑等5个操作量表分测验。结果分别用言语智商（VIQ）和操作智商（PIQ）来表示。全量表得分则用全量表智商（FIQ）来表示。韦氏量表的各项分测验均按照手册规定记分，被测者在每项分测验所得的分数需转换成量表分数，然后将量表分数合并获得VIQ、PIQ和FIQ。FIQ的划界分是70分。在分析被试者智力时，不仅要看三种智商的水平，要比较VIQ与PIQ的关系，分析各分测验成绩分布的剖面图。

韦氏智力量表能比较好地反映被试者智力的全貌和各个侧面，可以用于鉴别脑器质性障碍与功能性障碍，一些分测验（如数字广度、积木图案等）的成绩可以作为鉴别脑功能是否退化的参数。

知识链接

瑞文测验

瑞文测验是由英国心理学家瑞文于1938年编制的一种非文字智力测验，该测验分为标准型、彩色型和高级渐进方阵三套测验。标准型是瑞文测验的基本型，适用于6岁以上的被试者；彩色型适用于5.5~11.5岁的儿童及智力落后的成人；高级渐进方阵的难度更大，是对标准型测验得分高于55分的被试者进行更为精细的区分评价。为了实际测试的需要，1989年李丹、王栋等人完成了标准型和彩色型合并本联合型瑞文测验中国修订版的成人、城市和农村儿童三个常模的制定工作。使整个测量的上下限延伸，适用范围扩大到5~75岁。联合型瑞文测验一般可团体进行，幼儿智力低下者和不能自行书写的老年人则可个别施测。

该测验由72幅图案构成，分为六个单元，每单元12题。前3个单元为彩色，后3个单元为黑白。每一个题目由一幅缺少一小部分的大图案和6~8个小图案的答题选项组成，被试者根据题目中隐藏的一系列抽象符号与图案的构成规律，选择出合适的答题项目。

施测时一律采用二级评分，即答对记1分，答错记0分。被试者在这个测验上的总得分就是其通过的题数，即测验的原始分数。本测验的量表分数是先将被试者的原始分数换算为相应的百分等级，再将百分等级转化为IQ分数。联合型瑞文测验也是采用离差智商的计算法，但因测题形式不同于韦氏智力量表，故智商的分级标准也不同于韦氏智商。

二、常用人格测验

人格体现了人与人之间心理的差异。人格评估就是对人格进行全面系统的描述，在心理诊断、心理咨询与治疗、司法鉴定、人事选拔及人格研究等多个领域广泛运用。常用的人格测验通常分为两大类：一类是结构不明确的投射测验，主要是指所使用的刺激为意义不明确的各种图形或墨迹，如文字联想测验、洛夏墨迹测验、主题统觉测验、画人测验及视觉运动完形测验等；另一类是结构明确的问卷或调查表，如EPQ、MMPI、16PF等。

（一）艾森克人格问卷

艾森克人格问卷（Eysenck personality questionnaire，EPQ）是英国伦敦大学艾森克夫妇于1975年根据其人格结构三个维度的理论编制。EPQ成人问卷适用于16岁以上的成人，儿童问卷适用于7~15岁的儿童。EPQ由P量表（精神质）、N量表（神经质）、E量表（内外向）、L量表（掩饰）四部分组成。我国龚耀先根据英国版进行修订并制订了儿童和成人两套全国常模。4个分量表的意义简要说明如下。

1. E量表（内外向） 测试人格的内倾或外倾。具有典型外向特质（E分很高）的人往往神经系统易兴奋，且兴奋性高，常表现为爱社交、朋友多、喜冒险、易冲动，具有积极进取精神，甚至攻击性，回答问题迅速，乐观随和等；而典型的内向个性（E分很低）的人则多表现为安静、深沉、常内省、保守、不喜社交，常常喜欢一人独处，做事计划性强，甚至瞻前顾后、犹豫不决，工作和生活有规律、严谨等。

2. N（神经质） 测试一个人的情绪稳定性。典型情绪不稳（N分很高）表现为焦虑、高度紧张、情绪不稳易变，大喜或大悲快速转换，对于各种刺激的反应往往过分。典型情绪稳定（N分很低）表现为情绪反应缓慢，强度很弱，有时给人一种情感反应缺乏的感觉。但极端的情绪不稳和超稳状态都很少，大多数人均处在中间状态。

3. P（精神质） 测试人的一种潜在精神质，该特质常与精神病发病有关。P分高的成人可能孤独、不关心他人、缺乏同情心，常有麻烦，在哪儿都不适应，喜欢干奇特的事，难以适应环境；P分低者无上述情况。P分高的儿童，古怪孤僻、缺乏是非感、无社会化概念。

4. L（掩饰性） 这是一个效度量表，高分说明被试者过分地掩饰，这样将影响该问卷的“真实”性。同时也测定被试者的社会朴实性及幼稚水平。另外，有研究表明，L分数高低与年龄、性别、民族等多种因素有关。

EPQ实施简便，人格维度概念清楚，容易解释，在医疗、教育、科研和人力资源管理等方面应用广泛。但因其条目较少，反映的信息相对较少，故反映的人格特性类型有限。

（二）明尼苏达多相人格量表

明尼苏达多相人格量表（Minnesota multiphasic personality inventory，MMPI）由美国明尼苏达大学的哈萨威（Halthaway SR）和麦金利（Mckingley JC）于1940年编制而成。1945年正式出版，1966年修订。该量表自问世以来，应用非常广泛，是美国出版的《心理测验年鉴》第9版（1985年）中最常用的人格测验。1980年初，我国宋维真等人完成了MMPI中文版的修订工作，制定了全国常模。1989年，布契尔（Butcher JN）等人对MMPI进行了修订，称MMPI-2。我国张建新、宋维真教授等于20世纪90年代对MMPI-2进行了标准化工作，制定了中国常模，于2003年完成了手册编制及计算机化操作。MMPI-2更适应现代人的心理特征，应用范围更为广泛，主要适用于精神疾病的辅助临床诊断、司法鉴定、心理治疗和心理咨询、人才选拔、特殊技能军事人员的选拔与训练等。

MMPI-2的测验形式有纸笔测验和计算机化测验两种形式，共有567个问题。从项目内容来看，MMPI-2保留了MMPI中83.6%的项目，保留后的项目多集中在MMPI-2第370题以前的部分，第370题以后多为改动或新增加的项目。包括：未达项目数（Q）、掩饰量表（L）、伪装量表（F）、校正量表（K）、后F量表（Fb）、同向答题量表（TRIN）和逆向答题量表（VRIN）等7个效度量表；疑病量表（Hs）、抑郁量表（D）、癔症量表（Hy）、精神病态性偏倚量表（Pd）、男性化或女性化量表（Mf）、偏执型人格量表（Pa）、精神衰弱量表（Pt）、精神分裂性人格量表（Sc）、躁狂症量表（Ma）和社会内向量表（Si）等10个临床量表。MMPI-2通常由个体自评，也能团体测验，施测时间一般为60~90分钟，根据问题逐条回答“是”或“否”，然后按照使用指导手册进行人工计分或计算机计分，并换算成标准T分数。T分数平均数为50分，标准差为10分。常模的划界分为60分，凡高于60分的量表T分应考虑临床意义。

（三）卡特尔16项人格因素问卷

卡特尔16项人格因素问卷（16PF）是美国伊利诺伊州立大学的卡特尔（Cattell RB）根据人

格特性学说编制的。卡特尔认为，特性是构成人格的最小单位，人格由许多特性构成，特质在一个人身上的不同组合，构成了一个人不同于他人的独特人格特性。经过多年的研究，他从个体的行为“表面特性”中抽出了16项“根源特性”。卡特尔认为这16个根源特性是构成人格的内在基础因素，测量某人的这16个根源特性就可了解其人格特性，并据此编制了16种人格因素测验量表。其主要目的是确定和测量正常人的基本人格特性，并进一步评估某些次级人格因素。20世纪70年代该量表引入中国，现有修订本及中国常模，被广泛应用于心理咨询、人才选拔和职业咨询等多个领域。

16PF有A、B、C、D、E式五种复本。A、B为全本，各有187项；C、D为缩减本，各105项。前四种复本适用于16岁以上并有小学以上文化程度者；E式为128项，专为阅读水平低的人而设计。16PF属于团体施测的量表，但也可以个别施测。施测时要按照统一的指导语和指定的要求，必须在三个备选答案中选出一个。

16PF具有高度结构化的优点，它实施方便，记分和解释都比较客观。与其他类似的人格测验相比较，16PF能以同等的时间（约40分钟）测量更多方面的人格特性，并可作为了解心理障碍的个性原因及心身疾病诊断的重要手段，还可用于人才的选拔。

（四）投射测验

投射一词源于精神分析理论，认为通过某种无确定意义的刺激情境可以引导人们将隐藏在内心深处的欲望、要求、动机冲突等内容不自觉地投射出来，通过分析可以了解一个人的真实人格特性。投射测验（ projective test ）正是依据这一理论，采用含糊、模棱两可的无结构刺激材料，让被试者根据自己的认知和体验进行解释、说明和联想，使主试者得以了解被试者的人格特性和心理冲突，从而将其心理活动从内心深处暴露或投射出来的一种测验。目前，最常用的投射测验是洛夏测验和主题统觉测验。

1. 洛夏测验（Rorschach test） 洛夏测验是现代心理测验中最主要的投射测验，也是研究人格的一种重要方法。瑞士精神病学家洛夏（Rorschach H）于1921年设计并出版了该测验。测验目的是为了临床诊断，鉴别精神分裂症与其他精神病，也可用于研究感、知觉和想象能力。1940年，洛夏测验才被作为人格测验在临床上得到广泛应用。1990年，龚耀先完成了该测验的修订工作，现已有我国正常人的常模。

洛夏测验的材料由10张结构模棱两可的墨迹图组成，其中5张为全黑色，2张为黑色和灰色图外加红色墨迹，另3张为全彩色。测试时将10张图片按顺序一张一张地交给被试者，要求被试者说出在图中看到了什么，不限时间，也不限制回答数目，让被试者尽可能多地说出来，一直到被试者停止回答时再换另一张，每张均如此进行，这一阶段叫做联想阶段。看完10张图片后，再从头对每一个回答询问一遍，询问被试者看到的是整幅图还是图中的一部分，并询问为什么说这些部位像他所说的内容。最后将所指的部位和回答的原因一一记录下来，这一阶段称为询问阶段。然后进行结果分析和评分。美国心理学家埃克斯纳（Exner J）1974年建立了洛夏测验结果综合分析系统，目前常用于正常和病理人格的理论和临床研究。

虽然洛夏测验在临床上有很高的价值，但其记分和解释方法复杂，经验性成分多，主试者需要长期的训练和经验积累才能逐渐正确掌握。

2. 主题统觉测验 主题统觉测验是由美国哈佛大学默里和摩尔根等人于20世纪30年代编制而成。该测验把图片作为刺激材料，通过被试者对各画面的想象及心理投射所编辑的故事，反映出他们潜在的人格结构和人格内容。主题统觉测验适用于各种年龄、不同种族的个体。

主题统觉测验由30张黑白图片组成，其中按被试者的性别和年龄分为成人男女、儿童男女四种。每次测验选取其中20张，图片内容多为一个或数个人物处于某种模糊的场景中，要求被试者根据图片讲故事。测验分两次进行，两次测试要间隔一天或一周完成。一般来说第二次测验的10张图片比较奇特，容易引发被试者的自由想象。主题统觉测验是人格测验，在临床上不能作为诊断测验，但是通过它可以作为精神障碍诊断的参考，不同精神障碍的人，在此测验中有不同的特征性表现和人格方面的变化特点。

知识链接

中国人格测验

我国的人格心理学研究起步较晚，立足于中国人的本土化研究更是刚刚开始。在研究中国人的人格问题上，虽然借鉴西方成功的经验可以少走弯路，并能直接在高端开始研究和探索，但是中西方人因为历史、生存环境、社会背景等方面的不同，长期以来形成了不同的文化和理念，道德评价和价值标准也存在相当大的差异，忽视中西方人在人格方面的差异是不合适的。所以，我们只有立足于自身的文化，以中国人的人格特点为研究的出发点，建立适合中国人实际的理论和工具，才是科学研究的必然之路。

近年来，有关中国人的人格结构和人格特性的研究获得重要进展。北京大学心理学系王登峰教授与台湾大学心理学系杨国枢教授，根据西方成熟的人格研究路径，采用完全本土化的方法获得了中国人人格的“大七”结构，并编制了中国人人格形容词评定量表和中国人人格量表。“大七”人格结构与近年西方呼声日高的“大五”人格结构相比，存在很大的不同。

三、临床评定量表

临床评定量表（rating scale）是临床心理评估和研究的常用方法。此类评定量表具有条目简单、内容较全面、客观、数量化、可进行比较的特点，但也存在一定的误差。

（一）90项症状自评量表

90项症状自评量表（symptom checklist 90，SCL-90）由迪洛格底斯（Derogatis LR）于1975年编制而成，20世纪80年代引入我国。量表由90个项目组成，涵盖了较广泛的精神疾病症状学内容，如感觉、思维、意识、情感、行为、人际关系、生活习惯等方面的异常表现。能较准确地评估患者的自觉症状，反映患者的病情及其严重程度。

量表的10个因子及含义如下。

（1）躯体化　包括1、4、12、27、40、42、48、49、52、53、56、58共12个项目，主要反映主观的躯体不适感，包括心血管、呼吸道、胃肠道系统主诉的不适，以及头痛、背痛、肌肉酸痛和焦虑等躯体症状。

（2）强迫症状　包括3、9、10、28、38、45、46、51、55、65共10项。主要反映强迫思维和行为，主要指那些明知没有必要，但又无法摆脱的无意义的思想、冲动和行为。

（3）人际敏感　包括6、21、34、36、37、41、61、69、73共9个项目，主要反映个体的自卑感和与他人交往的不自在感，以及对人际关系的估价。

（4）抑郁　包括5、14、15、20、22、26、29、30、31、32、54、71、79共13个项目。主要反映与抑郁有关的心境和认知障碍，包括对生活的兴趣减退、缺乏动力、丧失活力，以及失望、悲观、与抑郁有关的感知和躯体方面的问题。

（5）焦虑　包括2、17、23、33、39、57、72、78、80、86共10个项目。主要反映与焦虑有关的精神和躯体性焦虑，包括烦躁、坐立不安、神经过敏、紧张及由此产生的躯体症状，如震颤等。

（6）敌对　包括11、24、63、67、74、81共6个项目。主要从敌意观念、敌意心境及敌意行为三个方面来反映患者的敌对表现，包括厌烦的感觉、摔物、争论不休直至不可抑制的冲动暴发等。

（7）恐怖　包括13、25、47、50、70、75、82共7个项目，主要反映与恐怖有关的症状。恐惧的对象包括出门旅行、空旷场地、人群、公共场所、交通工具及社交恐惧等。

（8）偏执　包括8、18、43、68、76、83共6个项目。主要反映偏执性思维的基本特征，包括投射性思维、敌对、猜疑、牵连观念、被害妄想及夸大等。

（9）精神病性　包括7、16、35、62、77、84、85、87、88、90共10个项目，主要反映各式各样的精神分裂症症状，包括幻听、思维播散、被控制感、思维被插入等内容。

（10）附加项　包括19、44、59、60、64、66、89共7项，未归入任何因子，作为第10个因子来处理。主要反映睡眠及饮食情况。

SCL-90的项目均采用5级（1~5或0~4）评分制，分别为“没有、很轻、中等、偏重、严重”。评定时间范围为“现在”或是“最近一周”，由被试者根据自己最近的情况和感受对各项目进行恰当评分。一次评定一般需要20分钟。

SCL-90有多个统计指标，最常用的指标如下：

总分：90个项目所得分数之和。

总均分（症状指数）：总均分=总分/90。

阳性项目数：表示被试者有“症状（≥2分）”的项目数。

阳性症状均分=（总分－阴性项目数）/阳性项目数，这一指标反映了该患者自觉不适的程度介于哪个范围。

因子分：因子分=组成某一因子的各项目总分/组成某一因子的项目数。通过因子分可了解患者症状分布的特点。

根据总分、阳性项目数、因子分等评分结果情况可判断是否有阳性症状、心理障碍或是否需要进一步检查。按全国常模，以下划界分为筛查阳性的标准：总分超过160分；阳性项目数超过43项；因子分超过2分。需要注意的是，筛选阳性只说明被试者可能有心理问题，但并不能说明其一定患有心理疾病。如果要作出诊断，则必须进行面谈并参照相应的疾病诊断标准来进行诊断。

（二）抑郁自评量表

抑郁自评量表（self- rating depression scale，SDS）由威廉·庄（William W. K. Zung）于1965年编制，该量表能直观反映患者抑郁状态的主观感受及严重程度，用于衡量抑郁状态轻重程度及其在治疗中的变化。评定时间跨度为最近1周。SDS由20个条目组成，每个条目相当于一个相关症状，按1~4级评分。

20个条目反映抑郁状态的4组特异性症状：①精神性－情感症状，包含2个条目；②躯体性障碍，包含8个条目；③精神运动性障碍，包含2个条目；④抑郁的心理障碍，包含8个条目。记分和解释：每一个条目均按1、2、3、4这四个等级评分。被试者仔细阅读每一条目，根据自己的实际情况做出恰当的选择。1=无或偶尔；2=有时；3=经常；4=总是如此。20个条目中有10项（第

2、5、6、11、12、14、16、17、18和20）正性词陈述，为反向计分，其余10项用负性词陈述，按上述1~4顺序评分。

总分：将所有项目得分相加，即得到总分。总分超过41分可考虑筛查阳性，即可能有抑郁存在，需进一步检查。抑郁严重性指数：抑郁严重性指数=总分/80。指数范围为0.25~1.0，指数越高，反映抑郁程度越重。庄等提出SDS评分指数在0.5以下者为无抑郁；0.50~0.59为轻度抑郁：0.60~0.69为中重度抑郁；0.70以上为重度抑郁。指数越高，反映抑郁程度越重。国内外研究表明，SDS具有较好的信度和判别功能。SDS评定10分钟内即可完成，操作方便，易于掌握，能有效地反映抑郁状态的有关症状及其严重程度的变化，特别适用于发现抑郁症患者，也可用于流行病学调查。

（三）焦虑自评量表

焦虑自评量表（self-rating anxiety scale，SAS）与SDS十分相似，由20个与焦虑症状有关的条目组成，用于反映最近一周被试者有无焦虑症状及其严重程度。该量表采用四级评分制，每项问题后有1至4的四级评分选择：A很少有该项症状，记1分；B有时有该项症状，记2分；C大部分时间有该项症状，记3分；D绝大部分时间有该项症状，记4分。但项目5、9、13、17、19为反向评分，按4到1计分。由被试者按量表说明进行自我评定，依次回答每个项目。回答完毕后将所有项目评分相加，即得到总分粗分。粗分乘以1.25后直接取整数部分（不用四舍五入），就得到标准分。标准分50分以下为正常；50~59分为轻度焦虑；60~69分为中度焦虑；70分以上为重度焦虑。

SAS评分不受年龄、性别、经济状况等因素的影响，适用范围较广。可用于鉴别焦虑症患者和流行病学调查。

案例情景剧

不爱说话的乐乐

乐乐来医院那年是5岁半，当时的乐乐目光交流短暂，喊名字不理会，总在地上打滚，乱跑，身上、手上，到处脏兮兮的。智力发育年龄是2~3岁，不爱说话，只能说单个字而且也说不清。对于脑发育迟缓的乐乐来讲，5岁半才开始语言康复，预期效果可能不会太好。

“3岁时，这孩子入园体检做过一次测试，说我们智力低下，当时以为孩子只是说话比较晚而已，谁想到还能影响智力了？长大后肯定就好了”孩子妈妈一边说一边抹眼泪。“现在想想都后悔得要命，那时候让我们去上级医院做进一步的检查，全家人也没当回事，孩子的爷爷奶奶，更是提都不让提，就是不肯承认孩子的智力有问题……”

看着孩子妈妈渴求的眼光我接收了这个孩子，孩子虽然不哭闹但是语言能力太差了，反复训练始终不开口说话。只用那种陌生的眼神盯着我，而我不厌其烦地去教他说话练习发音。一个月过去了，孩子的情况一点也没有改善，我一边着急孩子的年龄，一边更加努力的进行训练。看着乐乐妈妈整日焦急懊悔的样子，同为母亲的我深深地被触动着。

三个月过去了，乐乐逐渐有了明显的提高，孩子开口了，开口说的第一个字是草莓。到最后会说爸爸买的草莓。还有好多的短句。在训练乐乐的一年里，乐乐和我建立了深厚的感情，每次来上课会主动推开训练室的门，看到我的那一刻孩子脸上的那种喜悦溢于言表。现在的乐乐已经上幼儿园了，虽然与正常儿童还有一定差距，但是孩子的家长已经很满足，对我们也非常感激。

婴幼儿的保健查体对孩子的健康成长十分重要，甚至可以改善孩子的先天缺陷。但是在我们身边，很多家长往往忽略这一点。希望大家一定要重视婴幼儿的保健查体，防患于未然。

思维导图

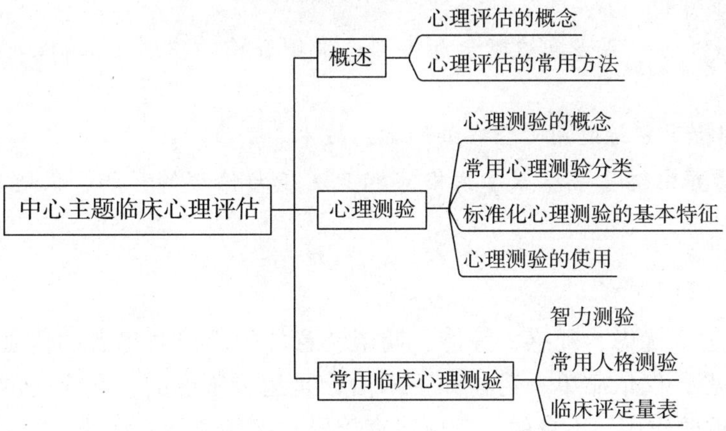

思考题

1. 心理评估的概念是什么？常用的方法有哪些？
2. 标准化心理测验的基本特征是什么？
3. 简述常用心理测量量表的分值与临床意义。

（杜慧凤）

第七章　心理咨询

学习目标

1. **知识目标**　心理咨询的概念和类型；心理咨询的原则与机制；心理咨询的过程与模式。

2. **能力目标**　熟练运用心理咨询的常用技术。

3. **情感素养目标**　培养医学生恪守职业道德与伦理的意识，促进医患沟通顺畅，关系融洽。

南丁格尔曾说过“忧虑、疑惑、等待、期望、意外的恐惧对患者的伤害要大于任何力量。”要想更好地救治患者，仅依靠单一药物和手术治疗是远远不够的，在疾病的发生、发展和转归中，心理因素起着重要作用，不良的心理可以直接导致疾病或加重症状。“心病还需心药治”，心理咨询作为应用心理学的分支在现代社会日益受到重视，在临床工作中应用范围也十分广泛，所以对于今天的人们来说，心理咨询已经不是一个陌生的词语了。但是，究竟什么是心理咨询，什么样的人适合做心理咨询，心理咨询的作用是什么，心理咨询的模式是怎样的，这些问题仍然是需要帮助大家澄清和讨论的。

第一节　概　述

一、概念

在中国古代“咨”和“询”是两个词，咨是商量的意思，询是询问之意，后来才逐渐形成了一个复合词，具有询问、谋划、商量、磋商的意思。心理咨询也被称为“心理辅导”，是心理学的一个分支，是指经过严格培训的心理咨询师运用心理学的理论与技术，通过专业的咨访关系，帮助合适的来访者依靠个人自我探索来解决其心理问题，增进心身健康，提高适应能力，促进个人成长与发展，以及潜能的发挥。

二、心理咨询的对象与范围

人的心理正常与不正常并无明确界限，而是一个连续变化的状态。如果把人的心理正常比作白色，心理不正常比作黑色，那么，在白色和黑色之间则存在着一个巨大的中间区域即灰色区。大多数人都在这一区域之中，这就不同程度地干扰了人们的正常生活与情绪状态。虽然心理咨询的对象和问题范围很广，但在咨询实践中，并不是所有的对象和问题都能收到理想的咨询效果，换而言之则是咨询的对象和范围是有“适合”与“不适合”之分的。

（一）适合的咨询对象

心理咨询是需要明确能够处理的问题，选择合适的来访者进行咨询。一般来说与心理社会因素有关的各种适应性心理问题和心理障碍，以及心理教育与发展等都是适合开展心理咨询的。而由脑器质性病变导致的心理问题，以及发作期的精神病患者是不适合进行心理咨询的。此外，来访者的以下特点也将影响咨询效果。

1. 正常的智力水平 来访者的智力一般需要在正常范围内，因为他们需要能够叙述自己的问题及相关情况，以及理解咨询师发出的言语和非言语信息。所以一定的智力水平是必需的，否则，咨询将十分困难。但这并不是说，教育水平较低的人就不适合接受心理咨询。那些深入分析、探讨的咨询方式对于文化水平高、领悟能力好的来访者更为适合；而对于智力水平较低的人，咨询师则需要对来访者关心的问题作简明扼要的针对性回答，可以尝试通过形象的比喻进行解释，也可运用成功个案进行示范说明。

2. 强烈的求助动机 来访者有无强烈的咨询动机会直接影响咨询的效果。缺乏咨询动机的来访者，一般不适合做心理咨询。因为在心理咨询的过程中，虽然来访者需要咨询师的心理指导，但主要还是来访者自身的努力。来访者不仅要体会到自己有心理或行为方面的问题，而且确实因为这些问题或多或少感到痛苦。因为有了痛苦，来访者才会想要解决问题，减轻和消除症状，改善心理与行为。来访者需要有一定的勇气，敢于承认自己的短处、缺陷或问题，并且愿意与咨询师进行谈论，这些取决于来访者接受心理咨询动机的强弱。一般来说，咨询动机越强烈，双方就越容易密切配合，越容易取得效果。除了动机的强度以外，动机的内容也常常决定咨询的效果。有些来访者前来咨询不是为了调整自己的心理状况、解决心理问题、消除心理症状、改变不适应行为，而是抱有其他目的，如来访者把咨询室当成避难所，或者是被亲朋好友强迫而来的。如果发现来访者的动机存在偏差或缺乏真正的咨询动机，咨询师应运用一定的咨询经验和技巧，通过建立良好的咨访关系帮助来访者发现自己的问题，激发他们改善自己心理与行为的动机。

3. 需要解决的问题属于咨询师擅长的领域 心理咨询是个性化很强的工作。每个咨询师的个性、擅长处理的问题，以及习惯使用的方法与技术等都不相同。所以，来访者与咨询师的个性、专长匹配程度往往会影响咨询的效果。

（二）不适合的咨询对象

对于大多数咨询师来说，并不是所有适合咨询的来访者都适合自己。对于不合适的来访者，最好的办法就是转介到其他咨询师或咨询机构。

1. 咨询内容不合适 由于每个咨询师受训背景不同，自身限制存有差异，擅长或适宜咨询的内容也会有所不同。比如，有些来访者的问题已经达到重性心理疾病的程度，而咨询师能力范围内无法解决，就应迅速转介到精神科。又如，一直从事青少年心理咨询的咨询师对成人心理咨询可能不太擅长，那么在实际咨询中，遇到了成人心理咨询，最恰当的做法就是把来访者转介给其他合适的咨询师。

2. 价值观念不相容 在心理咨询过程中，咨询师要完全排除自己价值观干预或价值观影响是难以做到的。随着咨询的进行，如果咨询师发现自己与来访者存在根本的价值观念上的分歧或尖锐对立，则不再适合继续做心理咨询。遇到这样的情况，咨询师最好将来访者转介给其他合适的咨询师。

3. 存在私人关系 有些来访者与咨询师之间有私人关系，如果来访者是咨询师的领导、朋友、同事等，那么来访者与咨询师之间的这种关系，常常会增加来访者的顾虑，影响来访者的开放程度，增加咨询的阻力；而咨询师在给予指导和建议时，也常常会因这种关系而导致缺乏客观性和职业性，从而影响了咨询效果。一般来说，咨询师应避免给予自己有私人或利益关系的来访者做心理咨询，而应将他们转介给其他无私人或利益关系的咨询师。如果因各方面原因，不得不接受自己认识或有私人关系的来访者时，应慎重进行咨询，尽量保持客观、中立和专业的态度。

三、心理咨询的分类

（一）按性质分类

1. **发展心理咨询**　个体在成长的各个阶段都有可能产生特殊的困扰和障碍，因而就有了相应的心理咨询需求。这类咨询的内容有如何适应新的环境，如何择业，如何克服妨碍个人取得成功的弱点等。

2. **健康心理咨询**　精神正常的个体因各种刺激引起焦虑、紧张、恐惧、抑郁等情绪问题或行为问题时，个体会感觉自己已脱离健康状态陷入不健康状态之中，这时需要的心理咨询就是健康心理咨询。

（二）按规模分类

1. **个体咨询**　咨询师在一对一的咨询关系中，帮助来访者解决其个人的心理问题。

2. **团体咨询**　咨询师在团体情境中，向若干来访者提供心理帮助和指导。其特点是可以借助团体中的人际互动，促进来访者探索自我、接纳自我、学习改善新态度与新行为模式，增加其社会适应能力。

（三）按时程分类

1. **短程咨询**　在相对短的时间内（1~3周以内）完成咨询。资料的收集和分析集中在心理问题的关键点上，追求近期疗效，对中远期疗效不强求。

2. **中程心理咨询**　在1~3个月内完成咨询。主要涉及较严重的心理问题，要求有标准化的咨询程序，追求中期以上疗效。

3. **长期心理咨询**　咨询时间长达3个月以上，使用标准化的咨询程序，追求中期以上疗效，并要求巩固措施。

（四）按形式分类

1. **门诊咨询**　门诊咨询是指当面咨询，即心理咨询师与来访者在门诊面对面直接交流。其特点是心理咨询师能及时、深入、全面了解和处理来访者的问题。

2. **电话咨询**　电话咨询是心理咨询师通过电话向来访者提供支持性咨询，是一种最便捷的心理咨询方式，早期多用于心理危机干预。

3. **互联网咨询**　互联网咨询是心理咨询师通过互联网向来访者提供帮助。此方式不但能突破地域限制，可以借助网络上行之有效的软件程序进行心理问题的评估与测量。

四、心理咨询师的要求

心理咨询是一个专业，它有自己的理论、方法和技术。心理咨询人员必须经过专门的培养、系统的训练方能上岗工作。咨询人员同时要积极参加心理咨询的实践活动，不断提高自己的业务水平，才能成为一名合格的咨询师。对心理咨询师的要求如下。

（一）知识条件

由于在心理咨询过程中会遇到多方面的问题，如人际关系问题、人格发展与社会适应问题、青年学生的专业思想和学习方法问题、青春期生理心理问题、恋爱婚姻问题等，这就需要咨询人员有全面的知识结构。首先，要具备心理学的理论和技能，如普通心理学、儿童心理学、人格心理学、社会心理学、心理卫生学、变态心理学、心理测量学、临床心理学等方面的基本理论知识。其次，有较为丰富的人文科学知识，这有助于和不同行业的来访者建立关系和对话。再次，心理咨询工作者还应具有教育学、社会学及基础医学方面的知识。

知识链接

咨询师的督导作用及内容

心理咨询师发展不仅在培训期间，贯穿于咨询师的整个职业生涯发展过程——接受有效且定期的督导。心理咨询中的督导并不扮演管理的角色——在管理角色中，指导者向被指导者下指示和分配任务，而咨询中的督导以帮助咨询师尽可能有效地对来访者进行咨询治疗为目的。督导在咨询中的角色类似于指导教师或顾问，其功能和作用有以下三点。

（1）为咨询师提供教育和信息反馈的机会。

（2）支持咨询师的工作和职业成长。

（3）确保咨询工作的质量。

督导一般包括以下六项。

1. 对咨询内容的思考　这主要指关注来访者，包括来访者正在说的，来访者生活的不同部分是如何结合在一起的，以及来访者需要从咨询中得到什么。

2. 对咨询师运用的技术和策略的探究　这涉及咨询师的咨询意图及他（她）正在采用的帮助来访者的方法。

3. 对治疗关系的探究　目的是检查来访者与咨询师相互作用的方式，以及他们是否已经建立了工作联盟。

4. 咨询师对来访者的情绪　这一督导的意图在于确认和理解咨询师的反向移情反应，或咨询师通过与来访者的接触再次暴露出的个人问题。

5. 督导者与被督导者之间的关系　在督导过程中，督导者与被督导者之间的关系或许表现出类似于咨询师与来访者之间关系的特征。

6. 督导者的反向移情　在对被督导者的回应中，督导者的情绪有时也会发生变化，或产生问题，这叫反向移情。督导者常常具有一种个人风格，在这种风格的影响下，他们主要坚持采用一种框架的模式，对督导者和被督导者来说，这种模式反映了他们的合作，如果有必要，还可以协商改变这种模式。

（二）职业道德

心理咨询是一项助人的工作，只有乐于助人的人才能在咨访关系中给予来访者温暖，才能创造安全、自由的氛围，接受来访者正面和负面的情绪体验，从而进入来访者的内心世界。心理咨询师还必须具有较强的责任心，能坦率真诚地和来访者交流，值得他们信任，使他们愿意暴露内心的隐私和秘密。咨询师必须要保护来访者的切身利益，尊重他们的人格和意愿，尊重隐私，保守秘密。绝不把来访者的隐私向咨询关系以外的人随意透露，这是作为咨询人员最基本的道德准则。在帮助来访者解除心理困惑的同时，要引导他们用积极的态度面对人生，指导他们正确处理生活中遇到的各种问题和矛盾冲突。让来访者在解除心理障碍的同时，思想境界和道德品质也得到升华。

（三）心理素质

咨询工作人员的心理健康水平越高，在咨访关系中对来访者所能提供的帮助也就越大。相反，如果咨询工作人员的心理不健康，具有扭曲的价值观或者刁钻古怪的心态就会造成咨询中的混乱、冲突，严重的可能还会诱发出来访者的某些病症。心理咨询人员不仅要以高超的技术治愈人们的心灵创伤，还要以自身高尚、健全的人格力量给予来访者积极的影响。咨询人员良好的心理素质还表现在高度集中的注意力、良好的记忆力、流畅的言语表达能力和处理各种意外事件的应变能力等方面。

知识链接

优秀心理咨询师应具备的心理品质

心理咨询专家考米尔（W.Cormier）认为，最为有效的心理咨询师是那些可以把自己的人格和专业的理论、方法加以完美结合的人。换句话说，就是可以在人际关系和咨询技术上寻求平衡的人。他提出，一个优秀的心理咨询师应具备以下六项心理品质。

1. 智力　对新知识具有强烈的学习愿望与能力。

2. 精力　咨询师在咨询过程中充满活力与感染力。

3. 适应力　可以根据当事人的需要采取适当的理论和方法，而不是只限于某一特殊的理论和方法。

4. 支持与鼓励　支持当事人自己做出决策，帮助他们发挥自己的潜力，避免强制行为。

5. 友善　以良好的意愿去帮助当事人重新构筑新的生活方式或行为方式，促进当事人的独立性。

6. 自我意识　对自己的知识结构、态度与情感有明确的认识，并能认识到对这些情感和态度产生影响的因素。

第二节　心理咨询的原则与机制

一、心理咨询的原则

心理咨询的原则是咨询工作的基本要求，具有非常重要的意义，是顺利开展咨询工作的保障。

（一）保密原则

保密原则是心理咨询工作最重要的一条原则。其基本含义包括：除可能有自杀、自伤或者危害他人和社会的情况外，咨询师必须严格为来访者的谈话内容进行保密，未得到来访者的允许，不得将来访者的基本情况泄露给任何人或者机关，如姓名、主要问题等内容均不可。严格保护来访者的利益和隐私。

保密原则是咨询师必须始终坚持的一条重要原则，是心理咨询顺利开展的重要保证，是对来访者个人权利的尊重，同时也反映了咨询师最基本的职业道德素养和个人品质。我国宪法也规定了公民有保护自己隐私的权力，若咨询师随意将来访者的隐私泄露出去，不仅违背了职业道德，更是触犯了国家法律。因此，为来访者保密具有道德和法律的双层意义。

（二）理解原则

来访者大都是在某些方面感到痛苦的，他们存在不同程度的沮丧、抑郁、焦虑和不满等情绪，所以需要寻求支持、理解和帮助。咨询工作者对来访者的语言、行动和情绪等要充分理解，当来访者感到情绪复杂、混乱、冲突时，咨询工作者要较为准确地对这些情感做出回应，理清来访者的头绪，说出来访者真实的情绪体验，不得随意作道德评价。如果这点能够充分地做到位，来访者则会深刻体验到被人理解的感觉。

（三）助人自助原则

咨询工作者鼓励来访者积极地进行自我探求与领悟，强化来访者的自我力量、自主精神和自助能力，使来访者敢于面对自己和自己的感觉，并自己克服困难，采取积极有效的行动，做出抉择。解决问题本身就是一次学习的机会，咨询师帮助来访者理清思绪，学习理性地处理问题，以此让来访者的心理素质得到锻炼和提高。因此，咨询本身就是一个来访者学习和成长的过程，同时也是咨询师“助人自助”的过程。

（四）态度中立原则

态度中立原则是指咨询工作者在心理咨询过程中应坚持保持中立的立场，不将自己的个人情感喜好掺杂其中，应始终保持冷静、清醒的头脑，不被过度卷入。中立的态度有助于咨询工作者客观地分析和判断来访者的问题，对解决来访者的问题具有重要的积极作用。

二、心理咨询的机制

心理咨询的效果可能受到两种作用机制的影响。一种是特殊的作用机制，另一种是非特殊的作用机制。特殊的作用机制，是指每种咨询方法所独有的、能对来访者产生积极影响的因素。而非特殊的作用机制，又被称为基本的作用机制或者称为共同的作用机制，是指各种咨询方法所共同具有的，能对来访者产生积极影响的因素。现在我们就主要介绍非特殊的作用机制。

（一）来访者对咨询本身的期待

有些来访者决定接受心理咨询，并期待早日付诸行动，心情会显著得到改善。每个来访者对咨询的期待都是不相同的，有的来访者希望咨询工作者能成为他们的后盾，帮助其应付困难；有的来访者则幻想咨询工作者能轻而易举地消除他们的心理问题；有的来访者因决定接受心理咨询，开始关注其心理状况，细心检讨他们的想法、小心管理自己的情绪，以及控制着自己的行为，无形中就发挥了心理咨询的功效。

（二）温暖和信任的咨询关系

咨询工作者通过尊重、真诚、准确的共情和同理及无条件的积极关注，与来访者建立起温暖、信任的咨询关系。这种关系可以增强来访者战胜困难、疗愈自己的信心。

（三）保证和支持

来访者常常会认为自己的心理问题是独特的、难以解决的，通过与咨询工作者的讨论，他们可以认识到这些问题并不是自己独有，是可以努力得到解决的。咨询工作者的保证和支持，会使来访者感到安全、有希望和依靠，焦虑水平便会降低。

（四）脱敏

各种心理咨询方法都有脱敏的成分，不仅仅是系统脱敏法。在接纳、包容的气氛中，咨询工作者同来访者一起讨论让其担心的问题和事件时，这些问题和事件便逐渐失去了威胁性；在安全的咨询场合中谈论痛苦的经历，可逐渐消退与之有关的焦虑。

（五）领悟或理解

所有心理咨询都需要向来访者做出一定的解释，如问题是如何产生的？为什么会持续存在？可以如何解决等？对于有令人担心却又不明原因和严重性的来访者而言，不管咨询工作者如何解释、采用何种咨询方法，同专业人员接触本身便有消除疑虑、获得新知识和培育希望的作用。

（六）强化和学习

所有咨询工作者对来访者的进步和成长都会投以赞许鼓励的目光和话语。因此，在不同咨询方法中强化的使用只有有意、无意之分，没有哪一种方法没有强化成分。所有的心理咨询都是以促进来访者行为或态度的改变，帮助来访者进步和成长为目标的，因此也都包含了学习。

（七）宣泄

所有咨询工作者都要倾听来访者的诉说，来访者倾诉内心的痛苦和困扰，这本身就具有积极的作用，至少是具有暂时性的功效，它可以缓解内心的紧张、减轻压力和焦虑。

（八）促进自我疗愈与成长

许多心理上的困惑，往往靠个体的自我疗愈能力或随着个体的成长而恢复。心理咨询的作用在于减除自我疗愈的障碍，使个体发挥自身的力量去达到复原。特别是小孩或年轻人，生命力旺盛，只要适当清除存在的阻力或障碍，就能很好地成长，所以心理咨询有促进来访者自我疗愈与成长的作用。

第三节　心理咨询的过程与模式

一、心理咨询的过程

（一）初期阶段

1. 建立咨访关系　咨询师与来访者必须建立起信任、真诚、接纳的咨访关系。这是心理咨询得以进行的基础，这种关系有助于咨询师真实了解来访者的情况，准确确定咨询目标并有效完成目标。这种积极的关系能为来访者提供一种良好的人际关系范例，使其能在咨询环境以外的地方加以运用，提高他们的人际交往能力。能否建立积极、信任的咨询关系，咨询师起着至关重要的作用。

（1）礼貌接待　咨询师衣着要得体，行为举止大方，接待来访者要热情有礼、耐心慎重，留下良好的第一印象。热情友好的态度给人以亲切感，能有效拉近双方的距离，特别是当来访者处于心理困扰时，热情友好的态度本身就是一种力量、希望和安慰，能在很大程度上降低他们的焦虑水平。

（2）自我介绍　初次会谈时，咨询师要向来访者进行简明扼要的自我介绍。在简短的自我介绍之后，可以留有短暂的沉默，主要目的在于给来访者一个整理信息的时间，使他能完整地表达自己想说的话。

（3）适当解释　在初次会谈时，咨询师可以就咨询的性质、设置、角色、目标及特殊关系等向对方做出解释。解释的内容可以包括时间的限制、会谈的次数、保密原则、合理的期望等。这些问题的说明解释，可以减少来访者的困惑，消除他们因不了解而产生的焦虑，也使来访者避免产生不当的期望。

2. 掌握来访者的资料　收集与来访者有关的各种资料，通过会谈、观察、倾听、心理测验评估等方式，了解对方的基本情况及存在的心理问题。

（1）基本资料包括来访者的姓名，年龄，家庭，社会生活背景，自身的成长经历，兴趣、爱好，学习、生活近况，以及有无心理咨询经历等。

（2）存在的心理问题是确定心理咨询目标的基础。来访者一般会心存顾虑，有的不愿如实暴露心理问题，而有的是自己也不清楚问题的根本来源，只是感到困扰，希望改变现状。咨询师需要通过收集有关资料弄清心理问题的实质、持续时长及产生的原因等。

3. 进行分析、诊断　在收集资料的同时，分析、诊断也就会出现。分析、诊断是在收集资料的基础上进一步明确心理问题的实质、原因及程度，并做出相应的评估。分析、诊断包括以下内容。

（1）确定心理问题的类型和性质　咨询师首先要确定心理问题的性质，辨别其是属于学习问题，还是人际关系问题，亦或是其他方面的问题；是属于发展性问题、适应性问题，还是障碍性问题。对于那些不属于一般心理咨询能解决的问题，如器质性疾病、精神疾病等都应及时转介到相应的医院进行治疗。

（2）分析心理问题的程度，便于区别对待　心理咨询的对象有的是适应性问题，而有的是发展性问题。前者会在学习、生活等方面出现心理上的不适应，那么可以通过个体咨询的方式给予指导；而后者则可能并未对自身的心理问题产生自觉的意识，因此需要通过心理咨询讲座、课程等方式给予指导、训练，帮助其强化心理品质。

（3）寻找心理问题产生的本质　造成来访者心理问题的原因通常是多方面的，需要从不同的侧面入手分析原因，我们通常会从一般原因和深层原因两个角度进行分析。一般原因分析就是针对心理问题形成的生物学因素和心理社会因素进行的全方位搜索。深层原因分析是对产生心理问题的主要心理因素进行剖析。不同的心理咨询理论和方法，常常是从不同的角度寻找心理问题的根源。

（二）指导帮助阶段

经过初期阶段，心理咨询进入到解决问题阶段，即指导帮助阶段，这一阶段需要完成的任务主要有：制订咨询目标、选择咨询方案、实施指导与帮助。

1. 制订咨询目标　心理咨询目标就是心理咨询过程中追求的结果与所要达到的目的，咨询目标的确立，在咨询过程中有着重要的意义。

（1）咨询目标必须由咨询双方共同制订　制订咨询目标必须由咨询师和来访者共同配合协商达成一致。共同制订咨询目标，首先要求咨询双方在心理问题的把握和分析上意见相一致。其次，咨询师要引导、鼓励来访者积极思考，大胆提出自己的需求，如实提出对咨询目标的看法。如若双方存在分歧，则需认真分析逐步达成一致。

（2）心理咨询目标应有针对性　咨询目标的针对性，就是解决心理问题而不是其他问题。在心理咨询中，经常会遇到一些不属于心理方面的问题，如学生经济上的困难、考试不合格等。虽然这些问题会使来访者感到不安，但心理咨询的目标只能是帮助来访者调整认知和心态，而不是直接解决问题本身。

（3）中间目标与终极目标保持统一　中间目标是指心理咨询过程中要达到的具体目标，而终极目标是指实现人的心理健康潜能的发挥和人格的完善。在心理咨询的实施过程中，要保持两种目标相统一，咨询双方不仅要发现具体心理问题还需发现引发的原因，还要努力发现其人格特性、心理素质等方面的不足；不仅使来访者在具体问题上掌握心理调节的技能，而且可以使这些技能迁移到类似的情境中去。

（4）心理咨询目标必须是具体、可实施的　来访者的表述有时具体明确，如考试焦虑、紧张失眠问题等，可有时会比较笼统、抽象，如希望有较强的学习能力、善于交际等。这些大而空泛且难以操作和评估的目标出现时，则需要咨询双方经过商讨，共同将抽象的目标具体化、清晰化。换而言之，咨询目标必须具有较高的可实施性。

2. 选择咨询方案　需要根据心理咨询的目标，选择相应的咨询方法，再根据实施过程的要求制订具体操作计划。选择咨询方案应明确以下内容。

（1）采取咨询方法的目标。

（2）该方法实施的具体要求，如该做什么不能做什么，以及要如何去做。

（3）该方法是否能达到预期的目的或效果。

（4）告诉来访者必须对心理咨询的过程有足够的耐心，很多咨询方法不可能马上就发生改变，所有的改变都是慢慢积累、循序渐进的。

3. 实施指导与帮助　不同的咨询方法有不同的要求和做法。可以灵活运用鼓励、指导与解释，对来访者的积极方面给予真诚的鼓励和支持，增强来访者的自信，促进其积极行为的保持和增加；也可以通过解释，使来访者从一个全新的角度客观地面对自己的问题，重新认识自己及周围的环境，从而提高其自身的认识能力，促进人格的完善和问题的解决。

（三）巩固和结束阶段

1. 巩固效果　巩固已取得的咨询效果，这是结束咨询前必须完成的任务。具体内容有以下几项。

（1）总结目标达成度　咨询师向来访者指出其已经取得的成绩和进步，说明已基本达到既定的咨询目标。对此咨询师与来访者应达成共识，使来访者认识到自己的进步，这既是一种鼓励，也是一种积极的暗示，预示着心理咨询将要结束，来访者需要做好心理准备。

（2）回顾与总结　咨询师和来访者需要一同回顾与总结其心理问题和咨询过程。这有助于来访者加深对自身问题的认识，总结咨询经验，了解努力的方向，获得有意义的启发，这样的总结本身就具有巩固咨询效果的作用。总结最好是咨询师通过启发让来访者自己进行总结。

（3）指导与鼓励　指导来访者巩固已有的进步，并将获得的经验运用到日常的生活中去，逐渐内化为来访者自己的观念、行为方式和能力，使其能独立有效地适应环境。

2. 追踪调查　为了能了解来访者是否运用获得的经验适应环境，从而了解整个咨询是否成功，咨询师必须对来访者进行追踪调查。追踪调查应在咨询基本结束后的数月乃至一年期间进行。

经过追踪调查，可能会有不同的结果出现：第一种是咨询效果明显，来访者的问题已经基本得到解决，这时咨询过程可以结束；第二种是咨询有一定的效果，但问题并未完全得到解决，还需继续进行咨询；第三种是咨询效果不明显，问题基本没有得到解决，征得来访者同意后，可继续坚持咨询。

二、心理咨询的模式

心理咨询的模式是指导心理咨询工作的基础，它的形成和发展直接影响到心理咨询工作的开展，也直接影响了心理咨询活动的有效性和社会影响。

（一）指导模式

指导模式是指咨询者对来访者的素质、兴趣、特长、性格等人格特性的了解，并在此基础上对来访者的生活、学习、升学、就业等多方面问题进行综合性的指导。

指导模式的理论基础主要是奥尔波特的人格理论和卡特尔的人格理论。咨询师关注的是来访者已经形成的遗传素质、人格特性、行为习惯等因素对当前行为的影响，重视来访者的个体差异。每个个体都有自己的、独特的人格特性，所以咨询师应深入了解和挖掘来访者的个体素质，不能依据一种方法、一个模式，而应区别对待，以提高咨询效果。重视咨询师指导作用的发挥。需要咨询师试图通过自己的知识、经验和专业技能，帮助来访者思考问题、做出决定，咨询师应该让来访者知道如何做出决定，为什么要做出这样的决定，以及这样的决定对来访者本人有什么样的意义。咨询师还应帮助来访者学会如何克服生活中的障碍，学会自己做出决定。指导模式的一个基本目标就是帮助来访者获得他们自己解决问题和做出决定的意识与技能。咨询师还应该关注当前社会变化的一些信息及对未来社会的预测，以便为来访者提供各方面的信息。心理咨询过程是一种特定的双向交往活动，咨询师在其中起着主导作用，因而咨询师的指导功能不可忽略。

（二）发展模式

发展模式是指咨询师遵循个体心理发展的一般规律，针对来访者在不同发展阶段所面临的任务和矛盾进行咨询，以妥善解决其心理矛盾，促使其发展任务得以顺利完成。

发展模式的理论基础主要是皮亚杰的认知结构发展理论和埃里克森的心理社会发展理论。传统的观点认为，人的精力和智慧的发展在儿童期，青年期是稳步成长的，到中年达到顶峰，然后开始下降。其实这种观点不利于个体的心身健康，易产生悲观、失落的情绪。个体应该看到自己的一生都是在不断发展的，能力是不断增强的。咨询师应帮助来访者学会在整个人生历程中保持心理上或精神上的成长。个体在每个时期都有不同的发展任务需要解决，所以咨询师不仅要关注来访者当前时期任务的解决，帮助他们排除障碍，还要关注来访者下一时期发展任务的准备，对发展障碍进行早期发现和预防。咨询师在关注来访者个人的同时，还应关注社会的变化，因为社会在不断地成长和变化，价值观、社会生活方式等都在变化，这些变化需要人们重视评价自己的价值观与生活方式，所以咨询师要帮助来访者现实地评价自己在社会中的角色。

最近，哈佛大学心理学家巴塞基提出了“构造—发展”模式。巴塞基认为，心理咨询的目的在于使来访者认清其认识结构中的不平衡因素及其表现形式，通过积极的分析来实现对原有认识结构的分化与整合。这一模式注重个体心理发展变化的个性及其与环境的辩证关系，从发展心理学的角度来说明人的心理冲突与心理发展的关系，即冲突推动着发展，发展孕育着冲突。那么针对来访者在不同发展阶段所面临的任务和问题进行咨询，促使其发展得以顺利完成。咨询师不仅要关注来访者当前时期任务的解决，还要关注来访者下一时期发展任务的变化。在整个心理咨询过程中，咨询师起到的是指导、帮助的作用，而解决任务的根本动力依然是存在于个体的自我力量作用。

（三）社会影响模式

社会影响模式是指咨询师依据社会心理学关于社会影响人际交往的原理对来访者进行咨询，注重来访者的价值观、社会角色、社会文化和性别差异等诸多社会因素的影响。

社会影响模式的理论依据是米德的符号互动理论，即人的行动就是“主我”和“客我”交互作用的产物。强调人的主观意义和社会互动中的解释过程，是当前咨询过程中最富有影响的理论模式之一。

社会影响模式的基本特征是从社会因素方面探讨有效咨询的条件和途径。咨询师要重视社会文化和个体社会化对来访者的影响。社会文化因素主要包括文化、家庭、学校、朋辈群体和大众传播媒介。家庭是一个极为重要的社会化因素，家庭及其主要成员在极大程度上影响着孩子的社会化和一般的精神健康与心理教育。学校是将儿童从家庭引向社会的第一架桥梁。当儿童进入学龄期以后，学校的影响便取代家庭上升到首要地位，成为最重要的社会化因素。学校教育是长期的系统的教育，对儿童的社会行为的影响作用是巨大的。同时学校也是社会的雏形，这对学生了解社会，发展自我和人格，塑造合乎社会角色的行为模式起着重要的作用。朋辈群体对青少年的社会化影响是最大的。朋辈群体是一种非正式群体，他们有自己的价值标准和行为方式，易使其成员产生较高的认同感。所以应重视社会文化因素对咨询过程的影响，利用其对来访者的积极影响，尽可能避免消极因素对咨询过程的干扰。另外，家庭、学校和社会还要密切配合咨询师的工作，切实帮助来访者巩固咨询效果，更好地适应生活、适应社会。

第四节　心理咨询的常用技术

一、注意倾听的技术

在心理咨询的会谈中，所谓“倾听”对方的谈话不仅仅是听而已，咨询工作者还要借助言语的引导，真正“听”出对方所讲述的事实、所体验的情感、所持有的观念等。这种特殊的引导话语的采用，就是我们要谈的注意倾听的技术。它包括：开放式问题、封闭式问题、鼓励和重复话语等。

（一）开放式问题

开放式问题被一些咨询工作者认为是最有用的倾听技巧之一。开放式问题常常运用包括“什么”“怎么”“为什么”等词在内的语句发问。让来访者对有关的问题、事件给予较为详细的反应，而不是仅仅以“是”或“不是”等简单的词来回答。这样的问题是引起对方话题的一种方式，使对方能更多地讲出有关情况、想法、情绪等。

但是，咨询工作者在使用开放式问题时还需要注意，在此之前应建立良好的咨询关系，而与此同时仍需注意语气、语调的运用，以免显得咄咄逼人。如果来访者此时还不那么信任咨询工作者的话，连续的提出开放式的问题可能会使对方产生疑虑，甚至出现抵触情绪。此外，有些来访者虽然表面上对问题都作出回答，但可能其内心想法与活动仍有很大程度的保留。例如同一个问题：“你当时为什么没有把这件事告诉你丈夫呢？”辩论式、进攻式、语气强硬的发问与共情式、疑问式、语气温和的发问就可能会在来访者心里产生两种完全不同的印象，前者会被认为咨询工作者有反对自己的意思，后者则被认为咨询工作者是真诚地想知道事情的真相从而帮助自己。

（二）封闭式问题

封闭式问题的特征是以“是”或者“不是”，“有”或者“没有”，“对”或者“不对”等一两个字进行回答。比如“你现在最关心的就是这件事了，是吗？”“你确实这样想过了？”这些问题都是所谓封闭式问题。这类问题在咨询中有收集信息、澄清事实、缩小讨论范围、使会谈能集中探讨某些特定问题的功效。同时，封闭式问题也可帮助咨询工作者把来访者偏离某个主要问题的话题引入至正题上。

但是，咨询工作者对封闭式问题的采用要适当，不要过多地采用这类问题，只是在必要时使用。因为来访者前来咨询时，常常会带有希望别人分担自己的问题，理解自己的情感等愿望，而咨询的过程恰恰是他得以表达自己的一个机会。以封闭式问题的采用如果超过一定的限度，就有可能对咨询关系产生破坏性的影响。

（三）鼓励和重复话语

鼓励是指对来访者所说的话进行简短的重复或仅以某些词语如“嗯”“噢”“是这样”或“后来呢?”来鼓励对方进一步讲下去或者强调对方所讲的某部分内容。这是最简单的技巧之一。这个简单的技术可以使咨询工作者进入到来访者的精神世界里，并且被研究者认为是成功的咨询工作者所具有的一个特征。因为鼓励是一种积极的方式，能使来访者了解到咨询工作者在认真地听他讲话，并希望他继续讲下去。

以重复语句作为鼓励对方的一种反应，也是一种很有效的反应方式，可以表明咨询工作者对来访者所说的话语中关键词语的注意。通过这样的鼓励，可引导来访者的谈话向某一方向的纵深部位进行。

鼓励和重复话语看上去很简单，但它对来访者的影响却是不容忽视的。在运用鼓励和重复语句时，咨询工作者还需要注意自己身体语言的运用。如专注的神情和倾听的姿势对来访者的谈话也是一种无声的鼓励，而点头表示的含义就更为明确。

二、影响对方的技术

心理咨询仅仅依靠良好的咨询关系及运用倾听的技巧虽然也可以使来访者从中受益，但这是来访者自我成长的过程，这个过程会非常困难而且缓慢。如果咨询工作者以积极主动的态度参与到咨询中，这种影响是咨询工作者通过自己的专业理论知识与方法技术、个人的经验、对来访者特有的理解，从而使来访者在其中受益的过程。影响对方的技术包括：解释、自我暴露、反馈等。

（一）解释

解释能给来访者提供一种新的认识他们的问题和自身的方式，解释还可使来访者的世界观产生认知性的改变，它是最重要的影响技术。当咨询工作者运用解释的技术时，是从咨询工作者自己的参考体系出发的。当来访者前来咨询时，往往是有自己解决不了的问题、困难或苦恼，而所谓的难以解决和应对正是从他们自己的参照体系出发所导致的。

解释有多种多样，一般有两种。一种是来自各种不同的心理咨询的理论，另一种则是根据咨询工作者个人的经验、实践与观察得出的。前一种由不同理论来解释，采用各种不同的理论观点会有许多形形色色极不相同的解释产生。这些解释可以使来访者借助于咨询工作者提供的帮助从另一角度了解和认识自己及周围事物，这对来访者来说可能从未想到过。而这一角度使他看到了全新的世界。这可能会非常有助于他的认知以致行为、情绪的改变。

解释应该说是影响技术中最复杂的一种，咨询工作者在解释应用中应是谨慎、仔细的。如果解释运用过多，则会适得其反，会使来访者否认你的才智甚至不再前来咨询。这是我们在运用解释这一影响技术时特别应予重视的。

（二）自我暴露

自我暴露是指把自己个人的有关信息讲出来，使别人知道这样一个过程。心理咨询过程中，最初只重视来访者的自我暴露，认为这在咨询中是必需的，是使咨询成功的必备条件。拉扎勒斯指出，自我暴露对咨询工作者来说是一种有助于与来访者建立相互信任和开诚布公的良好关系的影响技术。有研究表明，咨询工作者的自我暴露提供的是与他们自己有关的负性信息的话，来访者会感到更多的共情、温暖和信任，这种感受比那些仅仅得到有关咨询工作者正性信息的人们更为明显。

咨询工作者的自我暴露有两种形式，一种是向来访者表明自己在咨询当下对来访者言行问题的体验，此种形式的自我暴露在咨询中经常出现；另一种则是告诉对方自己过去的一些有关的情绪体验及经历经验。这两种形式的自我暴露都有利于咨询关系的建立与巩固。一般来说，咨询工作者的自我暴露越多，来访者的相应行为也就越多，就越愿意谈自己的所思所想所感。但这二者的关系也并非一直都是线性增长的关系，咨询工作者的自我暴露是有一定限度的，低于或超过这个限度的自我暴露对咨询不但不能起到良好作用，反而会让双方的关系被破坏。

（三）反馈

反馈也是咨询工作者常用的一种具有较大影响力的技术。反馈是指咨询工作者为来访者提供自己或他人会怎样看待来访者的问题的特殊信息。应用反馈技术的目的是帮助来访者开阔眼界，通过这样的方式，为对方提供与之不同的感知思维模式，以达到影响对方的目的。反馈偏重于表达咨询工作者对来访者所讲述的问题、事件的看法。

三、咨询中的非言语性技术

在咨询的过程中，双方不仅仅是通过言语交流的，视线的接触和身体的姿势也会成为咨询中的交流要素。

（一）目光的接触与身体语言

“眼睛是心灵的窗户”这句话我们经常能够听到。当你注视着对方时，你可以了解到对方更多的情况，对方同样也可以了解我们。他们可以得到这样的信息，即自己的话是否被咨询工作者认真听取，是否能被接受，是否可以被理解。咨询工作者对对方的共情与理解，尊重与关注等信息都可以从其目光中传达给对方。那么，在咨询过程中工作者的目光怎样安排比较合适呢？我们的建议是：当你倾听对方谈话与叙述时，目光可直接注视着对方的双眼；当你在讲话解释时，这种视线的接触可比听对方谈话时少些。简而言之，就是对方讲话时，一定要用目光表示你的关注；自己谈话时，有时视线可以短时间离开对方。

人类的身体语言实际上是极为丰富的。譬如站立的姿势、坐着的姿势、举手投足都可包括其中。人们在各自的生活经历中，也会形成一些自己独特的习惯。作为咨询工作者，在自己的咨询对象面前，遵循的原则应是使自己的身体语言融入咨询过程中，以有利于咨询为准。比如在倾听来访者谈话时，可使自己面向对方，自己的身体微微倾向于来访者，并用点头等方式表示自己的注意；在说明问题时，可借助某些手势加强谈话效果，但要注意运用适度，不能显得过分夸张，以免使人感到有“取宠”之嫌。咨询工作者在咨询过程中，身体行为既要表现出自如，又要表现出对对方的关注，这是需要进行不断实践训练的。

知识链接

身体语言表达的意义

姿势、表情和动作，可以透露人真实的个性与想法，依据隐藏的情绪可分为几大类。

1. 开放与接纳　咧嘴而笑；掌心打开；双眼平视。

2. 配合　谈话时，身体前倾，坐在椅子边缘；全身放松、双手打开；解开外套纽扣；手托着脸。

3. 自信　抬高下巴；坐时上半身前倾；站立时抬头挺胸、双手背在身后；手放在口袋时露出大拇指；掌心相对、手指合起来呈尖塔状；翻动外套领子。

4. 紧张　吹口哨；坐立不安；以手掩口；使劲拉耳朵；绞扭双手；把钱、钥匙弄得叮当响。

5. 缺乏安全感　捏弄自己的皮肤；咬笔杆；两个拇指交互绕动；啃指甲。

6. 挫折　呼吸急促；紧握双手不放；拔头发；抚摸后颈；握拳；绞扭双手；用食指点物。

7. 防卫　双臂交叉于胸前；偷瞄、侧视；摸鼻子；揉眼睛；笑时紧闭双唇；紧缩下巴；说话时眼睛看地上；瞪视；双手紧握；说话时指着对方；握拳做手势；抚摸后颈；摩拳擦掌；双手交握放在后脑勺，整个人向后靠在椅背上。

（二）其他非言语性的技术

除了目光的接触与身体语言之外，还有其他一些非言语性的技术。比如：说话的语气、语调及速度就是其中之一。日常生活中，我们可以听到有人会以冷漠的语气说出一些欢迎的话，那实际上则说明其内心是不欢迎对方的。心理咨询过程中咨询师就会比较多地依靠言谈话语影响来访者，这就需要咨询工作者在咨询中能很好地运用自己的语音、语调。

咨询过程中，咨询工作者所说的话语是理性化的东西，但声调与语气则是他们的某种态度与情绪，这种态度与情绪并不就到此为止，它是会诱发来访者的感情的。所以，作为一个咨询工作者，你的声音是否能让对方感到温暖、顺耳、让人有兴趣听下去，这也是需要注意的。咨询工作者要带着对来访者的共情、理解与关切去讲话。这样，讲出的话语才会有扣人心弦的效应。

在咨询中可以注意运用以下技巧：①切记发音不能太平，这会使人感到平淡无奇，枯燥无味，讲话时要有些抑扬顿挫、变速与停顿，这会使话语变得有生气、有吸引力；②讲话时要尽量发出明确的声音，使对方能够听清楚，含混不清易使对方产生犹疑；③语速不宜过快或过慢，一般中等速度较为适宜。过慢会使对方感到拖沓、缺乏精气神，而过快容易让来访者跟不上你的速度，所以需要掌握谈话中的停顿技巧，有助于来访者进行思考。

案例情景剧

语言的力量

人物介绍

小雅：高中时期，她自信、开朗、毫无忧愁。但是进入大学之后她感到孤独，自信心倍受打击。小雅把手机铃声调成了自己最喜欢的音乐，但是一个关心她的电话都没有，朋友们似乎都把她遗忘了。这时各种挫折也接踵而来，小雅鼓起勇气竞选各种职位，却一次次地落选，就连最擅长的主持也没能争取到；相反，寝室的同学们相继捷报频频，某某又成功竞选了，就连高中时期不如自己的同学也进了某个决策部门，可是单单小雅被大家遗漏了，连最不起眼的部门也没有她的份儿。小雅伤心黯然地拿着手机，即便QQ在线也无人问候一句，好是悲凉！为何会如此失败呢？咨询师通过与小雅的咨询交谈帮助她正视大学生活，重新树立起自信心，燃起奋斗的希望。

场景：小雅在门口徘徊，轻轻推开门，瞄了一眼

咨询师（面带微笑）：同学，进来吧！（将小雅拉到沙发上）怎么啦？（端来一杯温水，并在小雅对面坐下）有什么事吗？愁眉苦脸的……

小雅：（沉默）

咨询师：这里没有外人，有什么话可以跟我说说，不要有压力，我们今天的谈话内容也是保密的，不经过你的同意，我是不会告诉其他同学和老师的。

小雅：我，我……（无法开口，手脚无措，表情焦虑）

咨询师：是学习上遇到困难了？还是和同学之间发生了什么？亦或是碰到恋爱难题……

小雅：不是，不是，我还没有……（急切地）我只是有些受不了现在的生活。

咨询师：刚刚考上大学，应该高兴才是！发生了什么事情让你感到这样的难过和失落呢？愿意跟我讲讲吗？

小雅：现在我感觉自己好失败，好没有存在感。高中时学习很累，但是始终有很多朋友陪在我身边，我的成绩也一直名列前茅，很受老师的重视，同学们也很羡慕我。我一直很开心，因为我感觉到了自己存在的价值。可是现在，我总是一个人，看到周围同学一起去教室、一起去食堂，我就感觉很孤独，而且现在高中时候最要好的同学也不联系我，真不知道他们有没有把我当朋友？（气愤）

咨询师：我能感受到你的难过和生气，不知道是否准确？可以告诉我你是如何知道他们是这样想的呢？

小雅：（沉默），那他们为什么不联系我？（回避问题）

咨询师：不要总是等着别人，毕竟这不是他们的义务，如果你放下那些唯我独尊的想法，主动问候他们，我相信，他们会以同样的问候回应你。而且现在你不是他们唯一的朋友，上了大学，每个人都有了新的交际圈，你也一样，不应该只活在过去，有时间主动找舍友或者同学聊聊天，多关注现在的同学，不要总等着他们主动来找你，你应该学着去融入一个新集体。结交朋友的方式很多种，学校里不是有很多社团嘛，你可以参加几个自己感兴趣的，一来充实自己，二来还能交到不少志同道合的朋友，你看，这样不就挺好的嘛！

小雅：嗯，我确实该主动些的，多参加社团活动，是能交到很好的朋友的。

咨询师：（微笑点头）问题解决了，怎么还是不开心呢？

小雅：哎，其实让我烦恼的不仅这些。

咨询师：哦？还有什么事让你困扰呢？

小雅：您觉得我是一个很没用的人吗？

咨询师：为什么会出现这样的想法呢？

小雅：进大学有段时间了，宿舍里的同学因为加了组织都很忙，宿舍经常就我一个人。我常常想，我又不是没有能力，为什么到现在为止都没有组织加我，还是我真的不如别人。

咨询师：为什么这么想呢？没必要为了这样就否定自己，没能加入组织只是可能不适合，你说如果让贝多芬去做科学实验，让爱迪生演奏钢琴，他们会怎样呢？只要你相信自己，不放弃自己，总能找到适合自己的工作。我大学的时候也没参加学校组织的社团，但是我利用空余时间看了很多书，也积极参加社会实践，同样锻炼能力，所以你是否有能力、大学生活是否有意义不只是看能不能加入学生组织，它只是培养能力的一种方式而已。对了，当你不自信的时候，我有一个心理暗示的好方法给你，就是在做一件事情的时候，心中默念：我可以，我一定能行！我相信你会变得从容的。

小雅：谢谢。但其实当我一次次的竞争落选，就连我最挚爱的主持也没能争取到时，我真的觉得自己很失败。

咨询师：你要知道，人生之路，难免有曲折坎坷，我当年考研还考了两年呢！现在还不是过得很好？你不能因为这一点挫折就放弃。就说你挚爱的主持吧，没被选上不是因为你不好，而是因为你不够好，你要努力学习成为一个优秀的主持人应该具备的素质，那么下次才能站上舞台展现你自己。如果只是一味埋怨自己，否定自己，那么，舞台就会离你越来越远。

小雅：嗯，我想我有点明白了。但还有一个问题，就是每当想到高中很多不如我的同学都加入了决策部门，我心里就不平衡。我也知道这样想不对，但是我就是没办法制止自己。

咨询师：其实你这样想也情有可原，但我要让你记住的是，要和自己做比较，不和别人做比较。当自己有进步的时候，及时地鼓励自己，不要拿自己和别人比，永远都会存在比自己强的人。而且你是否想过，他们过去比你差不代表会一成不变啊，高中我们所说的“差”只是成绩而已，并不代表他们没有某方面的才能啊！没有人是绝对的差，也没有人是绝对的好，就像我说过的，只是没有找到适合的场所做合适的事而已。

小雅：（恍然大悟）对呀！过去我总认为他们不如我，其实我并没有真正了解他们，对他们的认识只停留在成绩上，觉得他们成绩不好就是差生，没考虑过他们也有各自的长处。哎，我真是糊涂！

咨询师：怎么样，现在感觉好多了吧，你还是应该像这样多笑笑，这样才还好看呀。

小雅：（腼腆的笑，低头）

咨询师：最后，我还想提醒的是，在大学，学习是生活的重心，不能因参与活动而忽略了学习，知道吗？

小雅：嗯，知道了。

小雅手机铃声突然响起，原来是高中同学发来了生日祝福短信，小雅开心地笑了。

咨询师：这么开心，有什么好事情发生了呀？

小雅：其实，今天是我生日，我同学发短信祝我生日快乐呢！谢谢您，老师，您今天的开导是我19年来收到的最好的生日礼物。

咨询师：你开心就好，以后有什么令你困扰的事就来找我吧。

小雅：嗯，谢谢！

（相视而笑）……

思考：进行情景演练后，说说你的感受。咨询师的哪些话语让我们感受到安全、信任等积极体验？哪些话语让我们产生抵触或不适？可以如何调整话语呢？

思维导图

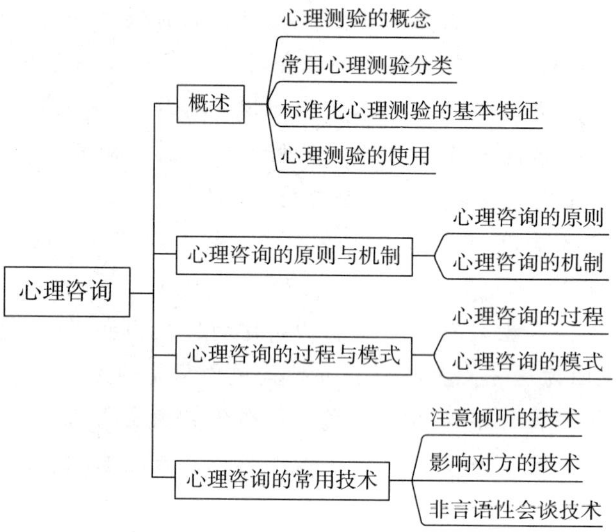

思考题

1．心理咨询过程中应遵循的原则有哪些？
2．心理咨询过程包括哪些阶段？
3．心理咨询师的职业要求包括哪些？

（翁　粲）

第八章　心理治疗

学习目标

1. 知识目标

掌握：心理治疗的概念、分类、基本过程等。

熟悉：常用的心理治疗方法和团体心理治疗。

了解：心理治疗方案的设计。

2. 能力目标　具备对患者进行心理治疗的基本能力，能选择正确的心理治疗方法为患者提供心理支持、认知调整、行为纠正等。

3. 情感素养目标　能利用所学知识和技能理解和共情患者，达到有效沟通。

全球每天有五分之一的人正在遭受心理问题的困扰，而在《2017中国城镇居民心理健康白皮书》中，调查我国约112万城镇人口后发现：73.6%的人处于心理亚健康状态，16.1%的人存在不同程度的心理问题，仅10.3%的人心理健康。因此，加强对心理治疗的认识和使用就显得越发重要。

在如此严峻的形势下，越来越多的人认识到了心理健康的重要，不论是心理咨询还是心理治疗都被社会日益认可并且逐渐普及，人们开始愿意接受专业人员的帮助，提高心理健康水平从而改善生活质量。这是一个很好的观念改变，心理治疗在人们印象中不再是一件羞耻的事情。

第一节　概　述

一、心理治疗的含义

心理治疗，也叫精神治疗，是指心理治疗师或者接受过心理治疗训练的精神科医师建立一种独特的人际关系来协助患者处理心理问题、减轻主观痛苦经验、医治精神疾病及促进心理健康、个人成长。心理治疗一般是基于心理治疗理论及相关实证研究而建立的治疗系统，以建立关系、对话、沟通、深度自我探索、行为改变等的技巧来达到治疗目标。

广义的心理治疗包括一切可以改善患者心理活动状况的手段，例如对患者所处环境的改善，周围人的语言、行为的影响（如安慰、鼓励、暗示、示范等），特殊的环境布置等。狭义的心理治疗指在专门的心理治疗师主持下通过心理途径对疾病的治疗。也就是运用心理学相关的理论和技术，依据心理诊断，与患者接触交往，通过言语的和非言语的治疗手段，有目的、有计划地减轻患者的情感障碍和其他精神症状，改善患者不能适应环境的行为模式，促进人格的成长和发展等。

心理治疗是专业性很强的助人活动。首先，心理治疗师是受过专门训练，熟悉人格形成和发展的理论，掌握行为改变理论和技能的；其次，这种助人活动受法律或法规所认可，受行业规范监管，活动的场所和程序也遵循一定的规定；最后，患者的受助程度是有限的，仅限于心理上的治疗，如帮助患者解决因某些方面的心理功能受损，导致的生活、学业或事业方面的适应困难，或者协助患者做出心理行为方面的改变，恢复或重建受损的心理功能等。

知识链接

心理治疗与心理咨询的区别

	心理治疗	心理咨询
工作对象	患者,主要患有精神疾病、神经症、心身疾病、心理障碍等	来访者，主要在适应和发展方面发生困难或一般性心理问题的正常人
工作者	精神科医师、心理医师、心理治疗师	临床咨询心理学家
工作任务	人格的重塑、行为的矫正、心身疾病、性变态	人际关系、学习、升学、婚姻等问题的指导与支持
工作方式	时间较长，需配合药物治疗	时间较短，无需配合药物治疗

二、心理治疗的分类

目前，心理治疗的种类繁多，根据不同的角度，可以划分出不同的心理治疗类型。

（一）按理论流派分类

心理治疗可划分为心理动力学派、行为主义学派、人本主义学派和认知学派。基于这些流派理论的治疗方法分别是：精神分析疗法、行为主义疗法、患者中心疗法和合理情绪疗法。

（二）按治疗手段分类

心理治疗可划分为行为治疗、言语治疗和情景治疗。行为治疗是运用学习理论纠正不良或不适应行为来实现治疗目的；言语治疗是通过言语影响患者心理来实现治疗目的；情景治疗是利用某些特定的情景影响患者心理来实现治疗目的。

（三）按治疗对象分类

心理治疗可划分为个别心理治疗和团体心理治疗。个别心理治疗指治疗师和患者采用一对一的形式进行治疗；团体心理治疗指治疗师和患者采用一对多或多对多的形式进行治疗。

（四）按患者意识分类

心理治疗可划分为觉醒治疗、半觉醒治疗和催眠治疗。三者的不同在于，患者处于清醒状态下、意识范围相对狭窄情况下和催眠状态下接受心理治疗。

（五）按治疗场所分类

心理治疗可划分为门诊治疗、家庭治疗和社会治疗。

知识链接

系统脱敏法

一名患者因幼时的经历，对雷雨天气感到异常的恐惧，每逢雷雨都要逃到楼下角落里躲藏。治疗师在与患者讨论后，设计了焦虑刺激等级表。倾盆暴雨、雷电交加最感到恐怖，大雨次之，阴天程度最轻。患者在学习放松技术后，先想象阴天，当紧张恐惧感时再升级想象下雨，如有紧张恐惧感，则要重复放松，直至想象通过全部焦虑等级。然后进行实景暴露，从恐惧程度最小的项目阴天开始训练，缓慢而有层次地进行逐级脱敏。经过大约15次的治疗，患者对雷雨的恐惧回避行为消除。

第二节 心理治疗方案设计

治疗方案就如同建房子一样，是由一系列的有内在逻辑性的步骤组成的。一个准确且有效的治疗方案应当建立在全面的生物心理社会评价的基础上。当患者前来治疗时，治疗师需要认真倾听并且搞清楚到底是什么问题困扰患者，问题到底来源于何处，家庭、应对能力、社会关系、生理健康、人际冲突、情绪状态、应激源、自尊等都可能是问题的发源地。治疗师及治疗小组收集的评估资料应主要来源于个人生活史、心理测试、临床会谈、躯体检查，以及对患者十分重要的人所提供的信息，而对所收集的资料整合关键在于深入理解患者，了解困扰患者的问题。

一、心理诊断阶段

（一）信息收集

在信息收集阶段，患者可能会反馈诸多问题，治疗师需要筛选出最重要的问题，也就患者所面临的核心问题。通常初级问题和次级问题都流于表面，比较明显，这类问题可以先搁置一边，治疗方案只针对几个重要的核心问题进行解决，否则治疗就会丢失方向。

治疗师及治疗小组要清楚治疗所针对的核心问题，而更重要的是要倾听患者的意见，因为患者前来寻求帮助的问题正是他优先考虑的问题，能否满足患者最大的需要决定了他后续参与和配合治疗的动机和动力。

（二）问题界定

问题界定的任务，主要是对患者的问题及形成原因进行分析和确认。此外，能否接受患者并给予其有效治疗，也是治疗师要确定的工作之一。在问题界定阶段，治疗师要与患者一起探讨，治疗师将信息反馈给患者，得到肯定或证实，使患者能够做出进一步决定，判断是否继续进行治疗。治疗师给予患者反馈的信息应尽可能具体、清晰、简短，不要用过多或过难的术语，用简明的话语说明自己对接收到的信息的分析。在说明分析时，治疗师对患者所持有的态度应该是：“你确实遇到了一些问题，但是我们可以一起找出解决的方法。”

在治疗师反馈信息时，可以让患者随时提问题。对于患者所提出的问题，治疗师可给出直接的回答，但一定要用积极性的、建设性的态度予以作答。多数时候，患者也许并不完全同意治疗师反馈的信息和分析，他会提出异议，或者又联想起一些他认为与其问题有关的事情，他会提出补充，做些描述或说明。这种时候，治疗师应允许他们这样做，并判断这些信息的意义，确定是否与心理因素有关，其目的是怎样改善引发这种躯体问题的心理因素，而不是重点关注消除或减轻这些生理症状。

（三）制定目标

在界定清楚问题后，应该制定长期总目标和短期分目标。长期总目标是为解决靶问题，表明治疗要达到积极的、理想的结果。因此，长期总目标不必字句斟酌，只需要提出一个治疗方案总体的最终的目标，加以阐述即可。与长期总目标不同，短期分目标的表述不能含糊的、主观臆测的，必须清楚标注患者达到指定目标的时间，指定目标也必须是可测量的，短期分目标必须满足了量化的要求。

每个短期分目标都是向长期总目标迈进的阶梯。实际上，我们认为短期分目标是由长期总目标拆分而来，是实现长期总目标所必经的一系列步骤，短期分目标全部达到以后，总目标也就自然实现了。因此为确保长期总目标的实现，治疗师有必要建立两个及以上短期分目标，且达到每个短期分目标的时间应该确定下来。心理治疗是一个动态过程，随着心理治疗的进展，治疗方案中不断会有新的短期分目标补充进来。当达到所有必要的短期分目标时，患者可能已经成功地解决了靶问题，完成了长期总目标，取得了治疗的良好效果。

二、实施治疗阶段

如何针对患者及其心理问题选择合适的心理治疗方法，是治疗师开展治疗时面临的重要问题。心理治疗方法的选择涉及治疗方法是否存在优劣，有何评价标准，为何有效，以及如何获取等四个基本问题。

治疗中的具体干预措施是由治疗师设计的，用以帮助患者完成短期分目标的行动，每个短期分目标至少应有一项对应的干预措施。如果在最初的干预后，患者没有如预期中一样完成短期分目标，那么就需要在治疗方案中增加新的干预措施。所选择的干预措施应建立在治疗师熟练的治疗技术和患者需要的基础上，且干预措施可以多种多样，包括认知的，家庭治疗的，药理的，行为的，以及只注重问题解决的简易疗法，或者可以根据治疗师的经验制定其他的干预措施。

三、检查目标阶段

检查目标阶段的工作也十分重要，这一阶段的工作对治疗工作的质量有很大影响。在这一阶段中，咨询师要指出患者在治疗中已取得的进步和成效，并指出还有哪些要注意的问题和改进的地方。咨询师需要传递给患者这样的信息："你现在做得越来越好了，你要相信以后自己也可以做好它了。"

最重要的是，咨询师要和患者一起重新回顾心理治疗要点，检查心理治疗长期总目标实现的情况，进一步巩固心理治疗所取得的成果。同时，尽可能地将患者在治疗中对某一事物的提高认识扩展到对待其他事物的看法中，帮助患者真正掌握心理治疗中习得的新东西，让患者在脱离了咨询师后仍可自己应对所遭遇的问题，做自己的咨询师。

知识链接

一名精神分裂症患者，有用烟头烫自己的皮肤和衣服的自伤行为，且达到了每日一次之多。因为考虑患者喜欢吸烟，所以让护士每天检查患者有没有烫伤自己的行为，如果没有烫伤，那么给予半支烟作为奖励，并给予口头表扬。如果在这一小时内护士发现有烫伤，那么这一天他都不再得到香烟。一段时间后，烫伤频度逐渐减少到每4日一次，最后他的烫伤行为再没有发生。这是选择了哪种心理治疗方法？

第三节　常用的心理治疗方法

一、精神分析疗法

精神分析疗法是由奥地利心理学家西格蒙德·弗洛伊德以精神分析理论为指导所创立的，强调潜意识中幼年时期的心理冲突，在一定条件下（如环境变化、精神刺激等）可转化为各类神经症症状及心身转换症状（如癔症、焦虑症、心身疾病等）。因此，在这个疗法中，治疗师主要是帮助患者将压抑在潜意识中的没有意识到的各类心理冲突带入到意识中，转变为个体可以意识的可以认知的内容进行再认识，使患者改变固有认知，重新认识自己，消除各类症状，改变原有的行为模式，达到治疗的目的。

（一）自由联想

自由联想的目的是把患者潜意识里的思想情感带入到意识中，并让患者用自己的语言表达出来。在进行自由联想之前要打消患者的一切顾虑，鼓励患者毫无保留地说出他想到的一切，可以是自己的工作、爱好、生活经历和情感经历，也可以是一段难忘的回忆或者旧时的感觉等，也可以是烦扰患者的每天生活的某个处境。患者不要因为害羞、难为情或怕别人感到荒谬奇怪而加以修饰。因为越是荒谬奇怪或者难为情讲出来的东西，越有可能有意义，对心理治疗的价值越大。也因此，自由联想要以患者为主，治疗师不得随意打断患者的自由联想，只是在必要时，治疗师可以适当进行引导。

一般来说，治疗师往往鼓励患者从童年起回忆所遭遇的一切经历，重点是遭遇的精神创伤与挫折，从中发现那些与病情有关的因素。自由联想的最终目的是挖掘患者压抑在潜意识内的矛盾冲突或致病情绪，通过自由联想带入到意识领域，使患者改变认知，重新建立起现实性的健康心理。自由联想几乎贯穿了整个精神分析治疗过程。

（二）移情的处理

移情是指在心理治疗过程中，患者对治疗师产生的一种强烈的情感，将自己对生活中某些重要人物的情感投射到治疗师身上的过程。因为移情是在潜意识领域发生的，所以是精神分析疗法的重要内容，关注移情是了解患者潜意识活动及人格特性的有效途径。

梅宁杰和霍尔兹曼对移情做了这样的概括："移情就是患者无意识地指向某个治疗师的各种非现实的角色和身份，这种情形发生在精神分析治疗的退行过程中，患者对那些角色和身份的回应，通常起源于他们早年的经历"。并简洁地概括了移情的三个特点：①在当前情景中显现过去；②显现熟悉而亲近的人；③拒绝接纳新的信息。移情分为正向移情和负向移情。正向移情是患者爱恋情感的转移，也就是把治疗师当成热爱的、喜欢的、思念的对象。负向移情是患者将在过去生活中体验到的攻击、愤怒、痛苦、羞辱等负向情感投射到治疗师身上。

在心理治疗过程中，移情是不可避免的。面对患者的移情，治疗师应做出恰当的反应，以适当的共情、真诚的态度和节制加以对待。通过处理移情问题，患者对自己的过去能有更加深刻的认识和领悟。通过对患者移情的分析，治疗师可以了解到患者对某一对象的情绪反应及其心理上的本质问题，并通过引导宣泄痛苦情绪使移情起到治疗的作用。

（三）阻抗分析

德国心理治疗师葛拉赫讲过："精神分析的实质就是处理移情与阻抗分析"。阻抗是指患者所做的与心理治疗进程对立的任何事情，以防止心理治疗使痛苦在意识中重现。换而言之，阻抗是指患者抑制"痛苦的治疗过程"的各种力量。早期的精神分析学者将自由联想比喻成电路中的电流，因此，无论患者做什么阻碍了电流，那就是阻抗。任何事情都可能成为阻抗，比如漏掉面谈、沉默、一味点头称是、隐藏的感受、不付账单等，甚至包括了心理治疗进展太过顺利，也应当考虑是否出现了阻抗，比如治疗师希望听到患者讲述他的梦境，而患者在后续的治疗中只讲述他的梦境。

阻抗的产生是潜意识中本能地阻止被压抑的心理冲突重新进入意识的倾向。当自由联想接近潜意识的"心理症结"时，来自潜意识的阻抗就不可控制地发生作用。精神分析理论认为，当患者出现阻抗行为时，往往说明自由联想的内容已经触及或者即将触及患者心理症结的所在。因此，治疗师的任务就是在整个心理治疗过程中不断辨认、识别并帮助患者克服各种形式的阻抗，将压抑在潜意识中的情感释放出来。如果来自潜意识的所有阻抗都被一一战胜，那么就说明患者实际上已在意识层面上重新认识了自己，分析治疗也就接近成功。在实际的治疗中，治疗师也可能产生类似拒绝对患者情感接纳的阻抗，这也同样值得重视并处理，它也是影响治疗成功的很重要的因素。

（四）梦的分析

被压抑在潜意识里的情绪情感和思想在某些时候会冲破潜意识的警戒线，呈现到意识中，最常见的形式就是梦、笔误和口误等。弗洛伊德在《梦的解析》中提出："梦是做梦者潜意识冲突或欲望的象征，做梦的人为了避免被人察觉，所以用象征性的方式以避免焦虑的产生，分析师对梦的内容加以分析，以期发现这些象征的真谛"。弗洛伊德认为对梦的分析是"通向潜意识的捷径"。精神分析理论认为梦的内容与被压抑在潜意识中的内容存在某种联系。患者有关梦的报告可以作为自由联想的补充和扩展，并认为有关梦境的分析结果更接近于患者的真正动机和欲求。但是梦境仅仅是潜意识心理冲突与自我监察力量对抗的一种妥协，并不能直接反映现实情况。即便是在做梦时，潜意识仍有一定的防御作用。为了避免潜意识中的冲突进入梦中引起人的焦虑，这些内容会改变形象成为"显梦"。因此，要了解"显梦"背后的含义，治疗师要让患者对梦中的内容进行自由联想，以分析出梦的真正意义，找到心理治疗的突破口。例如，有一名女生经常梦到自己，但是自己在梦中的外貌和形象，总是不能让自己满意，甚至感到厌恶和恐惧。说明她对自己的表现不满，在某些方面产生了自卑。在对于患者梦境的分析中，不能孤立地将梦分离出来进行分析，而应当结合患者的其他资料加以分析和解释。

（五）解释

解释是指在精神分析治疗过程中，治疗师对患者的某些心理问题的实质，例如潜意识的含义，进行解释或者引导，帮助患者将压抑在潜意识中的冲突的内容导入到意识层面加以理解。弗洛伊德认为：正是解释工作才产生了令人鼓舞的领悟，和可靠的、持久的行为性改变。解释工作是个逐步深入的过程，根据每次谈话的内容，在患者自由联想及梦境内容的表达基础上，用患者能够理解的语言让他认识到心理症结所在。通过解释帮助患者逐步重新认识自己，认识自己与他人的关系，使被压抑在潜意识中的内容不断通过自由联想和梦的分析暴露出来，从而达到治疗的目的。解释应在心理治疗的适当时机，在对患者充分分析的基础上，用患者能够理解的语言才能起到治疗的作用。

二、行为疗法

行为疗法是一种传统的心理治疗方法，在行为主义心理学的理论基础上发展起来的一个心理治疗派别，是当代心理治疗中影响较大的派别之一。是根据学习心理学的理论和心理学试验方法确立的原则，对个体反复训练，达到矫正适应不良行为的一种心理治疗方法。行为疗法认为人类所有行为都是学习而来的，异常行为也是学习所得。因此，要改变异常行为必须根据学习理论，通过观察、模仿、强化等学习方式来获得新的适应良好的行为，其治疗目的就是要消除那些习得的不良行为和习惯。行为疗法常用的方法有系统脱敏法、厌恶疗法、标记奖励法和满灌疗法等。

（一）系统脱敏法

系统脱敏法又叫交互抑制法，是由美国心理学家沃尔普在20世纪50年代末发展起来的，利用对抗性条件反射原理，循序渐进地克服或消除神经症性反应的心理治疗方法。系统脱敏疗法认为，人在放松和焦虑的时候肌肉处于拮抗状态，因此，我们可以帮助患者掌握放松的技术来对抗焦虑，达到治疗的目的。这种方法是按照等级将患者逐渐暴露于能够引起其焦虑恐惧等强烈情绪反应的情境中，并采用放松技术来对抗该种情绪状态，使其逐渐适应，达到治愈的目的。

（二）厌恶疗法

厌恶疗法又叫惩罚消除法，是通过附加某种刺激，使患者在进行不适行为时，同时产生令其厌恶的心理或生理反应，使不适行为与厌恶反应建立条件反射，以后即使取消了附加刺激，只要患者进行了这种不适行为，厌恶体验照常产生，为避免厌恶体验，患者不得不中止或放弃原有的不适行为。常用的厌恶刺激有：物理刺激、药物刺激、电刺激及厌恶想象等。

厌恶疗法的治疗要点：①厌恶感觉的产生必须在不良行为产生兴奋时或之前，如兴奋过后再产生厌恶感觉则难以达到效果；②刺激要达到明显厌恶的水平，强度要大；③治疗要持续到不良行为彻底消除。此外，不良行为稍有改变时应随时进行鼓励强化，并逐渐转为由患者自己做进一步的自我控制。厌恶疗法常用于治疗各种成瘾行为（药物依赖、酒精依赖、烟草依赖）、性心理障碍精神疾病、强迫症、肥胖症等多种适应不良行为。

（三）标记奖励法

标记奖励法又叫代币奖励法，是把奖励结果用虚拟货币量化，完成规定的事项就奖励规定数量的代币的一种奖励办法，是根据操作性条件反射的原理，用奖励的方法强化所期望的行为"标记"可为一种内部流通的、印有一定价值的"货币"、筹码或代用券，也可用其他式样的印章符号，就像游乐场用来代替货币的游戏币，是行为改变和强化物之间的媒介。例如，患者在进行如日常生活技能训练、进行行走训练、重新学习使用语言等康复训练时，当患者完成康复训练计划后，就给予一定的"标记"，以此鼓励患者主动完成后面的康复训练任务。患者可以累积所得"标记"，积累到一定程度可换取对应的奖励，奖励可以是物质的，如想要的物品等；也可是精神的，如外出游玩等。要让患者明确他得到"标记"的目标行为，且奖励越及时效果越好。很多人玩游戏上瘾，就是因为在游戏中的奖励是最及时的。那些出现伤害他人和自己身体行为的严重行为障碍的儿童，对于他们日常生活的要求则有不一样的要求，例如，吃饭时不用手去抓食物或不撕毁自己衣服则给予较多的"标记"奖励，而这些"标记"能使他们立即获得他所期望的东西。这个方法对于成年人一样有效果，正常成年人也渴望获得奖励，他们不一定在意奖品大小，但是更在意获奖这一过程。标记奖励法常被应用于行为障碍儿童、智残儿童和呈现严重行为衰退的慢性精神分裂症患者，来塑造新的行为。

（四）满灌疗法

满灌疗法也叫暴露疗法、冲击疗法，它与系统脱敏疗法的原理正好相反。满灌疗法不需要进行任何放松训练，而是尽可能迅猛地引起救助者强烈的焦虑或恐惧反应，并让求助者持续一段时间暴露在想象的或现实的唤起恐怖或焦虑的刺激情境中，以校正患者对恐怖、焦虑刺激的错误认识，并消除由这种刺激引发的习惯性恐怖焦虑反应。有人认为满灌疗法是系统脱敏法的简化，其实两者原理不同，系统脱敏法的原理是交互抑制，而满灌疗法的原理是消退性抑制，即任何强烈的情绪反应都不会长久持续，而会自行减轻或消退。这一疗法可以有效地治疗一些恐惧症，如广场恐惧症、飞行恐惧症等，疗法简单易行，但风险高，对患者的影响较大，一般不建议使用。

三、认知疗法

认知疗法是20世纪60~70年代在美国心理治疗领域中以认知学派的理论为基础发展起来的一种心理治疗技术。认知学派认为，认知活动决定人的情绪、动机和行为，认知过程及其导致的错误观念是行为和情感的中介，适应不良行为和情感与适应不良认知有关。所以，心理治疗的着眼点应在于信念知觉、思维等内部思想的改变上。它试图通过帮助患者摆脱消极观念，转而接受积极思想，从而保持心身健康，达到治疗的目的。认知疗法常采用认知重建、心理应对、问题解决等技术进行心理辅导和治疗，其中认知重建最为关键。认知疗法以艾利斯的理性情绪疗法和贝克的认知疗法为代表。

（一）理性情绪疗法

理性情绪疗法也叫合理情绪疗法，是美国著名心理学家阿尔伯特·艾利斯于20世纪50年代创立的一种心理治疗理论和方法。艾利斯认为导致心理障碍和行为问题的根源是一切错误的不合理信念或思考方式，并用ABC理论来解释这一观点。A（activating events）指诱发性事件；B（believes）指个体遇到诱发性事件之后产生的信念；C（consequences）指在特定情景下，个体情绪和行为的结果。ABC理论认为A并不是导致C产生的直接原因，是经过B的评价解释后，才产生的C。所以，改变不合理信念，以合理观念替代是这一治疗的核心。

不合理信念的几个特征如下。

1. 绝对化的要求 绝对化要求是指人们以自己的意愿为出发点，对某一事物怀有认为其必定会发生或不会发生的信念，它通常与“必须”“应该”这类字眼连在一起。如：“我必须获得成功”“别人必须很好地对待我”“生活应该是很容易的”等。

怀有这样信念的人极易陷入情绪困扰中，因为客观事物的发生、发展都有其规律，是不以人的意志为转移的。就某个具体的人来说，其不可能在每一件事情上都获得成功；而对于某个个体来说，其周围的人和事物的表现和发展也不可能以自身的意志为转移。

因此，当某些事物的发生与其对事物的绝对化要求相悖时，他们就会受不了，感到难以接受、难以适应并陷入情绪困扰。合理情绪疗法就是要帮助他们改变这种极端的思维方式，认识其绝对化要求的不合理、不现实之处，帮助他们学会以合理的方法去看待自己和周围的人与事物，以减少他们陷入情绪障碍的可能性。

2. 过分概括化 这是一种以偏概全、以一概十的不合理思维方式的表现。一方面，表现为对自身的不合理评价。自己做错了一件事就认为自己一无是处，以某一件或几件事来评价自己的整体价值，其结果往往是导致自责自罪、自卑自弃，从而产生焦虑和抑郁等情绪。

另一方面，表现为对他人的不合理评价。别人稍有一点不对就认为他坏透了，完全否定他人，一味责备他人，从而产生敌意和愤怒等情绪。按照艾利斯的观点，以一件事的成败来评价整个人的价值，是一种理智上的法西斯主义。他强调“评价一个人的行为，而不是去评价一个人。”因为在这个世界上，没有一个人可以达到完美无缺的境地，所以艾利斯指出，每一个人都应该接受自己和他人是有可能犯错误的人类的一员。

3. 糟糕至极 这是一种认为如果一件不好的事发生了，将是非常可怕、非常糟糕，甚至是一场灾难的想法。这将导致个体陷入极端不良的情绪体验如耻辱、自责自罪、焦虑、悲观、抑郁的恶性循环之中，而难以自拔。

糟糕就是不好、坏事了的意思。一个人讲什么事情都糟透了、糟极了的时候，对他来说往往意味着碰到的是最坏的事情，是一种灭顶之灾。艾利斯指出这是一种不合理的信念，因为对任何一件事情来说，都有可能发生比之更好的情形，没有任何一件事情可以定义为是百分之百糟透了的。一个人沿着这条思路想下去，认为遇到了百分之百糟糕的事情或比百分之百还糟糕的事情时，就是把自己引向了极端的、负性的不良情绪状态之中。

糟糕至极常常是与人们对自己、对他人及对周围环境的绝对化要求相联系而出现的，即在人们的绝对化要求中认为的“必须”和“应该”的事情并非像他们所想的那样发生时，他们就会感到无法接受这种现实，因而就会走向极端，认为事情已经糟到了极点。艾利斯认为非常糟糕的事情确实有可能发生，尽管有很多原因使这种事情不会发生，但没有任何理由说这些事情绝对不该发生。我们必须努力去接受现实，尽可能地去改变这种状况；在不可能时，则要学会在这种状况下生活下去。

知识链接

艾利斯根据临床经验，总结出11种常见的非理性信念。

1. 自己绝对要获得周围的人，尤其是周围重要人物的喜爱和赞许。

2. 要求自己是全能的，只有在人生道路的每个环节都有成就才能体现自己的人生价值。

3. 世界上有许多无用的、可憎的、邪恶的坏人，对他们应歧视和排斥，给予严厉的谴责和惩罚。

4. 当生活中出现不如意的事情时，就有大难临头的感觉。

5. 人生道路上充满艰难困苦，人的责任和压力太重，因此要设法逃避现实。

6. 人的不愉快均由外在环境因素造成，因此人是无法克服痛苦和困扰的。

7. 对危险和可怕的事情应高度警惕，时刻关注，随时准备事情的发生。

8. 一个人以往的经历决定了现在的行为，而且是永远无法改变的。

9. 人是需要依赖他人而生活的，因此，总希望有一个强有力的人让自己依附。

10. 人应十分投入地关心他人，为他人的问题而伤心难过，这样才能使自己的情感得到寄托。

11. 人生中的每一个问题，都要有一个精确的答案和完美的解决办法，一旦不能如此，就十分痛苦。

（二）贝克认知疗法

贝克认知疗法是贝克在研究抑郁症治疗的临床实践中逐步创建的。他认为，认知产生了情绪及行为，异常的认知产生了异常的情绪及行为，认知是情感和行为反应的中介，引发人们情绪和行为问题的原因不是发生的事件本身，而是人们对事件的解释。认知、情绪和行为相互联系、相互影响，不良认知、负性情绪和异常行为彼此强化，形成恶性循环。情绪障碍常存在人的认知歪曲，只有识别和矫正其歪曲的认知，问题才可能改善。贝克指出，人们的认知建立在自己以往经验的态度和假设基础上，错误思维常以“功能失调性假设”或称为图式的形式出现，决定着人们对事物的评价，成为支配人们行为的准则，不容易被意识到，即存在于潜意识中。一旦这些图式为某种严峻的生活实践所激活，则有大量的“负性自动想法”在脑中出现，即上升到意识界，进而导致情绪抑郁、焦虑和行为障碍。常见的负性认知有：任意推断、选择性抽象、过分概括、放大和缩小、个人中心、二分法思维。

四、人本主义心理治疗

人本主义心理治疗与精神分析疗法和行为疗法都不相同。其观点是异常的行为不能只靠探求无意识记忆，或者改变反应来纠正。要相信患者，只要得到治疗师的温暖和鼓励、发挥患者内在的潜能，他们完全有能力作出合理的选择和治疗自己。

（一）患者中心疗法

患者中心疗法是一种个别谈话的治疗方法，由卡尔·罗杰斯创立，以自我实现理论为基础，认为人有一种与生俱来的自我实现的倾向和发展的潜能。罗杰斯以人为中心治疗的基本假设归纳成一句话：“如果我能提供某种特定形式的关系，以及其他人发现自己有能力去运用这种关系以促进成长及改变，则个人的发展就随之而发生。”它注重于人本身，而不是长久的问题。罗杰斯认为，“治疗的目的不仅在于解决问题，更在于协助患者成长，这样患者就更能克服目前和将来所面对的问题。”以人为中心疗法在某种程度上对所有的人都适用，目前已被广泛应用于个体治疗、团体治疗、家庭治疗和危机干预等临床领域。该疗法适合解决人际交往问题、焦虑、恐惧症、酗酒、慢病自我管理、心身障碍、情绪障碍、肿瘤疾病及人格分裂等相关的临床心理问题。

（二）“交朋友”小组

利用集体帮助人们改变其适应不良行为或解决心理问题，也是罗杰斯治疗的一种形式。“交朋友”小组成员由背景或问题相似的人组成，并由1~2个咨询人员主持。它试图创造适当的人际环境，使小组成员最大限度地利用个人的潜能，消除心理障碍，以达到自我实现的目的。

（三）存在分析治疗

由弗兰克创立，他主张把神经症理解为对人实现自身存在能力的一种破坏。治疗的责任在患者自己，如果患者不再抱怨，而是对自己的命运负起责任，他就得到了自由。痛苦是人生不可避免的，只有采取积极的行动勇敢地面对痛苦的挑战，才能战胜痛苦。

（四）现实治疗

由格拉泽创立，现实治疗的中心任务是向患者阐明生命的“向上目标”，帮助人们获得成功的自我识别；建立负责任的、与“向上目标”协调的计划，学习并形成现实的行为方式。

案例情景剧

有一个年轻人因失恋情绪低落，影响到了他的正常生活。因此，他前来寻求心理医生的帮助。心理医生告诉他，其实他的处境并没有那么糟，只是他把自己想象得太糟糕了。在给他做了放松训练，减少了他的紧张情绪之后，心理医生给他举了个例子。“假如有一天，你到公园的长凳上休息，把你最心爱的一本书放在长凳上，这时候走来一个人，径直走过来，坐在椅子上，把你的书压坏了。这时，你会怎么想？”

“我一定很气愤，他怎么可以这样随便损坏别人的东西呢！太没有礼貌了！”年轻人说。

“那我就告诉你，他是个盲人，你又会怎么想呢？”心理医生接着耐心地继续问。

“哦——原来是个盲人。他肯定不知道长凳上放着东西！”年轻人摸摸头，想了一下，接着说，“谢天谢地，好在只是放了一本书，要是油漆或是什么尖锐的东西，他就惨了！”

“那你还会对他愤怒吗？”心理医生问。

“当然不会，他是不小心才压坏的嘛，盲人也很不容易的。我甚至有些同情他了。”

心理医生会心一笑：“同样的一件事情——他压坏了你的书，但是前后你的情绪反应却截然不同。你知道是为什么吗？”

“可能是因为我对事情的看法不同吧！”年轻人感悟道。

对事情不同的看法，能引起自身不同的情绪。很显然，让人难过和痛苦的，不是事件本身，而是对事情的不正确的解释和评价。这就是心理学上的情绪ABC理论的观点。

第四节　团体心理治疗

团体心理治疗，一般是由1~2名治疗师主持，治疗对象可由8~15名具有相同或不同问题的成员组成。治疗以聚会的方式出现，可每周1次，每次时间1.5~2小时，治疗次数可视患者的具体问题和具体情况而定。在治疗期间，团体成员就大家所共同关心的问题进行讨论，观察和分析有关自己和他人的心理与行为反应、情感体验和人际关系，从而使自己的行为得以改善。

团体心理治疗的主要特色在于随着时间的进展，团体成员自然形成一种亲近、合作、相互帮助、相互支持的团体关系和气氛。这种关系为每一位患者都提供了一种与团体其他成员相互作用的机会，使他们尝试以另一种角度来面对生活，通过观察、分析别人的问题而对自己的问题有更深刻的认识，并在别人的帮助下解决自己的问题。

一、团体心理治疗的原理

（一）团体的情感支持

被他人接受与容纳：一个人生活在社会里，假如不被家人、朋友或他人所接受与容纳，会感动孤苦伶仃，心情无所依托。假如自己有心身上的缺陷而被人拒绝或排斥，更是难受。团体治疗的基本功能就是让参与者感觉到自己被团体里的成员所接受，因为自己是团体里的一份子而感到心安、有所归属。假如是患者，由于“同病相怜”可获得同情与接受。

（二）团体的相互学习

交流信息与经验：团体是传达信息的媒介物。通过成员间的交往，可增进患者的内省力、自我理解水平和交往能力。通过角色转变，可看到别人眼中的我，并可提高自我表达能力，增加对他人和知觉敏感性，学习如何解决冲突。

（三）团体的正性体验

享受团体团聚性：有些人自小没有经历过温暖的家庭生活或体会亲近的朋友关系，对于人际关系持有负性的看法和态度。对于这样的人，很需要去尝试正性的团体经验。假如参加团体治疗的成员能经由治疗师的督促，逐渐建立团体的团聚性，能体会到成员相互关心，能团结一致，有共同的利害感，相互帮助，能对人与人的关系持有健康的态度。

（四）重复与矫正“原本家庭经验”与情感

重复与矫正“原本家庭经验”：所谓“原本家庭团体”就是指每个人在自己小时候所体验的家庭关系。因为家庭是个体最早期体验的团体，称为“原本”的团体经验。由于人与人所经历的家庭有所不同，每个人都有不同的原本团体经验。有些人饱受父母的温暖与照顾，经历充满情感与喜爱的家庭关系；有些人儿时被抛弃、欺负或虐待，存留下来不敢回想或怨恨的过去，特别是心情不稳定或有心理困难的人，往往有不悦的原本家庭经验。

知识链接

健康家庭的标准

1. 健全的家庭结构　在家庭团体中，没有散漫或独权现象，有适当的领导与组织，恰当的权威分配；成员之间角色清楚且适当，没有畸形的联盟关系，夫妻相互理解、相互配合，有相同的步调和原则。

2. 亲密的整体　每个家庭成员都把家庭看成一个团体，对内有共同的“家庭认同感”，对外有适当的“家庭界限”。大家彼此合作，努力去维护团体的稳定。

3. 良好的沟通渠道　健康的家庭结构中，其成员之间有情感交流，能轻松交谈和表达意见，能在感情上给予支持，能团结一致应对困难和挫折。

4. 适当的家庭规矩与方向　每个人必须能独立自主地发展，子女长大后，要逐渐摆脱对家庭的依赖，开始自己的生活。

二、团体心理治疗的基本过程

多数团体治疗工作都必须经历以下四个阶段。

（一）治疗准备阶段

这阶段主要是治疗前的准备。治疗师根据自己所持的理论确定团体治疗的性质和选择适合参加团体治疗的对象。对于个别成员可以先进行几次个别治疗，对其问题做到心中有数。

（二）关系形成阶段

这一阶段的工作从团体的第一次聚会开始，治疗师的主要任务是使各个成员对彼此的情况有所了解，努力促使大家形成一种适合团体工作发展的关系和气氛，同时使他们对团体的结构和性质有一定的认识。

（三）治疗阶段

这一阶段的工作是整个团体治疗的重心。在这一阶段，各个成员通过团体获取其他成员所提供的接受、支持、希望，以及各种有关信息和资料；发现和体验到自己与他人的共同点；在互助的气氛中去帮助别人，通过与其他成员的相互反馈来进行彼此的仿效与学习。同时，各个成员更可以获得感情上的净化，能够有机会彻底处理自己人生的一些创伤；加上实际经验和感受到在团体各成员之间的凝聚力，成员们就会在这种互助的过程中取得治疗和改善。

（四）结束阶段

在团体治疗即将结束前，治疗师要和团体成员一起总结团体工作，组织讨论通过团体治疗每一位患者都有哪些收获，原来不适应的情绪或行为有哪些改善，人际交往的能力是否得到提高，还存在哪些未解决的问题。这种总结式的讨论往往能强化患者在治疗中所获得的积极的团体经验，并帮助患者在治疗后能够更好地适应现实生活。

案例情景剧

一个16岁患有重度抑郁的高一女生小丁，嘴角有两个唇钉，手上都是纹身。她还有一个双胞胎姐姐，她们的母亲在她11岁时去世，父亲是公司的高管。

代表人物描述：

小丁：休学一年，叛逆，对所有人都隔离，痛恨她的父亲。

父亲：与妻子关系恩爱，但妻子去世后对女儿出现暴力倾向，并丢弃了妻子生前的所有物品。

母亲：性格温柔，曾答应小丁初中时送她出国。

姐姐：患有重度抑郁，插手妹妹的社交与学习，曾被父亲打了十几个耳光，右耳失聪。

在这次团体治疗中，除了小丁以外，代表人物都是陌生成员。

治疗师：现在请大家围成一个大圆圈，其他代表人物进入圈内，自己随意挑选位置站立，然后小丁你进入圈内也随意挑选位置。

根据大家所选的位置，治疗师问“父亲”：你为什么离她们母女仨那么远。

“父亲”：感觉我不属于她们那个家。

治疗师：大家可以看出“父亲”在这个家里的感觉是排斥他的，他想靠近这个家。

治疗师：小丁，你看你的“父亲”是想试图靠近你们的，你想走近他一点吗？

小丁（摇了摇头，沉默）

治疗师：小丁的父亲丢弃了妻子所有物品，让小丁对母亲的爱没有任何东西可以寄托，此刻我们需要一个仪式，让小丁跟她的母亲告别。

治疗师：小丁，你的“妈妈”就在你的面前，你之前受过所有的委屈都可以跟她说，倾诉完之后你要告诉她，妈妈，我想你，也很爱你，虽然我现在很痛苦，但我相信我自己是有疗愈的能力，希望您在那边能一切都好。

小丁和“母亲”紧紧相拥，“母亲”轻轻地拍打她的背，但场上只能听见小丁的抽泣声和强烈的呼吸声。

治疗师：此刻，“母亲”代表可以下场。小丁，请你站在你“姐姐”的面前，对她说，姐姐，我心疼你，也很爱你，但请你不要绑架我的生活，你不是妈妈，你有你自己的生活圈，不需要这么辛苦，我会永远站在你这边，与你相互扶持地走下去。

小丁此刻挽着“姐姐”的手，低着头，无声地哭泣着。

“父亲”代表追着小丁绕了两圈。

此时，“父亲”一直靠近小丁，小丁一直逃。

治疗师：“父亲”代表，此刻的你是什么感受？

“父亲”：很心疼小丁，我觉得我错了，不应该一直陷入过去的事情里，小丁还只是个孩子。

治疗师：那你此刻追着她是因为什么？

“父亲”：我想道歉，想抱抱她。

治疗师：小丁，你接受“爸爸”的道歉吗？

小丁（摇了摇头）

治疗师：请你试图靠近你的“爸爸”，找到一个你认为安全的距离。

小丁（缓缓地移动了几步）

治疗师：小丁，面对“爸爸”的时候，你是什么感受？

小丁（弱弱地发声）：害怕。

治疗师：你对你的“爸爸”有什么想说的吗？

小丁（仍摇了摇头）

治疗师：短短的一个小时里，我们无法让小丁放下对父亲的怨恨，现在请一位助教上场，代表“小丁”走到她身后，帮她说出心里的话。

“小丁”对“父亲”代表说：我恨你，恨你这么对姐姐，恨你丢了妈妈所有的东西，我宁可你不是我的“爸爸”。妈妈走了我们也很难过，但凭什么要将你的痛苦发泄在我们身上，我们只是你的孩子呀！

治疗师：小丁，请你现在握紧拳头砸向你前面的枕头，将你所有的情绪都发泄出去，狠狠地发泄出去。有对父亲的怨恨，对生活的埋怨，你所有的不满，将它们尽情地发泄出去。

小丁趴在地上，用力地捶着前面的枕头，一边哭一边捶。

这个案例的结尾，小丁情绪得到了很大的稳定，发出了细微的哭声，她仍没有原谅她的父亲，但答应后期会主动接受治疗。

思维导图

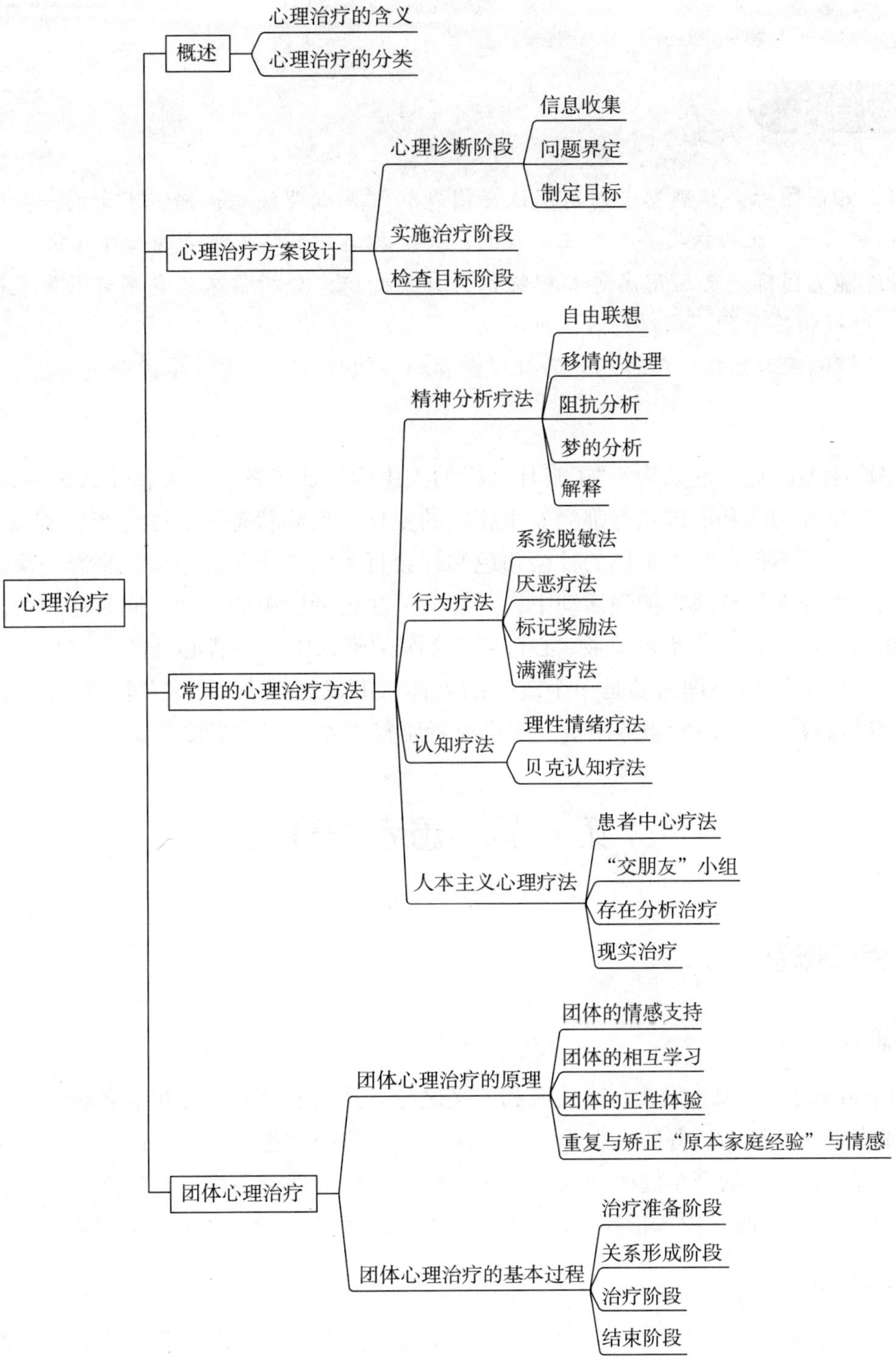

思考题

1、简述心理治疗及其分类。

2、简述ABC理论。

3、简述团体心理治疗的基本过程。

（刘梦月）

第九章　患者心理与医患关系

学习目标

1. **知识目标**　识别患者的角色适应问题和常见心理问题；知道患者的一般心理反应和心理需要；比较医患关系的三种模式；领会各类常见临床患者的心理特征。

2. **能力目标**　会运用患者心理特征的有关知识，分析临床各类患者的常见心理问题，并进行相关干预，构建良好医患关系。

3. **情感素养目标**　理解患者的心理需要和心理特征，尊重、体谅和关爱患者。

古希腊医生希波克拉底认为："了解什么样的人患病，比了解一个人患什么病更为重要"。个体患病后，其生理功能和心理状态都会发生相应的变化。疾病状态下个体会产生紧张、焦虑、恐惧等情绪体验，这不仅影响了个体的社会角色和社会行为的变化，还会反过来影响疾病的发生和发展。因此，医务人员在医疗护理活动中，不能只关注患者所患的疾病，同时还应关注其心理行为特征。在当代医学积极提倡的生物-心理-社会医学模式中，患者心理的研究与应用是一个重要的内容。人的心理与心理活动是一个统一的整体，准确把握患者的心理，对建立良好医患关系、提高诊疗效益、增进医疗服务质量、促进患者康复等方面都是非常重要的。

第一节　患者心理

一、相关概念

（一）患者

患者（patient），又称为病人，有狭义和广义之分。狭义的患者单指患有各种躯体疾病、心身疾病、心理障碍或精神疾病等的人，不论其求医与否，均统称患者；广义的患者是指接受医疗卫生服务的所有对象，包括完全健康的人，如到医院做体检或保健咨询的正常人。广义患者的概念是在生物-心理-社会医学模式指导下，人们对健康与疾病有了全新的认识后产生的。

（二）患者心理

患者心理（patients mental state）指患者在患病或发生主观不适后，伴随着诊断、治疗和护理过程所发生的一系列心理反应及状态。

（三）患者角色

当一个人被确诊患有某种疾病后，他就又获得了另外一个角色，即患者角色（patient role），又称患者身份，这一概念是由美国社会学家帕森斯（Parsons T.）提出的，是指患病个体在患病状态的同时有寻求医疗帮助的需要和行为，在患病、治疗和康复的过程中，患者与家庭、社会及医务人员之间产生的社会角色。

二、患者角色的适应问题

个体患病后，一般情况下，在病情的演变和治疗过程中，如果患者能适应患者角色，表现出患者角色应有的心理状态和行为模式，则称为角色适应。此时患者能冷静、客观地面对现实，关注自身的疾病，遵守医嘱，配合诊治，主动采取必要的措施减轻病痛。患者角色适应有利于疾病的康复。但在现实生活中，并非每个患者都按患者角色行事，而是在治疗和康复过程中出现角色适应问题。常见的表现类型有以下几种。

（一）患者角色冲突

患者角色冲突是指患者在角色转换时不能够或不愿意放弃原有的社会角色行为，因而与其病前的各种角色发生心理冲突而引起行为的不协调。患者常表现为焦虑不安、愤怒、烦恼、茫然和悲伤。冲突的程度随患病种类及病情轻重而有所不同。这种情况多见于承担社会或家庭责任较多，而且事业心、责任心比较强的人。正常角色的重要性、紧迫性及个性特征等也会影响角色转变的进程。

（二）患者角色缺如

患者角色缺如是指当个体由健康角色向患者角色转化的过程中，拒绝按患者角色行事。其原因可能是对自己疾病的严重程度和后果过于忽视，或者因为对突然患病缺乏心理准备，或者因为经济紧张、害怕花钱等。其后果可能是拒医，贻误治疗，使病情进一步恶化。当患者出现这种情况时，医务人员一方面要给予充分理解，另一方面更要向患者说明不积极配合治疗会影响身体健康，延缓疾病痊愈，让患者尽快实现角色适应。

（三）患者角色行为减退

患者角色行为减退是指患者进入患者角色后，疾病还未痊愈，由于某种原因导致患者过早地退出患者角色回到社会常态角色，与角色强化的情形相反。这种情况主要由两种原因造成：一是患者的疾病经过一段时间的治疗出现好转的征象，患者容易出现乐观情绪，不再重视自己的疾病，或转而从事其他工作，不利于疾病的进一步治疗和康复；二是已进入角色的患者，由于强烈的感情需要（如工作、家庭等原因），出现角色冲突，从患者角色挣脱，进入其他社会角色。角色减退多发生于疾病中期，也是一种患者角色冲突的表现，对疾病的进一步治疗和康复不利。

（四）患者角色行为强化

患者角色行为强化是指个体由患者角色向正常角色转化过程中，不愿意退出患者的角色，往往不承认病情好转或痊愈，在心理上产生的一种退缩和依赖的心理活动。这些患者主要表现为对自身所患疾病的过分关心，过度依赖医院环境；在治疗好转或痊愈后，不愿从患者角色转为常态角色，往往不承认病情好转或痊愈，诉说一些不易证实的主观症状，不愿出院，不愿离开医务人员，不愿重返原来的工作、学习和生活环境。有些患者角色强化是由于继发性获益（secondary gain）所致，如患病使其从生活和工作的压力中得到解脱，得到亲人和医务人员的关心、照顾，可以得到补贴或者赔偿等。患者出现角色行为强化，会延长患者再社会化的进程，影响其正常生活。医务人员应及时告知患者的病情进展情况，详细介绍其能从事的工作类型，减轻其心理负担，同时也要让其家属不要给予患者过度的关注，以便能让患者尽早恢复正常生活。

（五）患者角色异常

患者角色异常是指患者受病痛折磨而产生悲观、失望等不良情绪，甚至因此出现异常行为，如对医务人员的攻击性言行、病态固执、抑郁、厌世甚至自杀等。

对于以上各种角色适应问题，医务人员要理解这些行为并予以重视，在对患者进行医疗、护理的同时，要注意创造条件促使患者正确转变角色。随着疾病的好转、康复，要让患者从心理上逐步摆脱这种角色，恢复其应当承担的社会角色。

三、患者的心理反应

个体患病后，在正常的生活模式和生存状态发生改变的同时，患者心理也受到严重冲击，导致其心理和行为发生重大变化，这些变化又对个体的认知、情绪情感、意志、自我评价乃至人格特性等产生严重影响，导致患者出现一些和健康人不同的心理现象，称之为患者的心理反应。

（一）患者认知活动的变化

1. 患者的感、知觉异常 知觉具有选择性、理解性等特点。患病后患者首先表现的是主观感受性增强，对周围环境的刺激（如声、光、温度、时间、他人的态度等）更为敏感，感、知觉的指向性、选择性及范围都相应地发生变化。

（1）躯体感受性增强 由于过分注意躯体的变化，患者主观感觉异常，敏感性增强。一方面，有的患者对身体细微变化感受性增高，甚至可以感觉到自己的心跳和胃肠蠕动，或者出现一些奇特的不适感觉；另一方面，有的患者对正常的光线、声音、温度等刺激特别敏感，并伴有烦躁不安、激动等情绪反应。

（2）躯体感受性降低 有的患者对痛觉、温觉刺激感受性下降，如长期卧床患者因感受性降低而产生压疮；有的患者出现味觉异常，如味觉迟钝、吃饭如同嚼蜡、对食物过分挑剔。

（3）时空知觉异常 表现为时间感知错乱，分不清昼夜或上、下午；有的患者有度日如年感；或出现感知空间方位错乱，甚至天旋地转。

（4）幻觉或错觉 如截肢以后的患者可能出现幻肢痛，或主诉已不存在的肢体有蚁走感等。有的患者出现幻觉，声称看到别人看不到的事物。

2. 患者的记忆异常 患者可能出现不同程度的记忆力减退，不但近期记忆出现障碍，而且原有的知识经验也容易忘记。表现为不能准确回忆刚刚做过的事情、不能正确回忆病史或记住医嘱。

3. 患者的思维异常 患者的思维活动也受到一定程度的影响。主要表现为思维判断能力的减低，依赖性提高，面临事情时瞻前顾后，犹豫不决；有的患者干脆不愿思考，往往请医生或家属替自己做决定。此外，患者的猜疑心理明显，且可能泛化到医疗的整个过程。患者往往变得特别“小气”，如怀疑家人和医务人员是否对自己尽心，对别人的建议往往将信将疑，甚至会曲解别人的意思，整天胡思乱想，惶惶不安。

（二）患者情绪的变化

在各种心理变化中，情绪变化是大多数患者在病中不同程度地体验到的最常见、最突出、最重要的心理变化。患者面临疾病威胁，必然引起身心紧张，产生各种情绪变化。

1. 情绪活动强度的变化 在许多情况下，患者对引起消极情绪刺激的反应强度大于正常人。一些微弱的刺激可使处于焦虑状态中的患者表现为反应过敏、惊恐不安。但也有少数患者表现为对刺激无动于衷、表情麻木，这通常预示着患者病情严重或严重心理障碍。

2. 情绪活动稳定性的变化　有些患者在病中表现为情绪不稳定，变得易激惹、情感脆弱、易受伤害，有时甚至为一些微不足道的小事发脾气或悲伤哭泣。

3. 情绪活动持久性的变化　通常情况下，患者的不良情绪持续时间较长，终日郁郁寡欢，对工作学习的影响较大。

（三）患者意志行为的变化

1. 意志活动减退　有的患者可能出现意志活动的减退，表现为主动性降低，配合治疗的愿望减退，特别是对于需要其自身承受一定痛苦的积极求治行为减退，不能按医生的要求完成治疗，使疗效受到影响。严重者可能出现对未来没有任何打算，对当前的生活没有任何愿望和积极主动的态度等表现。

2. 依赖　是患者进入患者角色后产生的一种退化的心理行为模式。患者总担心别人会远离自己，怕受冷落、鄙视，希望亲人陪伴。行为上变得幼稚、顺从、被动依赖，能胜任的事情也不愿去做，要求别人更多的关心和呵护。患者也可由于自我暗示导致生活自理能力降低或丧失。躯体不适时发出呻吟、哭泣，甚至喊叫，以引起周围人的注意，获得关心与同情。有时即使是独立性很强的人和一向自负好胜的人，也可能会变得没有主见或畏缩不前，不能忍受委屈和挫折，稍遇困难便动摇、妥协、失去治疗信心。

3. 敏感多疑、缺乏主见　有的患者因患病会变得异常敏感，尤其是在诊断不明确时，以慢性疾病患者表现得更加明显。患者对他人的合理建议半信半疑，很想了解病情，却又怀疑甚至曲解医生的解释；总以为别人在议论自己的病情，疑心诊断有错、治疗不当。有些患者身体稍有异常感觉，便胡乱猜测，行为上盲从、被动，甚至接受一些迷信说教。

（四）患者人格的变化

患者对疾病不适当的反应可能造成其人格的变化。一般情况下，发病后的人格变化是轻微的和暂时的，随着疾病的治愈而恢复，但有些患者表现出较明显的、持久的人格偏差。临床上常见以下类型。

1. 虚弱抑郁型　表现情绪低落、灰心丧气、愁眉不展，受到轻微的刺激就会烦躁不安。

2. 精神衰弱型　患者意志减弱，敏感多疑，对疾病充满恐惧，坚信自己的处境很坏，并等待着一切严重的后果。

3. 疑病型　患者常读医书，自认为是“半个大夫”，把医学书中叙述的疾病症状逐渐认为是自己的症状，同时又到处求医，不相信检查结果和治疗建议，不放弃患者角色。

4. 癔症型　患者往往极度夸大和描述自己的病情，认为自己的痛苦是任何人都没遇到过的。

5. 漠不关心型　患者通常否认自己有病，态度漠然，总是用合理化方式加以解释，以表明自己不会得重病，甚至拒绝体检和医疗措施。

知识链接

躯体化障碍

在日常医疗活动中，医务人员发现有相当一部分患者主诉为难以用医学解释的多种躯体不适（即躯体化障碍）。一般来说，躯体化（somatization）以持久的担心或相信各种躯体症状的优势观念为特征，表现或诉说的身体症状不能用已知的生理和（或）医学知识来解释，患者错误地将症状归因为疾病并寻求医学帮助。许多有躯体化表现的患者往往会成为一种慢性疾病行为方式，整日往返于各地、各级医院进行各项检查和诊治；而且部分严重的患者，躯体化会成为其生活的重心，患者角色成为其与现实世界沟通的最主要内容，导致社会功能和生活质量的显著下降。躯体化患者往往主诉其感受到的身体症状，并未对症状夸大其词或伪装某些体征（如发热或呕吐）来强化疾病。躯体化障碍是一类精神障碍，表现为身体症状但缺乏肯定的病理或已知的病理生理证据。

四、患者的心理需要

个体在进入患者角色后，随角色的变化其心理和行为也发生了相应的变化，产生了新的心理需要。因此，医务人员应该认识并尽量满足患者的各种合理需要，以促进疾病的康复。患者的一般心理需要包括以下几点。

（一）患者的生理需要

患者的饮食、呼吸、排泄、睡眠及躯体舒适等基本生理需要的满足在患病后将受到阻碍或威胁。不同疾病及病情严重程度对生理需要的影响不一样，如食管癌患者因吞咽困难无法满足饮食需要，必须被动地借助一定的仪器进食；需要限制饮食的糖尿病患者或者需要限制烟酒的某些患者为满足其需求可能会“偷吃”“偷吸”或者“偷喝”；腹部造口引流粪便或尿液的患者，造口排出物的不适气味和造口术所致的体态改变对其性生活可能产生不利影响。因此，医务人员若能体会到患者生理需要的特殊性将会更有利于整体治疗与护理。

（二）患者的安全需要

安全需要是患者最基本和最重要的需要，也是求医的最终目的。疾病本身就是对安全需要的威胁。另外，患者在疾病诊断和治疗过程中往往会面临一些影响安全的诊疗措施，如某些诊断性检查、手术、药物治疗、交叉感染等，也使患者产生安全的需要。为了确保安全，患者往往希望了解医院、医务人员和自己所患疾病等重要信息，特别是对可能出现的不良反应、不良后果、意外情况、疾病的预后等信息极为关注。普通患者与专业医务人员对于生命安全的理解会有较大的差异。因此，医务人员要增强责任心，在医疗工作中需要通过观察和沟通等方式评估患者的安全需要，适时给予安慰、解释等；在使用任何诊疗手段，特别是侵入性诊疗措施前做好解释，以消除患者的顾虑，让患者获得充分的安全感。

知识链接

患者的安全需要

安全需要是患者最重要、最迫切的需要。医务人员作为专业人士，在临床见的病情多，很可能见到过比该病患者更严重、更危急的病情，同时出于专业需要保持镇静，对疾病不会表现出与患者同等的重视。这可能引发某些患者的误解，觉得“医务人员不重视、不在乎我的疾病”，使患者的安全需要无法得到满足。临床医疗工作中要考虑这些可能性的存在，充分理解到患者的安全需要，从而有助于良好医患关系的建立和整体治疗的开展。

（三）患者的爱与归属的需要

患者住院后，遭受着疾病痛苦的折磨，加之又生活在一个陌生的环境里，导致他们产生非常强烈的归属需要。他们需要尽快熟悉环境，能与医务人员和病友交流并被接纳；需要家庭、社会、医院及医务人员的支持；需要保持与社会的联系和交往，获得关怀、同情及理解。他们对亲友是否探视、医务人员态度如何等都特别在意。因此，医务人员要特别留意自己的言行举止，努力建立良好的医患关系。具体可根据患者的情况和医院的客观条件，安排适当的活动，调动患者的积极性；帮助患者协调好病区小群体的人际关系，使其能在温馨和谐的人际氛围和医疗环境中得到治疗。

（四）患者的尊重需要

患者进入患者角色后，原有的社会角色随之丧失或减弱，成为“弱者”，经常处于被帮助和受支配的地位。同时，患者原有的能够满足尊重需要的途径会暂时缺乏，故自我评价往往较低，但他们却对别人如何看待自己极为敏感，自尊心极易受到伤害。这就导致其在新的人际群体中，其尊重需要可能会强于健康人。不论什么背景的患者都希望得到医务人员的尊重、重视或平等对待、赞扬和鼓励；希望自己对医院、医务人员批评和建议能够得到关注和采纳；希望医务人员对自己的隐私保密，向自己提供与疾病有关的诊治信息及体现自己的知情同意等。在临床医疗工作中，满足患者的尊重需要不仅是人文关怀，更涉及医学伦理和卫生法规，具有伦理和法律要求。

（五）患者患病时自我实现的需要

患病时，尤其是意外事故致残或遭受严重疾病打击的患者，自身能力受限，自我实现感下降。主要表现在表达个性和发展个人能力方面感到力不从心，自我实现感明显受挫。此时，患者急需医务人员、患者家庭和社会的鼓励，以帮助其树立战胜病痛的信心，提高战胜疾病的勇气。

总之，患者的心理需要会以各种方式表现出来，若得不到及时的满足便会产生一些抵触行为，影响治疗和康复。医务人员在医疗活动中应仔细观察患者的情绪变化和行为反应及其背后起决定作用的心理需要，在确切了解患者心理需要的基础上，根据患者心理特点加以干预。

知识链接

患者的心理需要

文中“患者的心理需要”是从马斯洛的需要层次理论展开阐述的，致力于说明相比正常人患者一般心理需要的特殊性。另外一种常见的观点认为，患者的心理需要包括：心身康复的需要、安全的需要、尊重的需要、归属与爱的需要、适当活动和刺激的需要和信息的需要等。

五、患者常见的心理问题

（一）焦虑和抑郁

焦虑是一个人感受到威胁时产生的情绪体验，是最常见于综合医院患者的一种情绪反应。产生焦虑的原因是多方面的，包括对疾病的担心，对病因、转归、预后不明确；对有威胁性的特殊检查怀疑其可靠性和安全性；手术所致的焦虑等。适度的焦虑可以调动机体的防御机制，有利于疾病的康复，但是长期过度的焦虑会妨碍疾病的治疗和康复。

抑郁是一种由现实丧失或预期丧失而引起的忧愁压抑的消极情绪。其表现方式多种多样，有的少言寡语，对外界任何事物不感兴趣；有的哭泣不语；有的则自暴自弃，放弃治疗，甚至出现轻生念头。患者的抑郁情绪主要由治疗不顺利、不理想，缺乏治疗的信心和勇气所致。其次，与患者的年龄、人格、家庭因素也有关系。长期严重的抑郁对患者是不利的，抑郁一方面影响医生对疾病的诊断和治疗；另一方面也会降低患者的免疫力，从而引发新的疾病。

（二）否认和怀疑

否认是指个体有意或无意否定某一事实的存在，企图降低由该实践所引起的恐惧和焦虑等情绪。临床经常会看到有的患者否认自己有病，尤其是一些预后不良的疾病，以反向作用来加强否认作用。患者表现得像正常人一样，甚至增加工作和社会活动以实现其“健康”。医务人员自己患病时也有此现象。否认是一种自我防卫方式，可以避免过度的焦虑和空间，大多数患者否认过程会逐渐消失，但是不顾事实的否认会贻误治疗，甚至使病情恶化。

怀疑表现为对周围事物异常敏感，听到别人窃窃私语，就以为是在议论自己的病情，觉得自己病情很重，甚至没救了；对别人的好言相劝也怀疑，甚至曲解别人的意思；总是担心误诊，怕吃错药、打错针；怕别人有事隐瞒或没给他最好的治疗；担心医疗事故或意外不幸降落在自己身上等。

（三）恐惧和愤怒

患者的恐惧常伴随着疑虑。对诊断、治疗方法及效果的怀疑，担心误诊误治、药物的副作用、手术的后遗症等。害怕疾病的不良后果、治疗时的痛苦、术后疼痛及担心疾病后的工作能力受影响等是引起恐惧的原因。不同年龄、性别的患者对疾病和治疗方法的恐惧是不同的。儿童患者的恐惧多与黑暗、陌生和疼痛相联系；成年患者的恐惧多与住院、损伤性检查、手术疼痛和后果、将来的生活能力等联系。

患者经常认为自己患病是不公平的，加上疾病的折磨，常常觉得愤怒。有时候，在治疗中遇到挫折也会产生愤怒。愤怒常导致攻击行为。常见的有外怒型和内怒型。前者攻击的对象是他人或外界事物，如医务人员和医疗设备；后者惩罚的对象是自己，如自杀、自伤。

（四）卑微和孤独

患者因体力下降、不能承担家庭和社会责任而感到不受重视、低人一等或因必须受人照顾而失去尊严感觉卑微。这种卑微感使患者表现为事事谨慎小心、不愿与人接触、有问题不敢问、胆小怕事等。

社会信息剥夺和对亲人依恋的需要不能满足是患者产生孤独感的主要原因。患者在医院这个特定的环境里，人员生疏、环境不适应、行为受到限制，与外界的各种联系突然中断，更加感到孤独。儿童患者和老年患者的孤独感更明显一些，常要求有人陪伴和照顾；需要隔离的病种使患者减少对外交往和外出机会，有与世隔绝、度日如年的感受。

（五）退化和依赖

患者有时候会表现出行为与年龄和社会身份不相符，突出表现就是孩子似的行为，这是一种退化心理。主要表现为高度的自我为中心，要求别人都围着他转；兴趣狭窄，只对与自己相关的感兴趣；情绪不稳定，思考问题缺乏逻辑性和现实性等。适度的退化是一种重要整合的过程，有利于疾病的治疗和康复。但是过度的退化会使患者缺乏与疾病作斗争的坚定信念，影响疾病的康复。

进入患者角色之后，大多数人会产生依赖心理，对自己日常生活自理的信心不足，事事依赖别人去做，行为变得被动顺从，情感脆弱。一向独立、意志坚定的人也可能犹豫不决。

第二节　医患关系

一、医患关系概述

（一）医患关系的含义

医患关系是医务人员与患者之间在医疗实践过程中相互联系、相互影响形成的一种特殊的专业性的人际关系，是医疗人际关系的主体和核心。医患关系有狭义和广义之分。狭义的医患关系是指医生与患者之间的人际关系；广义的医患关系是医务人员群体和患者群体之间的人际关系。其中，医务人员群体主要包括医生、护士、药剂人员、医技人员，以及其他行政管理者等；患者群体包括患者、患者家属、监护人、患者单位与组织等。

（二）医患关系的特征

1. 医患关系是一种职业关系　患者就医，医务人员为其提供医疗服务，他们之间建立的关系便是一种职业关系。建立良好的医患关系也是医务人员的职业要求之一。而职业关系的特征之一就是强制性，不管医务人员是否愿意，或患者的职业、年龄、身份、素质、社会地位如何，医务人员都应努力与患者建立良好的关系。

2. 医患关系是一种信任关系　良好的医患关系需要医患之间相互尊重、彼此信赖。患者信任医务人员才会准确、及时地表达自己的病史、病情变化、情感体验等，同时也能更好地配合医务人员的工作；医务人员信任患者，能够促进医务人员在制定治疗措施时更好地发挥患者的主观能动性。由此可见，信任在医患交往中是非常重要的。

3. 医患关系是一种治疗关系　研究表明，良好的医患关系能有效地减轻或消除患者来自环境、诊疗过程及疾病本身的压力，有助于患者配合医务人员的各种诊疗护理措施，促进疾病早日康复。反之，紧张的医患关系会加重患者的心理负担，甚至可能导致患者情绪恶化，影响治疗效果。因此，医务人员必须明白医患关系的治疗性关系的重要性，并随时把这种特点体现在自己的工作中。此外，良好的医患关系，还要求医务人员对所有患者和家属一视同仁，设身处地为其着想，并真诚地给予帮助。

（三）医患关系对医疗的影响

传统的医疗活动忽视医患关系，造成了患者与医务人员的关系紧张，由此导致一些不必要的医疗纠纷及不遵医行为，影响了患者健康的恢复，在一定程度上也影响到医疗质量。随着医学模式的转变，医务人员逐渐认识到构建和谐医患关系的重要性和必要性。因此在临床工作中更加重视医患关系的建立。良好的医患关系的作用和意义主要体现在以下几个方面。

1. 良好的医患关系是医学模式转变的要求　顺应生物–心理–社会医学模式的要求，医护活动也必须从生理、心理、社会三个方面考虑健康和疾病的问题，良好的医患关系是促进患者心理健康和社会适应的必要途径。

2. 良好的医患关系是医护活动顺利开展的前提　医务人员在采集病史时，良好的医患关系能增强患者对医务人员的信任感，帮助医务人员更好地采集病史资料，还可以获得患者的感受、思考、担心等主观体验。同样在实施治疗和健康教育时，良好的医患关系对提高患者的依从性也有重要作用。有研究表明，对医患交往满意的患者中有55%完全配合治疗，对交往不满意的患者仅有16%配合治疗。由此可见，只有在医患关系和谐的情况下，医务人员得到患者的信任，在其心中有一定的威信，医务人员的要求、解释才更容易被患者接受，才能确保各种诊治措施的顺利进行。

3. 良好的医患关系可以调节患者的心理状态，有利于其恢复健康 患者除了有身体上的不适，还会产生一些不良的情绪反应。医患关系融洽，医务人员与患者可以通过有效的沟通，交流想法、意见和情感，给患者更多的支持与帮助，消除患者因疾病产生的不良心理反应，调节情绪状态，并通过心理生理反应提高抗病能力，促进疾病痊愈。

二、医患关系的三种模式

医患关系模式是指在医学实践活动中医患双方相互间的行为方式。1976年美国学者萨斯（T. Sxas）和霍伦德（M. Hohade）发表了题为《医生-患者关系的基本模型》的文章，文中提出医生与患者的关系有三种不同的模型，根据医患互动、医生与患者的地位、主动性大小的不同，将医患关系分为以下三种基本模式。

（一）主动-被动型模式

这种医患关系模式中，医务人员处于主导地位，而患者处于被动接受的从属地位。其特征是：医务人员“为患者做什么”。只要医务人员认为有必要，不需患者同意，可以完全自主地为患者选择、提供治疗护理措施，患者则只能被动地接受，不具备发挥自身主观能动性的能力。这种模式是单向作用的，虽然医务人员也在为患者竭尽全力，但此时患者是消极被动的，无法参与意见，不能表达自己的愿望，不存在医务人员与患者进行言语和情感上的沟通及听取患者意见和建议，容易产生医患矛盾，甚至可能出现差错或事故，影响护理质量的提高。尤其在生物-心理-社会医学模式下，主动-被动型医患关系模式为患者提供的服务是很难满足患者多方面需要的。

这种模式适用于某些缺乏或失去自我判断能力，难于表达主观意志或不能与医务人员沟通交流的患者，如病情危重、神志不清、休克、全身麻醉、意识障碍、痴呆、精神病患者或婴幼儿患者等。此时患者尚未形成或因故失去了正常的思维或确切的表述能力，应用这种模式最恰当。但是在医护活动中，医务人员应是有良好的职业道德感、责任心和同情心，能主动为患者提供最好的治疗护理措施。

（二）指导-合作型模式

这种医患关系模式中医务人员处于指导，患者处于配合地位，是一种有限合作模式。其特征是：医务人员“告诉患者应该做什么和怎么做”。医务人员以指导者的角色出现，从患者的健康利益出发，提出决定性的意见，患者则尊重权威遵循其嘱咐去执行。这是一种不完全双向的医患关系，它强调患者的主动合作，患者可以向医务人员提供有关自己疾病的信息，同时也可提出要求和意见，但以执行医务人员的意志为前提。也就是说，在这个模式中，医务人员与患者的地位和作用仍然不是平等的，仅仅是主角和配角的关系。

这种模式适用于急性病患者、重病初愈恢复期的患者、手术及创伤恢复过程的患者等。此类患者虽然神志清楚，但病情重、病程短，疾病相关知识了解少，需要医务人员给予更多的指导。

（三）共同参与型模式

这种医患关系模式中医务人员与患者处于平等地位。其特征是：医务人员“协助患者进行自我康复”。这种模式的医患关系是完全双向的，是一种新型的平等合作的医患关系，是目前“以患者为中心”的整体治疗理念较为理想的医患关系。此模式中，医患双方共同探讨治疗疾病的途径和方法，在医务人员的引导下充分发挥患者的积极性，并主动配合，亲自参与自己治疗护理措施的决策与实施。如患者讲述病情与医务人员共同制定治疗和护理目标、探讨治疗护理措施、反映治疗和护理效果等。

这种模式适用于各类慢性躯体疾病患者、心身疾病患者和受过良好教育的神志清醒的患者。此类患者神志清醒，对疾病的治疗及护理比较了解，对自己的疾病过程有较强的参与意识和行动。这种模式下，患者一般都会主动寻求与医务人员的沟通，并随时采纳他们给予的各种合理化建议等。医务人员的主体作用是“让患者选择做些什么”，所以要求医务人员有丰富的知识结构，能为患者设计多层面的，较合理的治疗护理计划和方案。

这三种医患关系模式在临床实际医疗护理活动过程中没有好坏之分，只有对特定患者来说是否适合之说。医务人员与患者建立什么样的医患关系，主要取决于患者所患疾病的性质及患者自主意识的强弱。从现代医疗护理服务理念来看，医务人员应充分调动患者的主动性，让患者尽可能多地参与到自己疾病恢复的工作中来，这就要求医务人员在与患者建立医患关系时，要根据患者疾病的性质和患者的自主意识，选择合适的医患关系模式。而且在实际的医疗活动中，医务人员与患者之间的医患关系模式不是固定不变的。随着患者病情的变化，可以由一种模式转向另一种模式。这就要求医务人员应根据患者的具体情况、患者疾病的不同阶段，选择适宜的医患关系模式，以达到满足患者需要、提高治疗水平、确保医疗服务质量的目的。

医患关系的三种模式之间的比较见表9-1，从表中可看出，从主动-被动型到共同参与型医患关系模式，医务人员对患者的主导作用逐渐减弱，而患者自己在疾病诊治中的作用逐渐增强，患者的主动性逐渐得到提高，这也更有利于提高患者的遵医行为。然而应当注意的是，此时医务人员的作用和责任并没有减少。恰恰相反，为了调动患者的积极性，医务人员不仅要充分发挥其技术特长，更要引导患者配合或共同参与这一活动，以促使其早日康复。由此可见，医务人员的工作并没有减少或轻松，而是增添了新的内容和任务。

表9-1　医患关系的三种模式之间的比较

模式	医务人员地位	患者地位	适用范围
主动-被动型	为患者做什么	被动接受、绝对服从和执行	病情危重、神志不清、休克、全身麻醉、意识障碍、痴呆、精神病患者或婴幼儿患者
指导-合作型	告诉患者做什么和怎么做	主动配合	急性病患者、重病初愈恢复期的患者、手术及创伤恢复过程的患者
共同参与型	与患者商量共同做什么	主动参与全过程	各类慢性躯体疾病患者、心身疾病患者和受过良好教育的神志清醒的患者

三、医患交往的基本原则

（一）以患者为中心

顺应当前生物-心理-社会医学模式的要求，医务人员不仅要为患者提供优秀的医疗技术服务，还需要从心理上关心、尊重患者，尽可能使患者满意。医患沟通最根本的指导思想是坚持一切从人出发，尽可能满足对方的需求，给对方更多的人文关怀，最终达到患者至上，以患者为中心的沟通目的。

（二）平等、尊重原则

医患双方是平等的。传统的医患关系是以医生为主导，医务人员总是有一种凌驾于患者之上的优越感，这影响到医患关系的和谐。平等是医患双方沟通的前提。首先，作为医患关系的双方，不管是医务人员还是患者，都是平等的社会人，两者只不过是所担任的社会角色不同而已。所以，新型的医患关系必须以平等为前提。其次，患者不是机器，而是有思想、有头脑的社会人。尊重患者对诊治的要求和意见，不仅能使医患关系比较融洽，而且有利于调动患者的积极性，使其能更好地配合医务人员的诊疗护理工作，有利于提高诊疗效果。因此，融洽的医患合作关系也是圆满完成诊治过程的需要。

（三）诚信原则

信任是建立良好人际关系的基础，也是医患沟通的基础和根本。要建立良好的医患关系，必须讲诚信。首先要相互信任。医务人员要利用自己的专业特长赢得患者的信任，从而让患者能与医务人员很好地配合；同时患者也应该信任医务人员有能力对其疾病做出最恰当的处置，并且给予积极配合，这也是确保治疗效果的需要。其次要相互负责。医生对患者要有高度的责任心，尽全力医治患者的疾病；同样患者也要对自己的疾病负责，不能认为治病是医生的事，与己无关。医生与患者应共同承担起治病的责任，这样，才更有利于疾病的康复。另外，在诊疗护理过程中，医务人员常会涉及一些患者的隐私，对于这些隐私的内容，医务人员有义务替患者保密。

（四）共同参与原则

诊疗护理工作需要医患双方的全程参与和良好沟通。保持畅通的信息沟通渠道，是有效沟通的前提。医务人员要及时向患者说明疾病的诊断、治疗、预后等情况。同时还要耐心倾听患者的意见，让患者参与决策。此外，与患者的家属保持良好的沟通，了解患者的家庭、生活、经济状况。最后，综合患者的各方面的情况，制订出适合该患者的诊疗护理方案。

（五）有利健康原则

医护活动是以帮助患者恢复健康为目的的，医患交往应服从这一目的。医务人员与患者的沟通，应服务于医务人员对患者进行诊疗护理工作的需要，应有利于患者生理、心理、社会全方位的康复。

第三节　常见临床患者的心理问题

一、门诊患者的心理问题

患者在不同疾病、不同文化背景、不同角色要求的前提下，可能出现各种与病情相关和不相关的心理问题，门诊患者求助过程中的表现有：门诊患者停留时间较住院患者要短得多；患者的病因、病种、预后各有差异；就诊患者的生理、心理状况、文化习俗、对医疗的希望、需求不同；门诊患者最关心的问题是自己究竟患了什么病，能否很快治愈，有什么特效药。他们希望明确诊断，得到最佳治疗方案，争取早看完早离开，最好不要住院治疗。根据这些表现，门诊患者的心理问题及特点可归纳如下。

（一）焦躁不安，急于就诊

门诊患者因疾病的威胁，大多数情绪急躁、紧张不安，希望及时得到医务人员的照顾和保护。他们渴望挂号时间短，能够尽快就医；患者在候诊时焦虑烦躁情绪甚为明显，特别是病情较重或过去诊断不清时，更是迫切希望就诊，以明确诊断，及时治疗。患者常表现为坐立不安或来回踱步，不断询问就诊顺序号，或围观诊疗医生；遇到和自己疾病相类似的患者，又急于知道其诊断结果。

（二）挑选医生，以求高明

初诊患者由于对自己的疾病知之甚少，因而希望有经验、技术好的医生诊治。就医时希望医生能认真、耐心地倾听自己的陈述；能够有医术高、经验丰富的名医为其做全面、详细的全身检查和特殊检查；部分患者为了达到请高明医生诊治的目的，不惜托熟人找关系。年轻女患者则怕男医生接诊，愿找年长女性或高年资医生诊治。复诊患者对病情了解较多，对医院诊疗过程比较熟悉，更是迫切希望熟悉的、技术好的医生继续治疗。

（三）祈求医生，期待正确诊疗

患者就诊时往往祈求医生对其病情做出迅速而正确的诊断和治疗；希望疗效显著，能在短时间内消除疾病；希望得到医务人员重视、尊重、同情和关心。在这种祈求心理的支配下，患者往往详细叙述自己的患病经过，以得到医生的重视。如果医生对其倾诉表现出没有耐心，患者便产生自责心理，埋怨自己“为什么患这种病”。复诊患者尤其是病程较长的患者，因疗效不显著，往往对治疗信心不足，表现出忧虑，更是希望能够得到更好的医生的治疗。

（四）紧张不安，诉说杂乱

初诊患者由于对医院的环境不熟悉，表现出特别的焦虑。由于就诊时间短，患者为了使医生详细了解病情而急于诉说，但又不知从何说起，心情常较紧张。所以叙述病情时常杂乱无章。若遇到医生表现厌烦，则更加不安，生怕错过就诊机会，紧张情绪会表现得更甚，有时连医生介绍的治疗方法、检查方法也没能听清。因此，若医生草草问诊、检查时间短，挂号、取药时间长，诊断不明确或治疗效果不显著，患者的急躁、焦虑情绪就会加重。

因此，对门诊患者的心理干预应该建立在掌握患者心理反应特点及其一般规律、个体心理需要的独特性等基础上，采取以调整患者的社会角色、调节情绪变化、缓解心理社会压力、帮助患者增强适应及应对能力、处理患者的心身反应等为目标的一系列方法。具体可以加强对门诊患者的健康教育，门诊导诊人员主动热情接待患者，耐心细致地给予分诊和导诊，导诊人员灵活安排患者就诊，门诊医生热情、耐心、科学地为患者做出解释等。医务人员科学的解答，可解除患者的心理负担，促进患者康复。

二、急诊患者的心理问题

急诊室是医院抢救急、重、危症患者的重要场所。急诊患者大都是起病急、病情重、生命垂危、需要抢救的人，他们会产生特殊的心理反应。研究发现，躯体疾病越重，伴随心理问题也越严重。医务人员必须了解急诊患者的心理特征及心理需要，并给予及时的干预，以调动患者内在的主动性和积极性，使其以良好的心理状态配合治疗和抢救，保证获得最佳抢救效果。临床常见以下几种急诊情况及其相关心理问题。

（一）意外事件

诸如车祸、严重工伤事故、房屋倒塌、火灾、水灾、地震等，突如其来，毫无预兆，患者发病前缺乏心理准备，难以适应。易表现为紧张恐惧，害怕死亡、害怕残疾、害怕失去功能等。他们渴望得到及时救治，以挽救自己的生命。有的患者因突然遭受巨大的躯体和心理创伤，大脑皮层产生超限抑制，出现“情绪休克”，主要表现为表情淡漠、呼之不应；还有的患者表现为心理应激障碍，如理智丧失、行为退化、情感幼稚、激惹性增高、依赖性增加等。

（二）急性病发作

有些患者，平时大多自认为身体健康，或者仅有轻微症状而不在乎，由于急骤发病如心、脑血管疾病，休克，大出血，高热，剧痛等，而表现极度紧张，甚至有濒死感，迫切希望医务人员采取有效抢救措施，保证其生命安全，使其顺利度过危险期。

（三）慢性病恶化

患者表现敏感、多疑、易激动，常通过观察医务人员的言行来猜测自己病情的严重程度。他们希望自己的家属、亲人陪伴，以此来分担精神上的痛苦。对于慢性病急性发作的患者，在抢救显效后医务人员应主动热情进行心理安慰、鼓励和支持，给患者以希望，调动其潜在的生命力。对有自杀倾向的患者应进行心理干预和治疗，矫正错误的认知结构，唤起他们对生的渴望，增加其面对生活的勇气和力量。

因此，在接诊急诊患者时，医务人员要快速、热情，高度负责、认真抢救。对于其所患疾病的治疗给予积极肯定，支持、鼓励患者，使患者心身放松、感到安全。医务人员之间交谈病情或医务人员向家属交代病情时，避免消极的暗示。在治疗过程中，及时了解患者的心理状况，关心患者，对出现的心理问题及时进行疏导。

知识链接

入住ICU的清醒患者的几类心理特征

1. 初期焦虑恐惧　ICU有别于普通病房，不允许家属陪护。收治的都是病情危重的患者，患者极易产生恐惧感，缺乏归属感。

2. 否认、偏见　多发生在患者抢救，急性症状得到改善后，认为自己没有那么重，没必要住在这里，担惊受怕。

3. 忧郁　一般在4~5天以后出现，担心失去工作能力，害怕失去某些东西、社交能力等因素。

4. 急躁　患者对家庭、工作的担忧。

5. 依赖心理　患者熟悉了ICU环境，不愿意离开，希望得到更全面的照顾，这样才感觉安全，有保障。

三、手术患者的心理问题

手术作为临床治疗疾病的重要手段，在治疗疾病的同时也给机体造成创伤，对患者的心理造成很大影响。实践证明，心理状态良好的患者术后切口愈合理想、康复时间短。因此，医务人员应了解手术患者的心理特点，采取相应的措施，减轻患者的消极心理反应，以取得最佳康复效果。

（一）术前心理反应

由于手术类型的不同及个体之间的差异，不同患者术前的心理反应常存在较大差别，常见的心理反应可概括如下。

1. 情绪反应　最常见的是焦虑与恐惧。临床上，常见术前患者睡眠差，食欲减退，频繁向术后患者和主治医生询问与手术相关的事情，并对个人和家庭的未来充满忧虑，内疚、悲哀、失望、无助和绝望等情绪反应明显。有些患者则变得易激动，产生愤怒、忿恨和敌对情绪。上述情绪反应均会对患者的手术造成不良影响。产生情绪反应的原因：患者害怕手术和麻醉会对自己造成伤害，甚至失去生命；害怕手术引起剧烈疼痛、术后痛苦和不适；害怕手术会留下后遗症，使自己丧失工作、学习和生活能力，成为家庭和社会的负担。

2. 自我防御反应　面对由即将到来的手术引起的恐惧和焦虑，有些患者有意采用压抑和否认机制予以应付，即不让"手术会有危险"这一念头在头脑中出现，不考虑手术，不寻求甚至尽力回避有关信息。这是一种不良心态。另有一些患者可能采用转移、退行性、合理化、投射和理智化等防御机制。患者可有或无焦虑的客观症状。

3. 期望　患者在手术前都期望能得到技术高超、责任心强、关心体贴自己的医生的帮助；期望能尽可能减少术中和术后的痛苦与不适；期望医生能尽可能减少手术创伤和出血，保持脏器的完整性；期望从医务人员或有过相同经历的病友处了解有关手术与麻醉的信息，如手术中麻醉的感觉与手术过程，可能会发生的危险及应对措施。

4. 心理冲突　有些患者对手术持矛盾态度，既想通过手术去除多年的病痛，又担心手术会有生命危险，担心手术引起疼痛与痛苦，担心手术后影响工作、生活和学习，因而陷入趋避冲突之中。通常情况下，患者入院时多考虑手术能够解除自己的痛苦，满怀信心地期待着手术；但是，随着手术日期的临近，患者则开始更多地考虑手术的危险与代价，回避手术的倾向急剧增大，以致超过对手术的期待或接受。

（二）术后心理反应

术后患者可因多种因素导致多样的心理反应。生物学因素可诱发短暂的意识障碍。术前焦虑水平高者常在术后维持较高水平的心身反应。术后生理功能丧失和体像改变常导致抑郁、焦虑及人际关系障碍等。反复手术而久治不愈者术后心理反应强烈，可能是因为术后生活不能自理、长期卧床及术后不能继续工作等原因导致严重的心理障碍。不合理的期望与动机、对手术恢复过程缺乏理解、与医务人员之间缺乏有效的沟通、缺乏社会支持、焦虑和抑郁易感性人格等心理社会因素将对患者的手术预后产生影响。

因此，医务人员手术前应向患者讲解手术的重要性、手术过程，耐心解答患者的疑问，以增加患者的控制感，减少焦虑。也可向患者适当介绍主刀医生的情况，树立手术医生的威信，增加患者的安全感。还可以请接受过该手术的病友介绍经验，增加患者的信心；手术后医务人员应立即以亲切、和蔼与肯定的语言及时告诉患者手术效果，并给予客观的支持、安慰和鼓励。同时针对患者的具体情况，给予暗示和止痛药物，努力缓解患者的疼痛。此外，面对手术患者出现的各种情绪症状和非理性观念，医务人员应及时察觉并针对性处理，促进其术后康复。

知识链接

美国宾夕法尼亚大学医学院术前为每名患者做心理辅导

在医生看来习以为常的普通手术，很多患者会在术前紧张不安，躺在病床上，看着严肃的医生、护士告知家属和自己手术可能存在的风险、可能出现的并发症等事项，然后怀着忐忑的心情等待着手术。而术前程序化的交流也可能无形中加重患者的恐惧感。

美国宾夕法尼亚大学医学院意识到手术患者心理负担可能比任何治疗都显得严重，此时他们对于医务人员会产生很强的依赖心理。如果能在术前进行正确的心理指导和教育，消除患者的恐惧、焦虑情绪，对顺利开展手术大有帮助，反之，可能会对手术及预后产生一定影响。

因此，宾夕法尼亚大学医学院在术前会由医生的助理专门根据患者的年龄、性别、经历、文化水平、性格等方面的不同，区别患者的心理差异，进行有针对性的解释、开导。而这个过程为了最大限度保证患者的隐私，也是全程私密的。为了让患者获得安全感，还会依据不同的患者，用恰当的语言说明术中可能承受的痛苦，向患者适当地解释病情，介绍有关手术的内容，帮助患者解除疑虑。此外，腹式深呼吸也是最简便、最常用的诱导放松方法，帮助降低患者的焦虑、恐惧等心理反应。

四、慢性疾病患者的心理问题

慢性病是指病程超过3个月、症状相对固定、又无特效治疗的疾病。据WHO调查，慢性病已成为危害人类健康的主要疾病，由此给各国卫生事业带来严峻挑战。

影响慢性病患者心理的因素除了病因复杂、病程长、病情时好时坏、易反复、疗效欠佳，甚至终身带病外，还有因病而丧失或部分丧失社会生活能力、人格改变及社会适应等问题，其心理变化复杂。主要表现有：持续而长久的抑郁心境、怨天尤人以减轻内心压力、怀疑治疗措施的有效性或大量出现的不遵医行为、“久病成良医”观念影响下的大量自我医疗行为等。不良的心理问题会干扰慢性病的治疗疗效，导致病程延长。随着病情的迁延变化，患者的心情也会起伏波动。患者角色强化在慢性病患者中比较常见。有些患者的人格会发生改变，如变得挑剔任性、自我中心，过分要求家人，甚至导致人际关系紧张。

针对以上这些特点，医务人员不仅要注重患者的疾病，还要关注患者的心理，如尽可能为患者提供良好的治疗环境，根据患者的不同情况，组织患者进行力所能及的文体活动。尤其是对于病情反复失去信心的患者，需要多安慰鼓励，同时注意监护，防止意外发生。要指导家属增加对患者的心理支持。

五、癌症患者的心理问题

癌症的发病率和病死率逐年上升，已成为目前最主要的死因之一。癌症的病因和发病机制复杂。有关研究提示，心理社会因素与癌症的发生发展有密切的关系，而癌症患者不恰当的心理反应和应对方式亦对病情的发展和生存期有显著的影响。

多数癌症因转移和复发而难以治愈，使得人们往往谈“癌”色变。所以，当患者得知癌症的诊断消息后，通常出现显著的心理变化。该心理反应大致被分为如下四期。不过，由于个体差异的存在，有些患者的心理反应分期并没有那么的明显，许多的表现相互交织在一起，甚至出现跳跃。

（一）休克-恐惧期

患者初次得知自己身患癌症的消息时，往往反应剧烈，表现为震惊和恐惧，同时会有一些躯体症状，如心慌、眩晕及晕厥，甚至木僵状态。

（二）否认－怀疑期

患者从剧烈的情绪震荡中平静后，借助否认机制应对癌症诊断带来的紧张和痛苦。患者表现为开始怀疑诊断是否正确，到处求医，希望能找到一位能否定诊断的医生，希望有奇迹发生。

（三）愤怒－沮丧期

当努力不能改变癌症的诊断时，患者的情绪变得激惹、愤怒，甚至出现攻击性行为；同时，悲哀和沮丧的情绪油然而生，患者常常感到绝望，有的甚至产生轻生的念头。

（四）接受－适应期

患病的事实无法改变，患者最终会接受这个事实，但许多患者很难恢复到患病前的心境，常进入慢性的抑郁和痛苦中。

另外，癌症治疗过程中所伴随的副反应常会对患者构成暂时或持久的心理冲击，如化疗和放疗所致的恶心、呕吐、脱发等，恶心、呕吐容易使患者感到焦虑和恐惧，脱发容易影响患者的自信和自尊心，导致社会退缩。另外，因手术切除导致的患者体像改变，如颜面部外观改变、截肢、内脏造瘘、乳房切除等都可能构成心理创伤，使患者产生自卑、悲观和抑郁等情绪。

因此，医务人员应特别关注癌症患者的心理。可在适当的情况下，为患者提供相关知识，帮助患者认识到心理社会因素对于癌症的发生、发展、转归的影响，适时介绍其他患者成功对抗癌症的经验，树立患者抗癌的信心，积极参与治疗过程。家人的情感支持对癌症患者的康复与生存质量有着至关重要的作用，医务人员要说服家属对患者的疾病康复保持信心。对于某些有强烈痛苦体验的患者，要注意防止其自杀；适时与患者探讨人生的意义，帮助患者在患病的情况下确认生存意义，从而提高患者的生存质量。

六、临终患者的心理问题

临终患者是指医学上已经判定在当前医学技术条件下治愈无望，估计在6个月内将要死亡的人。临终患者由于疾病的折磨、对生的依恋、对死的恐惧及对亲人的挂念等，使得其心理活动和行为反应极其复杂多变。临终关怀心理学的创始人、美国精神病学者库伯勒·罗斯（Kubler Ross）经过多年的临床观察提出，患者从获知病情到整个临终阶段的心理反应过程可分为否认期、愤怒期、协议期、抑郁期和接受期等五个阶段。

（一）否认期

当患者得知自己的疾病已进入晚期时，表现出震惊与否认，不承认自己病情的严重，听不进对病情的任何解释。

（二）愤怒期

当诊断被证实后，患者情感上仍难以接受现实，会出现烦躁、愤怒、怨恨的情绪，表现为常怨恨命运对自己不公，易采取攻击态度，甚至将怒气转移到医务人员和亲友身上，拒绝配合治疗。

（三）协议期

患者经过了愤怒期，知道抱怨是没有用的，患者开始承认并接受痛苦的现实，但是还是希望有奇迹的发生。为了尽量延长生命，他们会做出许多承诺，积极配合治疗护理。

（四）抑郁期

尽管采取多方努力，但病情日益恶化，患者已知自己疾病垂危，情绪反应极度低落，主要表现为对任何东西不感兴趣，有时沉没不语，有时却会绝望哭泣，甚至会出现自杀的念头。此时患者可能急于安排后事，留下遗言。

（五）接受期

如果患者得到亲人、朋友和医务人员的情感支持，顺利度过抑郁期，他将进入一个崭新的心理发展阶段，即接受期。患者会感到自己已经竭尽全力，没有什么悲哀和痛苦了，于是开始接受即将面临死亡的现实，会表现出更坦然的一面，他们不再抱怨命运，开始平静地接受死亡的来临。

值得注意的是，在临床上临终患者的心理发展十分复杂，并且个体差异很大，并不是每个临终患者都经历这五个阶段，有的患者即使这五种心理表现都存在，但也不一定是按顺序发生和发展，有的可以提前，有的可以推后，甚至可以重合，每个阶段所持续的时间长短也不同，甚至有的临终患者的心理发展会停留在某一阶段一直到生命的终点。因此，在实际的临床医疗工作中，医务人员要因人而异，做到有效的治疗和护理。

各种疾病末期，治疗已经无效，生命即将结束，这时所实施的医疗护理称之为临终关怀。临终关怀以提高患者临终阶段的生命质量为宗旨，体现了对人的生命价值的尊重。临终关怀强调患者、亲友和社会的整体作用，给予临终患者最大心理生理的满足和关怀。减轻患者的痛苦，提高患者生存质量，安抚患者的愤怒、绝望心理，解除其后顾之忧及尊重患者人格是临终关怀的根本宗旨，让患者安详、平静而有尊严地走完生命的最后旅程。

案例情景剧

用平凡见证感动

背景：ICU转入了一位78岁的赵大爷，他是从神经内科转过来的。赵大爷转入时气喘明显，其他生命体征平稳，神志清醒。按照医嘱要给予赵大爷无创面罩接呼吸机辅助呼吸。主管护士小张给赵大爷讲了有关注意事项，他就很配合地戴上了呼吸机，坚持戴了两个小时无创呼吸机，大爷自己摘掉了面罩。

小张护士见状，急忙关切地问："赵大爷，您摘掉了面罩，是有哪里不舒服吗？"

赵大爷不好意思地说："我饿了，想吃饭。"

小张护士在咨询了医生之后，给赵大爷换上了鼻导管吸氧，同时电话让患者家属准备了易消化的面条。

小张护士："赵大爷，您的面条家属送到了，只是现在还有些烫，我先倒一些在碗里凉一下，您再吃。"

赵大爷："护士啊，你放在桌子上就行，不用麻烦了。"说完正要坐起来，突然"哎哟"了一声。

小张护士关心地问道："赵大爷，您怎么了？"

赵大爷："我前几天摔了一下，屁股疼。"

小张护士赶紧查看了一下，发现赵大爷左臀部肿胀，发红且皮温高，就立即通知医生，医生紧急联系相关科室会诊。

小张护士："赵大爷，您没办法坐起来吃饭，那我喂您吧，屁股疼的话您就稍微侧下身，不要压到，应该会好一点。”

赵大爷很配合地侧了侧身，小张护士就一勺勺地给赵大爷喂饭，喂饭之余细心的小张护士发现赵大爷拿手不停地擦眼睛。

小张护士：“赵大爷，您的眼睛有不舒服吗？”

赵大爷哽咽地说：“我住院两天了，屁股也很疼，我儿子都没这样喂过我，你们对我太好了，一会儿问我需要这个吗，一会儿问有哪儿不舒服吗，现在又喂我吃饭，你们真是照顾得太周到了，谢谢你，真的感谢你们。”

小张护士安慰说：“赵大爷，没事儿，您不用客气，这是我们的工作，您好好配合，好好吃饭，会很快康复的。”

有了这么一个小插曲，接下来的操作赵大爷都十分配合。下午，外科医生评估赵大爷摔伤的部位后，决定为他手术清创，在完成了配血宣教等工作后，小张护士护送赵大爷到手术室，并安抚他说：“赵大爷，手术可能会让您感到有些担心和害怕，即便它只是一个小手术，我能体会您的心情，因为无论是谁，遇到这样的情况，都会有这种感觉。您放心，给您操作的医生、护士都非常专业，也很负责，他们会很细心地给您操作，家人和我们护士也会在外面等您，做完了，您会很快康复的。”大爷抿着嘴，不说话，只是紧紧地抓着小张护士的手。看得出来，大爷很激动，想说又怕控制不住自己的情绪，只能紧紧抓着她的手来表达。

总结：就这位赵大爷来说，他因为刚入ICU，又不允许家属陪护，刚开始肯定内心害怕，无助。但是在护士和他聊天，喂他吃饭，缓解他的不适之后，他心里对医务人员的戒备就放下了，对医务人员产生了信任，才有了接下来的完全配合。

思维导图

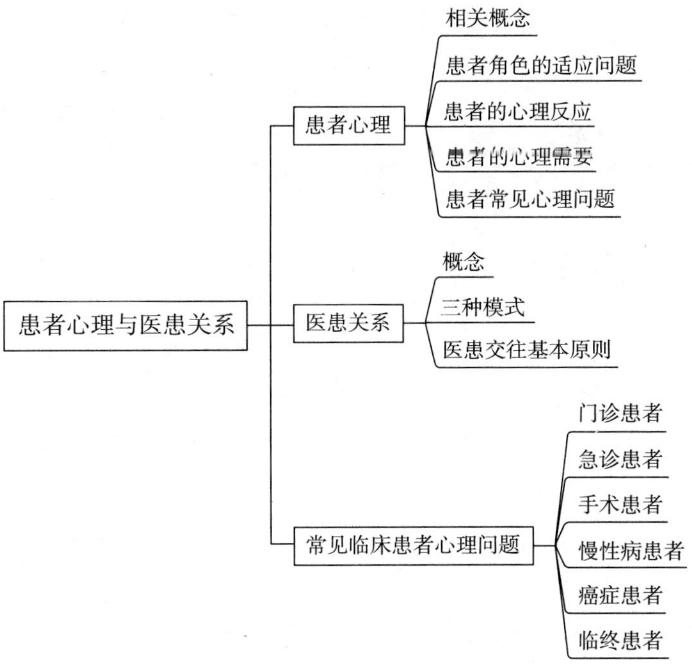

思考题

1. 简述患者常见的心理问题。
2. 患者的一般心理需要有哪些?
3. 简述医患关系的三种模式。

(李明芳)

参考文献

[1] 姚树桥，杨艳春.医学心理学[M]. 7版.北京：人民卫生出版社，2018.

[2] 朱玲，黄莉.医学心理学[M]. 北京：人民卫生出版社，2020.

[3] 姜乾金. 医学心理学[M]. 北京：人民卫生出版社，2016.

[4] 菲利普·津巴多，罗伯特·约翰逊，薇薇安·麦卡恩. 普通心理学[M]. 7版. 北京：机械工业出版社.2019.

[5] 邱鸿钟，梁瑞琼. 应激与心理危机干预[M]. 广州：广东高等教育出版社.2020.

[6] 张林，车文博，黎兵. 大学生心理压力应对方式特点的研究[J]. 心理科学，2005，28(1)：36~41.

[7] 郭念锋. 心理咨询师(二级)[M]. 北京：民族出版社，2012.

[8] 张伯源. 变态心理学[M]. 北京：北京大学出版社，2009.

[9] 冯正直. 变态心理学[M]. 北京：人民卫生出版社，2015.

[10] 马存根. 医学心理学[M]. 北京：人民卫生出版社，2020.

[11] 周郁秋. 康复心理学[M]. 北京：人民卫生出版社，2018.

[12] 侯再金. 医学心理学[M]. 3版. 北京：人民卫生出版社，2016.

[13] 周郁秋，张渝成. 康复心理学[M]. 2版. 北京：人民卫生出版社，2017.

[14] 雷秀雅. 心理咨询与治疗[M]. 2版. 北京：清华大学出版社，2017.

[15] 徐光兴. 心理咨询与治疗——临床心理学的理论与技术[M].3版. 上海：上海教育出版社，2017.

[16] 钱铭怡. 心理咨询与心理治疗(重排版)[M]. 北京：北京大学出版社，2016.

[17] 李丹. 心理咨询与治疗技能实训教程[M]. 武汉：武汉大学出版社，2016.

[18] 居晓靖. 护理心理学[M]. 南京：江苏科学技术出版社，2011.

[19] 贺丹军. 康复心理学[M]. 2版. 北京：华夏出版社，2012.

[20] 孙萍. 医学心理学[M]. 4版. 北京：人民卫生出版社，2018.

[21] 周郁秋. 康复心理学[M]. 2版. 北京：人民卫生出版社，2014.

[22] 钱铭怡. 心理咨询与心理治疗(重排版)[M]. 北京：北京大学出版社，2016.

[23] 刘婕. 护理心理学基础[M]. 北京：中国医药科技出版社，2018.

[24] 孙萍. 医学心理学[M]. 北京：北京大学医学出版社，2019.

[25] 徐传庚. 医学心理学[M]. 北京：中国中医药出版社，2018.